Studienbücher für das Gesundheitswesen

ANITA HASSELBLATT

Ergotherapie in der Orthopädie

Eine Einführung in die fachspezifischen Behandlungstechniken

BARDTENSCHLAGER VERLAG · MÜNCHEN

Gesamtherstellung: Erhardi Druck G.m.b.H. Regensburg

ISBN: 3-7623-0118-2

Inhalt

Vorwort 11

I. Grundlagen 13

A. Einführung in die Arbeit einer Ergotherapeutin/ eines Ergoth. in der Orthopädie 14

B. Basiswissen der funktionellen Ergotherapie 17

1 Einführung in die funktionelle Anatomie 17
1.1 Gelenkfunktion, -mechanik 18
1.2 Gelenkmobilisation 19
1.3 Muskelfunktion, -mechanik 24
1.4 Muskelfunktionstraining 31
1.5 Statik des gesunden Körpers 36
1.6 Zusammenwirken von Gelenk, Muskel und Bedeutung für die Statik 37

II. Behandlungsablauf 43

1 Behandlungsbeginn 44
1.1 Ärztliche Verordnung 44
1.2 Informationssammlung über den Patienten 45
1.3 Erstgespräch mit dem Patienten 46

2 Befundaufnahme 47
2.1 Patientenbeobachtung 48
2.2 Funktionsstatus 49
2.2.1 Motorisch-funktioneller Befund 50
2.2.2 Sensibilität 63
2.2.3 Aktivitäten des täglichen Lebens 66
2.2.4 Geistig-funktionell 70
2.2.5 Erfassen des Leidensdruckes des Patienten und seiner psychischen Situation 70
2.2.6 Soziale Situation 71

3 Erstellen eines Behandlungsplanes 73
3.1 Behandlungsziele 73
3.2 Behandlungsmaßnahmen 74

3.3 Behandlungsmedien 75
3.4 Aufgabenanalyse — Arbeitsablaufanalyse 76
3.5 Anforderungen an den Therapeuten 77

4 Dokumentation 78

5 Zusammenfassung in Form eines Regelkreis-systens 79

III. Krankheitsbilder und ihre ergotherapeutische Behandlung 83

1 Erkrankungen im Bereich des Schultergelenkes 85
1.1 Periarthropathia humeroscapularis (PHS)....... 92

2 Läsionen des Plexus brachialis 96

3 Erkrankungen des Ellbogengelenkes 99

4 Erkrankungen und Verletzungen der Hand 105
4.1 Periphere Nervenverletzungen der oberen Extremität 116
4.2 Volkmann'sche ischämische Kontraktur 126
4.3 Frakturen im Bereich der oberen Extremität 127
4.4 Kontrakturen infolge langer Ruhigstellung 130

5 Erkrankungen der Wirbelsäule 131
5.1 Skoliose 132
5.2 Spondylitis ankylopoetica 135
5.3 M. Scheuermann 138
5.4 HWS-Syndrom, Zervikalsyndrom 139
5.5 Lumbale Bandscheibensyndrome 143
5.6 Weitere Erkrankungen 147

6 Querschnittlähmung 150

7 Erkrankungen der unteren Extremität 155
7.1 Hüftgelenk 155
7.2 Kniegelenk 159
7.3 Frakturen der unteren Extremität 161

8 Amputation 162

9 Arthrodesen 168

10 Arthrosis deformans 171

11 Chron. Polyarthritis 178

12 Systemerkrankungen 187
12.1 Enchondrale Dysostosen 187
12.2 Oseogenesis imperfecta 188
12.3 Oseomyelitis 189
12.4 Arthrogryposis multiplex congenita 190
12.5 M. Sudeck 192
12.6 Encephalomyelitis disseminata 195
12.7 Dysmelien 198
12.8 Poliomyelitis 200
12.9 Progressive Muskeldystrophie 203

13 Verbrennungen 207

IV. Fachspezifische Behandlungstechniken 213

1 Grundsätze der Arbeitsplatzgestaltung 215

2 Klärung von Grundbegriffen 217

3 Funktionelle Webgeräte 217
3.1 Webgeräte zur Beübung der oberen Extremität . 218
3.1.1 Hochgehängter Webrahmen 218
3.1.2 Hochwebstuhl 221
3.1.3 FEPS 222
3.2 Webgeräte zur Beübung der unteren Extremität 225
3.2.1 Ab- und Adduktor 225
3.2.2 Knie-Beuger-Strecker 229
3.2.3 Übungsbett 232
3.3 Anmerkungen zu den funktionellen Geräten 235

4 Adaptierte Hobelbänke 236

5 Adaptierte Sägen 237

6 Adaptierte Druckpressen 238

7 Helparm 241

8 Einsatz handwerklicher Techniken 243
8.1 Batik 244
8.2 Bildnerisches Gestalten 246
8.3 Drahtbiegen/Silberdraht 249
8.4 Emaille 251
8.5 Holz 252
8.6 Leder 257

8.7	Linoldruck	260
8.8	Löten	266
8.9	Makramee	267
8.10	Metallarbeiten	270
8.11	Peddigrohr	272
8.12	Ton	276
8.13	Weben	278
8.14	Freies Weben	280
9	Weitere therapeutische Medien	281
9.1	Knetübungen	281
9.2	Theraband	289
9.3	Schaumstoffbälle, -platten	290
9.4	Rasierschaum	291
10	Funktionelle Spiele	292
11	Aktivitäten des täglichen Lebens	296
11.1	Allgemeine Inhalte	297
11.2	Hilfsmittelversorgung	311
11.3	Kostenträger der Hilfsmittel	312
11.4	Hilfsmittelherstellung	313
12	Gelenkschutz	317
12.1	Inhalte des Gelenkschutztrainings und des täglichen Gelenkschutzes	318
13	Schienen	323
13.1	Grundlagen der Schienenherstellung, des Ablaufes der Schienenversorgung	323
13.2	Physikalische Grundlagen der Schienenherstellung	325
13.3	Schienenarten	326
13.4	Kostenfrage	329
14	Prothesen	331
14.1	Verschiedene Prothesenarten	331
14.2	Anforderungen an eine gute Prothese	333
14.3	Prothesenversorgung	333
14.4	Inhalte der Einhänderprothesenschulung	333
14.5	Aktivitäten des täglichen Lebens	334
14.6	Ohnhänderprothesenschulung	336
14.7	Situation und Probleme des Patienten	338

14.8 Aufgaben des Therapeuten 339
14.9 Allgemeine Daten 339

15 Rollstühle 341
15.1 Kriterien für die Auswahl 341
15.2 Aufbau eines Rollstuhles 342
15.3 Kurze Beschreibung verschiedener Rollstuhlarten 344
15.4 Rollstuhlverordnung 348
15.5 Architektonische Barrieren 348
15.6 Weitere Hilfen für Rollstuhlfahrer 349
15.7 Rollstuhltraining 349

16 Berufliche Rehabiltiation 352
16.1 Voraussetzungen für die Rehabilitation .. 352
16.2 Anforderungen an den Ergotherapeuten 353
16.3 Abklären des Status quo 354
16.4 Ergotherapeutische Inhalte der beruflichen Rehabilitation 355
16.5 Weiteres 355

V. Perspektive für die Arbeit 359

1 Einrichtungen im Bereich der Orthopädie 360

2 Anforderungen an eine Ergotherapie-Abteilung . 360

3 Interdisziplinäre Zusammenarbeit — Teamformen 362
3.1 Teamzusammensetzung 363
3.2 Anforderungen an das Team 365

4 Probleme einer ETh-Abteilung innerhalb einer orhtopädischen Klink 366

5 Verbesserungsvorschläge — Ausblick 367

VI. Abkürzungen 369

VII. Weiterführende Literatur 370

VIII. Stichwortverzeichnis 371

Nachwort 381

Vorwort

Das vorliegende Buch „Ergotherapie in der Orthopädie“ ist der erste Band der Reihe „Bardtenschlager Studienbücher für das Gesundheitswesen“, der ein umrissenes Praxisfeld beschreibt. In fünf umfassenden Abschnitten legt das Buch dar, wie Ergotherapie mit orthopädischen Patienten unter bestmöglichem Einbezug interdisziplinärer Aspekte gestaltet werden kann. Dies geschieht in einer konkreten Sprache, die dem unmittelbaren Praxisbezug dieses Studienbuches gerecht wird.

Die Autorin vermittelt zunächst das Basiswissen, das jeder funktionellen Ergotherapie zugrunde liegt und beschreibt detailliert Prinzipien der Befundaufnahme und des Behandlungsplans. An Ausführungen zum Therapieverlauf und dessen Dokumentation schließt sich das dritte Kapitel an, in dem einzelnen Krankheitsbildern konkrete Behandlungsschritte zugeordnet werden. Diese ergeben sich unmittelbar aus der knappen Skizzierung der Krankheit, oder sie werden explizit hergeleitet und begründet. Der Themenbereich ist weit gefaßt: So findet sich beispielsweise die Enzephalomyelitis disseminata einbezogen – ein Krankheitsbild, das gewiß nicht durchgängig der Orthopädie zugerechnet werden kann. Doch nicht nur der Einbezug von Krankheiten aus der Randzone der orthopädischen Disziplin zeugt vom Blick in die Breite: Auch die lange Reihe möglicher Therapiemaßnahmen überrascht. Dem Leser wird damit Seite für Seite das Spektrum ergotherapeutischer Maßnahmen in seiner ganzen Vielfalt nahegebracht.

Das Buch ist so einerseits eine reiche Materialsammlung, andererseits ein echtes Arbeits- und Studienbuch. Es enthält nicht allein Behandlungsvorschläge, sondern ergänzt notwendige fachspezifische Fragen um eine Erörterung der Arbeitsperspektiven und um Reflektionen zur verbesserten Kooperation im klinisch-rehabilitativen Arbeitsfeld. Wir sind überzeugt, daß dieses Buch nicht nur dem noch Unerfahrenen Sicherheit geben wird, sondern daß es auch dem Erfahrenen aufzeigt, welche Maßnahmen über das ihm Vertraute hinaus bei den vielfältigen Erscheinungsformen eines erkrankten Stütz- und Bewegungsapparats angemessen sein können.

Dr. med. Klaus Tschirner Manfred Marquardt Juni 1985

I. Grundlagen

A.	Einführung in die Arbeit einer Ertgotherapeutin/eines Ergoth. in der Orthopädie	14
B.	Basiswissen der funktionellen Ergotherapie . .	17
1	Einführung in die funktionelle Anatomie	17
1.1	Gelenkfunktion, -mechanik	18
1.2	Gelenkmobilisation	19
1.3	Muskelfunktion, -mechanik	24
1.4	Muskelfunktionstraining	31
1.5	Statik des gesunden Körpers	36
1.6	Zusammenwirken von Gelenk, Muskel und Bedeutung für die Statik	37

I. GRUNDLAGEN

A. Einführung in die Arbeit einer Ergotherapeutin / eines Ergotherapeuten in der Orthopädie

Lernziel

Der Schüler soll die globale Zielsetzung der Ergotherapie in der Orthopädie erfassen und somit die Abgrenzung der ETh von anderen nichtärztlichen Heilmaßnahmen vornehmen können.

BT/AT als vom Arzt verordnete und überwachte Maßnahme

Abgrenzung von anderen nichtärztlichen Heilberufen

Die Ergotherapie (Beschäftigungs- u. Arbeitstherapie) ist eine vom Arzt verordnete und überwachte Heilmethode auf medizinisch-rehabilitativem Sektor, (gemäß § 182 Abs. 1 Nr. 1 und § 557 Abs. 1 Nr. 3, 4, 5, RVO)[1] mit dem Ziel, körperliche, seelische und geistige Behinderungen und Krankheiten zu beheben, ihrer Progression entgegenzuwirken, bzw. verlorengegangene Funktionen zu kompensieren. Sie umfaßt Überprüfungsverfahren und Behandlungen, in erster Linie aktivierende Methoden unter Berücksichtigung psychologischer und didaktischer Gesichtspunkte. Besondere Schwerpunkte der Ergotherapie liegen hierbei vor allem:

- im therapeutischen Einsatz unterschiedlicher Materialien (z. B. Peddigrohr, Ton, Garne)
- in der Funktionsbezogenheit der angewandten Behandlungsmethoden
- insbes. bei Kindern in der Berücksichtigung ganzheitlicher Entwicklungskriterien
- in der Möglichkeit zur integrativen Förderung verschiedener Bereiche (körperlich, geistig, emotional, sozial)
- in der Beachtung der gesamten Persönlichkeit des Klienten während der Therapie, nicht nur der gestörten Funktionen.

Dadurch ist eine Abgrenzung zu den anderen nichtärztlichen Heilberufen, insbes. der KG, durchführbar.[2]

Als Grobziele der Behandlung könnten folgende gelten:

— Wiedererlangung verlorengegangener Funktionen durch Muskelkräftigung, Gelenkmobilisation und Koordinierung des Bewegungsablaufes
— Berufliche und soziale Rehabilitation
— „Ablenkung" von der Erkrankung und ihren Begleiterscheinungen unter Berücksichtigung der Situation des Klienten.

Zielsetzung

Zusammenfassend ist auszusagen:
Ergotherapie kann als nichtärztliche Behandlung definiert werden, die die Aufgabe hat, den Patienten bei der Wiedererlangung seiner größtmöglichen physischen, psychischen und sozialen Fähigkeiten in seinem Beruf und im täglichen Leben zu unterstützen.[3]

Aufgaben des interdisziplinären Teams

Ergotherapeuten gehören zum therapeutischen Team einer orthopädischen Klinik, dessen Zielsetzung die Verhütung und Erkennung der Erkrankungen und Verletzungen des Haltungs- und Bewegungsapparates, einschließlich der Rehabilitation des Erkrankten, ist. Rehabilitation meint eine Restitutio ad optimum, nicht ad integrum, also Integration des Klienten in eine bessere Position, nicht nur Wiedereinsetzung in den ursprünglichen Stand.[4]

Inhalt der Rehabilitation ist das Zurück- bzw. Wiedereinführen des durch angeborene Fehlbildungen, Krankheiten oder Unfallfolgen bleibend behinderten Menschen in die soziale Gemeinschaft, bzw. seine größtmögliche Integration.

Arbeitsschwerpunkte der ETh in der Rehabilitation

Um den einzelnen Behinderungen gerecht zu werden, teilt sich die Rehabilitation in 3 Bereiche auf, in denen Ergotherapeuten mit unterschiedlichen Schwerpunkten eingesetzt sind:

1. *Medizinische Rehabilitation*
   Inhalt ist die Behandlung physischer und psychischer Einschränkungen und Probleme, um dem Klienten ein von fremder Hilfe weitgehend unabhängiges und aktives Leben zu ermöglichen.
2. *Soziale Rehabilitation*
   Dabei geht es um die (Re)integration eines Behinderten in die Gesellschaft, sowohl in der Familie, als auch in weiteren Gemeinschaften, in denen er lebt (Freundeskreis, Arbeitskollegen).
3. *Berufliche Rehabilitation*
   Sie wird je nach Erkrankung und Behinderung mit unterschiedlicher Zielsetzung durchgeführt:
   — Reintegration an den alten Arbeitsplatz
   — Umschulung
   — Berufsbildungswerke (BBW), Berufsförderungswerke (BFW)
   — Werkstatt für Behinderte (WfB)

Im Rahmen dieser drei Rehabilitationsformen finden wir den Einsatz der ETh primär in der medizinischen Rehabilitation. In den folgenden

Bereichen findet verstärkt eine schwerpunktmäßige interdisziplinäre Aufgabenverteilung statt, so daß Sozialarbeiter, -pädagogen und Psychologen hier größere Aufgabengebiete haben.

Fragen

- Welche Grobziele der Ergotherapie in der Orthopädie sind Ihnen bekannt?
- In welchen Bereichen ist die Ergotherapie im Rahmen der Rehabilitation auf orthopädischem Sektor einsetzbar? Wo liegen die Schwerpunkte?

Anmerkungen

1 Jungs-Preuß: Rechtsgrundlagen der Rehabilitation; Sammlung des ges. Rehabilitationsrechts, Verlag R. S. Schulz

RVO vom 19. Juli 1911, zuletzt geändert durch das Gesetz vom 22. 12. 1983 (BGBl. I. S. 1532)

§ 182 RVO (S. 19, 27. Erg. Lief. vom 1. 1. 1984) (Umfang)
(1) Als Krankenhilfe wird gewährt
1. Krankenpflege vom Beginn der Krankheit an; sie umfaßt insbesondere
   a. ...
   b. ...
   c. Körperersatzstücke, orthopädische und andere Hilfsmittel
   d. ...
   e. Belastungserprobung und Arbeitstherapie

§ 557 (Leistungen nach Eintritt des Arbeitsunfalles)
(1) Die Heilbehandlung umfaßt insbesondere
   1. ...
   2. ...
   3. Heilmittel einschl. Krankengymnastik, Bewegungstherapie, Sprachtherapie und Beschäftigungstherapie
   4. Ausstattung mit Körperersatzstücken, orthopädischen und anderen Hilfsmitteln einschl. der notwendigen Änderung, Instandsetzung und Ersatzbeschaffung sowie der Ausbildung im Gebrauch der Hilfsmittel,
   5. Belastungserprobung und Arbeitstherapie

(17. Erg. Lieferung vom 1. 2. 1982)

2 Andrews, Plogstedt, Schlegtendal, Schaefgen, Treml: Beschäftigungstherapie in freier Praxis; Sept. 1977; Hrsg. Verband der Beschäftigungstherapeuten (Ergotherapeuten) der Bundesrepublik Deutschland e. V.; S. 2

3 Rehabilitation Medicine, The management of physical disabilities, 2nd, ed.; Ed. by P.J.R. Nichols; Butterworths; P. 32
"Thus occupational therapy may be defined as a paramedical service with the function of assisting patient's return to the fullest possible physical, psychological and social competence both in his former occupation and in his customary role in life."

4 Rehabilitation und Prävention 2, Augsburger, Hermann u. a. Rehabilitation — Praxis und Forschung; Springer Verlag, Berlin, Heidelberg, New York

B. Basiswissen der funktionellen Ergotherapie

Lernziele

- Zunächst Kennenlernen der Begriffe Gelenk- und Muskelmechanik, Statik und Dynamik und ihrer Bedeutung für ergotherapeutische Behandlungsmaßnahmen
- Erfassen der Unterschiede von Gelenkmobilisation und Muskelfunktionstraining
- Erlernen von Grundbegriffen des Muskelfunktionstrainings
- Erlernen von Grundbegriffen der Gelenkmobilisation
- Erfassen der Bedeutung gelenkmobilisierender und muskelkräftigender Maßnahmen für die ergotherapeutische Behandlung

1. Einführung in die funktionelle Anatomie

Hauptinhalte des anatomischen Wissens

Funktionelle Anatomie kann nur verstanden werden, wenn ein gutes Wissen im Bereich der descriptiven Anatomie vorhanden ist, das folgende Punkte umfassen sollte:

1. Aufbau des Skelettsystems
2. Bau und Funktion der Gelenke
3. Bau und Funktion der Muskulatur
4. Bau und Funktion der Nerven
5. Bau und Funktion des peripheren Nervensystems
6. Bau und Funktion des ZNS
7. Aufbau und Funktion der Sinnesorgane
8. Aufbau und Funktion der verschiedenen Rezeptoren des Körpers
9. Aufbau und Funktion der inneren Organe, wobei hier Detailkenntnisse zugunsten der o. gen. Punkte vernachläßigt werden könnten.

Nachstehendes Schema soll die Aufgliederung der funktionellen Anatomie in die Grundbestandteile, die Gegenstand des Kapitels sind, verdeutlichen

Funktionelle Anatomie
- a. Gelenkmechanik
- b. Muskelmechanik
  - Statik
  - Dynamik[5]

1.1 Gelenkfunktion, -mechanik

Definition: Gelenkmechanik

Gelenkmechanik = Kinematik des menschlichen Körpers, die Lehre von den Gelenken.
Die Gelenkmechanik beinhaltet die Untersuchung der Bewegungsmöglichkeiten eines Gelenkes aufgrund seiner Form und der möglichen Bewegungsachsen. Nach A. FICK spricht man auch von der Geometrie der Gelenkbewegungen.
Aufgrund der verschiedenen Gelenkformen gibt es verschieden große Bewegungsradien und Bewegungsrichtungen. Bewegungen sind abhängig von den mechanischen Achsen und werden eingeschränkt durch knöcherne und bindegewebige Anteile (Kapsel, Bänder) des Gelenkes.

Gelenkformen, ihre Bewegungsradien und -richtungen

Man unterscheidet ein- und mehrachsige Gelenke. Im folgenden sollen die verschiedenen Gelenkformen und ihre Funktion dargestellt werden:

1. *Scharniergelenk* (Ginglymus), z. B. Art. humeroulnaris.
   Es sind Bewegungen nur in der Sagittalebene möglich: Extension und Flexion.
2. *Drehgelenk* (Art. trochoidei), z. B. Art. radioulnaris distalis, ein Zapfen- oder auch Radgelenk mit Bewegungen um die Rotationsachse
3. *Eigelenk* (Art. ellipsoidea) z. B. Art. radiocarpea; es ist ein vielachsiges Gelenk, das jedoch Bewegungen in zwei Hauptebenen (Sagittal-, Frontalebene) und eine zusammengesetzte Bewegung um die Rotationsachse ermöglicht.
4. *Sattelgelenk* (Art. sellaris) z. B. Art. carpometacarpea pollicis; die Bewegungen sind ähnlich, wie beim Eigelenk: in der Sagittal-, Frontalebene und um die Rotationsachse.
5. *Kugelgelenk* (Art. sphaeroidea), z. B. Art. humeri mit Bewegungsmöglichkeiten in allen 3 Ebenen (Sagittal-, Frontal-, Transversalebene und um die Rotationsachse).[6]

Kombinationsbewegungen mehrerer Gelenke

Außer den isolierten Bewegungen in einem Gelenk gibt es Kombinationsbewegungen mehrerer Gelenke, was am proximalen und distalen Radio-Ulnar-Gelenk deutlich wird: erst durch Kombination von Bewegungen beider Gelenke können Pro- und Supination durchgeführt werden. Die Sperre in einem dieser Gelenke behindert die Bewegung im anderen, d. h. gleichzeitiger Ausfall zweier Gelenke.
Änderungen in der Gelenkmechanik entstehen durch pathologische Prozesse am Kapsel-Bandapparat oder durch Störungen des statischen Aufbaues einer Extremität, was an der unteren besonders deutlich wird.[7]

Für die Therapie ist es wichtig, folgende Fragen zu beantworten:
— Welches Gelenk ist blockiert?
— Warum ist es blockiert?
Aus den Antworten heraus kann ich die spezifischen ergotherapeutischen Maßnahmen und die Ansatzpunkte der Therapie erarbeiten.

Bedeutung für die ETh-Behandlung

1.2 Gelenkmobilisation

Definition und Erläuterung des Grundbegriffes der funktionellen ergotherapeutischen Behandlung

Definition:

Definition

Unter Gelenkmobilisation wird die Mobilisation bewegungseingeschränkter, teilversteifter Gelenke unterschiedlicher Genese verstanden. Aktive Bewegungen sind eingeschränkt und das Behandlungsziel ist das Erreichen des größtmöglichen Bewegungsausmaßes.

Grundstrukturen eines jeden Gelenkes

Um differenzierter auf die Gelenkmobilisation eingehen zu können, müssen zunächst die anatomischen Voraussetzungen aufgezeigt werden, die eine Bewegung ermöglichen.

a. *Gelenke mit 2 artikulierenden Teilen*
   Gelenkknorpel
   Synovia, Synovialflüssigkeit
   Kapsel
   Propriozeptoren
   nicht obligat sind: Bursen, Menisci, Disci.
b. *Ligg. collateralia,* Verstärkungsbänder
c. *Muskulatur,* sensorische und motorische nervliche Versorgung.

Gelenke können nur dann bewegt werden, wenn die muskuläre Führung gewährleistet ist. Sind Agonisten und Antagonisten entspannt, kann keine Bewegung stattfinden — die Gelenke sind nur passiv bewegbar.

Faktoren, die die Gelenkfunktion einschränken

Bestimmte Faktoren können die Gelenkfunktion einschränken:

a. *Fibröse Kontrakturen*
   — Schäden an knorpeligen und knöchernen Gelenkteilen, so daß es zur fehlenden Kongruenz der artikulierenden Flächen kommt; sowohl aktive als auch passive Bewegung sind eingeschränkt, z.B. bei chron. Polyarthritis, Arthrosen
   — Faserverklebungen, z.B. nach intraartikulärem Erguß
   — Intraartikuläre Verwachsungen der Gelenkflächen
   — Periartikuläre Schrumpfungen der Gelenkkapsel
   — Paraartikuläre muskuläre Verkürzungen

Infolge längerer Ruhigstellung wandeln sich kontraktile Muskelelemente zu unelastischem Bindegewebe um und es entstehen Kontrakturen.
Bei Lähmungen resultieren aus paraartikulären Verkürzungen aktive, aber keine passiven Bewegungseinschränkungen.

b. *Ankylosen*
— Knöcherne Gelenkversteifungen, wobei der Gelenkspalt partiell oder vollständig, z. B. aufgrund einer destruierenden Gelenkentzündung, überbrückt wird.

c. *Dermatogene Kontrakturen*
— Es kommt zu oberflächlichen Behinderungen durch Narbenbildung, Hautkontrakturen, wobei z. T. tieferliegendes Gewebe mitbetroffen ist; Entzündungen (M. Sudeck z. B.), Verbrennungen.

d. *Gelenkmäuse,* Fremdkörper im Gelenk, die sowohl knöchern, knorpelig, als auch bindegewebig sein können, sich frei im Gelenk bewegen und aktive und passive Bewegung sperren.

e. *Schmerzen* aufgrund von Veränderungen der physiologischen Gelenkstellung.

Circulus Vitiosus zur Veranschaulichung der Auswirkung eingeschränkter Gelenkfunktion

Ein in der Funktion eingeschränktes oder schmerzhaftes Gelenk ruft Ausweichbewegungen, also Veränderungen der physiologischen Gelenkfunktion hervor, die über Proprio- und Schmerzrezeptoren an das ZNS weitergegeben werden. Die Reaktion ist eine reflektorisch erhöhte Muskelspannung, um eine physiologische Gelenkstellung zu erhalten, bzw. wiederzuerlangen; dadurch werden Schmerzen im Gelenk- und Muskelbereich verursacht. Es entsteht ein Circulus vitiosus (z. B. bei der chron. Polyarthritis):

Informationen vom Gelenk (später auch von der umgebenden Muskulatur) über Veränderungen der physiologischen Gelenkfunktion

↘

pathologische Aktivität des Reflexsystems

↓

erhöhter intraartikulärer Druck durch vermehrte Muskelspannung

↙

Vermehrter Schmerz, vermehrte „pathologische" Gelenkinformationen ans ZNS

↖

Vermehrte Reflexe

↑

Verspannte Muskulatur

↗

Resultate des Circulus vitiosus sind vermehrte Schonmechanismen, Veränderungen der Bewegungsmuster, unphysiologische Gelenk- und Muskulaturbelastung mit daraus resultierenden Veränderungen am Skelettsystem.

Aufgrund der genannten Störfaktoren gestaltet sich die medizinische, krankengymnastische und ergotherapeutische Behandlung unterschiedlich. Zunächst wird versucht, durch konservative Maßnahmen Schmerzen zu reduzieren, die reflektorische Muskelspannung zu lockern, Ausweichbewegungen zu verhindern und das Bewegungsausmaß eines Gelenkes zu vergrößern, wozu einerseits Maßnahmen zur Entspannung (Wärme, Kälte), aktive und passive Übungsbehandlung und andererseits auch Ruhigstellung gehören, z. B. bei Ergußbildung und Reizung. Erst wenn durch konservative Behandlung keine Besserung eintritt, wird eine OP durchgeführt, z. B. durch Entfernen von Gelenkmäusen, Sehnenspaltung etc.

Konservative Behandlung bei gestörter Gelenkfunktion

Basis der konservativen Behandlung, prae- und postoperativ, sind Maßnahmen, die als Ziel ein vergrößertes Bewegungsausmaß beinhalten, also einerseits die Gelenkfunktion, andererseits die Muskelfunktion — Kraft, Koordination — verbessern, da ohne Muskelfunktion die Gelenkbeweglichkeit nicht vergrößert werden kann.

Grundbedingung der gelenkmobilisierenden Therapie

Grundbedingungen für gelenkmobilisierende Behandlung

- Ausrichten der Behandlung auf die Art der Bewegungseinschränkung
- Bei Muskelinsuffizienz Durchführen eines Muskelfunktionstrainings, um das Gelenk in der aktiven Bewegung zu schulen
- Anforderungen an den Behandlungsraum: er muß normal temperiert sein, um eine gelockerte Muskulatur zu erhalten
- Verspannungen entgegenwirken, wozu folgende Punkte gehören: Der Patient sollte sich in der Umgebung, in der die Therapie durchgeführt wird, wohlfühlen.

  Angstfreie Atmosphäre

  Ängste können im Zusammenhang mit Schmerzen, mit allem Neuen, mit zu hohen Anforderungen auftreten. Daher erarbeitet man gemeinsam mit dem Patienten vor Behandlungsbeginn die Ziele, mit gleichzeitiger Darstellung der Behandlungsmaßnahmen, die zum Erreichen der Ziele eingesetzt werden.
  Wichtig: keine Überforderung des Patienten.

Die Behandlungsräume müssen so ausgestattet sein, daß der Patient nicht durch zu viele Reize abgelenkt wird.
Es darf *keine Hektik* entstehen, d. h. als Therapeut muß ich Ruhe schaffen und ausstrahlen.

— *Größtmögliche Schmerzfreiheit;* beim Auftreten eines Schmerzes nach seinen Ursachen, u. a. zu großer Anstrengung o. ä., suchen; diese, wenn möglich, beseitigen.

— *Gelockerte Muskulatur,* d. h. Vorhandensein ausgewogener Tonusverhältnisse.

— So *wenig Ausweichbewegungen,* wie möglich; sind welche vorhanden, diese reduzieren, bzw. ausschalten (p.e. durch manuelle oder verbale Korrektur).

Die Ergotherapeutin / der Ergotherapeut führen aktive und passive gelenkmobilisierende Maßnahmen durch:

Aktive Gelenkmobilisation

a. aktive Gelenkmobilisation (überwiegt)

Der Patient soll durch eigene Muskelkraft Bewegungen durchführen, das Gelenk mobilisieren und den Bewegungsumfang vergrößern.

Vorteile

Aktive Maßnahmen haben folgenden Vorteil gegenüber passiven:
— Achsengerechte Gelenkbewegungen durch die Muskulatur
— Automatisch wird das zu beübende Gelenk nicht weiter bewegt, als es der physiologische Zustand zuläßt
— bessere Feststellung der Schmerzgrenze
— Gewährleisten eines ausgewogeneren Stoffwechselgeschehens, d. h. 0_2-Versorgung, Abtransport von Stoffwechselprodukten
— Erarbeiten eines physiologischen Bewegungsgefühls
— Aktives wird automatisch in den Bewegungsablauf des täglichen Lebens übernommen, so daß durch alltägliche(s) Beweg(en)ungen weiteres Training gewährleistet ist.

Bei der Durchführung einer gezielten Gelenkmobilisation sollte der Patient nicht das volle mögliche Bewegungsausmaß nutzen, sondern etwa 10—20% weniger bewegen. Dabei ist die funktionelle Ausgangsstellung eines Gelenkes von großer Bedeutung:

a. *obere Extremität:*
   — Finger in leichter Flexionsstellung
   — Handgelenk in einer Dorsalextension von ca. 30 Grad
   — Ellbogengelenk in einer Mittelstellung von ca. 100 Grad
   — Schultergelenk in Ab-, Adduktion oder Anteversion

b. *untere Extremität:*
   — im oberen Sprunggelenk bietet eine leichte Spitzfußstellung von 5—10 Grad eine bessere Stabilität als die Neigung zum Hackenfuß; ein angedeuteter Spitzfuß hat streckende Wirkung auf das Kniegelenk
   — Streckung im Knie

Nachteile der aktiven Gelenkmobilisation sind:

— willkürliche Bewegungseinschränkung durch das Auftreten von Schmerz
— bei einigen Krankheitsbildern sind vor aktiven Maßnahmen passive unumgänglich, um leichter ein größeres Bewegungsausmaß zu erreichen; z. B. Erkrankungen im Schulterbereich.

Nachteile

b. Assistive Bewegungsführung

assistive Bewegungsführung

Arbeiten unter teilweiser Aufhebung der Schwerkraft, d. h., es wird partiell Muskelarbeit der Patienten gefordert. Um das zu erreichen, kann der Therapeut manuell die Bewegung führen, die erkrankte Extremität stützen oder es wird der Helparm, der differenziert einstellbar ist, eingesetzt. Es wird also das, was der Patient nicht durchführen kann, von einer anderen Person, bzw. einem Objekt übernommen (Bunell-Brettchen, Nierenhölzchen in der Handchirurgie).

c. Passive Gelenkmobilisation

passive Gelenkmobilisation

Die Mobilisation, die Bewegung, erfolgt nicht durch eigene Muskelkraft, sondern durch den Therapeuten, was folgende Vorteile mit sich bringt:

Vorteile

— passive Mobilisation als Vorbereitung der aktiven
— bei Lähmungen Bewegungsanbahnung
— Kontrakturprophylaxe
— Erhalten aktiver Ergebnisse (z. B. Lagerungsschiene)

Nachteile können ebenfalls auftreten:

Nachteile

— Zirkulatorische Störungen können nicht positiv beeinflußt werden
— Schmerzgrenze kann schlecht abgeschätzt werden und ebenso die Grenze des Bewegungsausmaßes, die mit der erstgenannten nicht identisch sein muß
— durch zu starke Dehnung, Quengeln können intraartikuläre Reizzustände auftreten
— die Bewegungsdosierung ist zu ungenau.

Ergänzend ist zur Behandlungsdurchführung erwähnenswert, daß das aktive Bewegungsausmaß nur durch maximal mögliche Bewegungen und solche, die im normalen Tempo ausgeführt werden, vergrößert werden kann. Wichtig ist am Ende des Bewegungsausmaßes eine Betonung in Form von z. B. Halten gegen einen Widerstand unterschiedlicher Stärke (z. B. Beuger-Strecker: um Weben zu können, muß das Fach gehalten werden).

Behandlungsausführung

Indikationen und Ziele der Gelenkmobilisation

Indikationen

Indikationen

- Prä- und postoperative Situation bei Erkrankungen im Bereich des Kniegelenkes (z. B. Arthrosis deformans genus, alloarthroplastischer Kniegelenksersatz) und im Bereich des Schultergürtels (Acromioplastik, Narkosemobilisation)
- Zustand n. Verbrennungen
- Zustand n. entzündlichen Prozessen (M. Sudeck, chron. Polyarthritis)

Ziele

Ziele

- Erhalt des Status quo
- Erweiterung des vorhandenen aktiven und/oder passiven Bewegungsausmaßes
- Bewegungsanbahnung
- Koordinationsschulung
- Schulung fließender physiologischer Bewegungsabläufe

Indikationen und Ziele können vom Leser ergänzt werden.

1.3 Muskelfunktion, -mechanik

Definitionen

Muskelmechanik = Kinetik, die Lehre von den Bewegungen

Statik:

Lehre vom Gleichgewicht, beinhaltet Analysen der Haltefunktion, der Entstehung und Bedeutung von Tonuserhöhungen, der aus Kompression der Gefäße resultierenden mangelnden O_2-Versorgung, dem schlechten Abtransport von Stoffwechselprodukten und dem schnell entstehenden schmerzhaften Muskelkater.

Dynamik:

Lehre von den Kräften. Aus dynamischer Muskelarbeit resultiert eine Gelenkbewegung, auf Kontraktion folgen Ruhe und Entspannung; die Zirkulation ist verbessert, damit O_2-, Milchsäure- und Stoffwechselproduktabtransport gesteigert werden, so daß die Leistungsfähigkeit der Muskulatur erhöht ist.

Durch Kontraktion kleinster Muskelbestandteile findet eine Verkürzung des gesamten Muskels oder nur von Teilen desselben statt, woraus eine Bewegung in unterschiedlichem Ausmaß resultiert.

physikalische Grundlagen

Muskeln sind, entsprechend der Definition der Arbeit als Produkt aus Kraft mal Weg in der Lage, Arbeit zu leisten. Das geschieht dadurch, daß sie sich kontrahieren und dabei z. B. die Hebung einer Last bewirken.

In die Betrachtung der Muskelfunktion muß ein Grundprinzip der Arbeitsphysiologie mit einbezogen werden:
die zu leistende Arbeit muß an die Leistungsfähigkeit der Muskulatur angepaßt werden:

Arbeitsphysiologisches Grundprinzip

a. wird z. B. ein Weg unter zu geringer Belastung zurückgelegt, bleibt die Arbeitskraft ungenügend ausgenützt.
b. Überbelastung senkt die Arbeitsleistung.

Von großer Bedeutung ist der *Arbeitsrhythmus,* der neben der Tätigkeit die Atmung, Herztätigkeit und Pausen, die die optimale Ausnutzung der Arbeitskraft ermöglichen, umfaßt. Steigerungen sind sowohl durch einen veränderten Arbeitsrhythmus als auch durch Erhöhung der Dauer und Kraftleistung gegeben. Die Wirkung der quergestreiften Muskulatur am Skelett steht in Beziehung zu diesem und wirkt über Anteile desselben auf Bewegungsvorgänge in verschiedener Art ein. Daß sich die mechanischen Bedingungen der Muskelwirkung bei Bewegungen ständig ändern, wird besonders deutlich an 2- oder mehrgelenkigen Muskeln (siehe funkt. Übungsgeräte). Muskeln mit doppelter Funktion können diese nur durchführen, wenn beide erfüllbar sind, so z. B. beim M. biceps: Flexion und Supination.[8]

Bedeutung physikalischer Gesetzmäßigkeiten für die Bewegungsausführung

Bewegungsabläufe

Sie sind von der Gelenkmechanik abhängig und bilden das Resultat der Wirkung einiger physikalischer Gesetze, primär des Hebelgesetzes. Ein Gleichgewicht tritt immer dann am Hebel ein, wenn das Produkt Kraft (F) x Hebelarm (a) auf beiden Seiten gleich ist. Dieses Produkt gibt das Maß für die Größe der Drehwirkung an und wird Drehmoment genannt (das Moment: ausschlaggebender Umstand; movere lat. bewegen). Es dient zur Berechnungsgrundlage von Bewegungen um Achsen.

Hebelgesetz

Drehmoment $M = F \times a$.

Die Einheit des Drehmomentes ist 1 kp x m, die die Drehwirkung der Kraft 1 kp am Hebelarm 1 m angibt.

$1 \text{ kp} \times \text{m} = 10^5 \text{ p} \times \text{cm}$

Abb. 1: Am Hebel herrscht Gleichgewicht, wenn das Drehmoment im Uhrzeigersinn so groß ist wie das Drehmoment im Gegenzeigersinn.

$F^1 a^1 = F^2 a^2$ (Hebelgesetz)

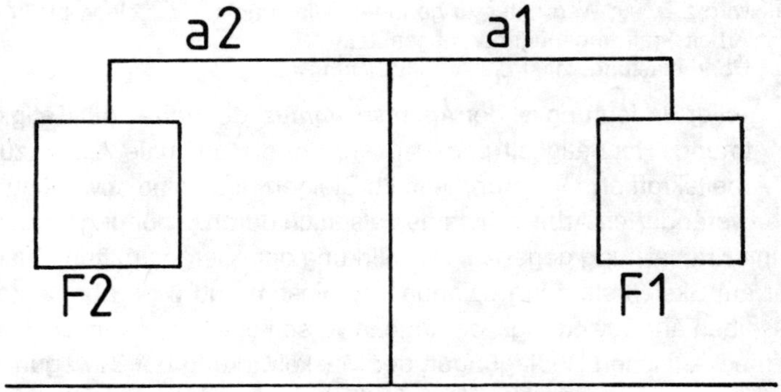

Abb. 2: Veränderungen treten auf, wenn sich die Länge eines Hebelarmes ändert:

Kraft x Kraftarm = Last x Lastarm

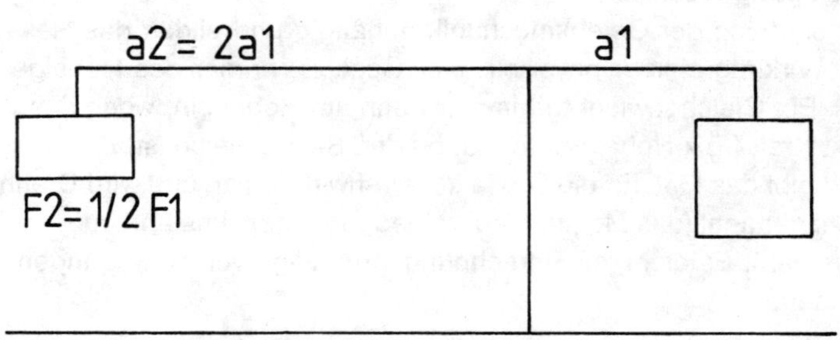

Der Hebelarm links ist doppelt so lang wie der Lastarm rechts. Ein Gleichgewicht entsteht erst dann, wenn das Drehmoment auf der linken Seite gleich dem rechts ist.
Da a^2 doppelt so lang ist wie a^1, ist dort nur die Hälfte des Gewichtes der Last nötig, um ein Gleichgewicht herzustellen. Man kann mit einer kleinen Kraft am langen Arm eine so große Kraft am kurzen Arm erzeugen, daß sich die Last hebt.

Abb. 3: Das Hebelgesetz gilt auch, wenn die Kräfte nur auf der einen Seite der Drehachse angreifen — einseitiger Hebel — dann müssen die Kräfte entgegengesetzt gerichtet sein.

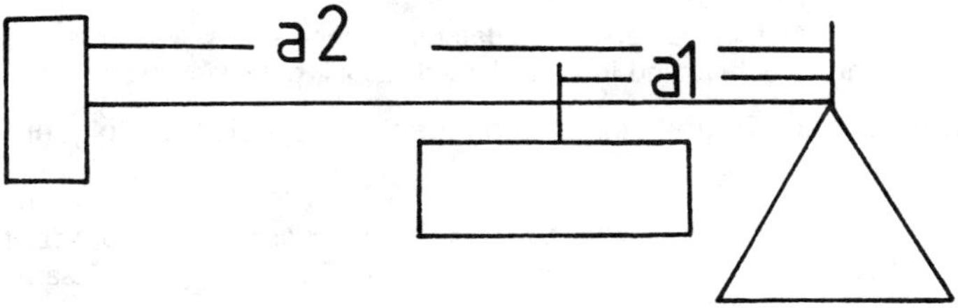

Nach STORCK entsprechend den drei Grundbegriffen der physikalischen Mechanik:

Kraft	≙	Muskel
Hebel	an einem Bewegungsarm des Körpers	Knochen
Rolle	≙	Gelenk

Verbindung von Physik und Anatomie

Das Gesetz Kraft x Kraftarm = Last x Lastarm kann auf den menschlichen Körper übertragen werden, wobei einige physikalische Vorgänge (Reibung etc.) außer acht gelassen werden.[9]
Die Kraft ist die Arbeitsleistung des Muskels, die dem Muskelquerschnitt und der relativen Verkürzung der Kontraktion entspricht.

Je größer der Muskelquerschnitt, bzw. die Summe der Einzelquerschnitte der einzelnen Fasern eines Muskels, je länger die Kontraktion, je größer die Verkürzung eines Muskels im Verhältnis zu seiner Länge ist, umso größer ist seine Arbeitsleistung, seine Kraft.

Übertragung des Hebelgesetzes auf den menschlichen Körper am Beispiel des Ellbogengelenkes

Verdeutlichung der Hebelgesetze am Beispiel des Ellbogengelenkes

Abb. 4

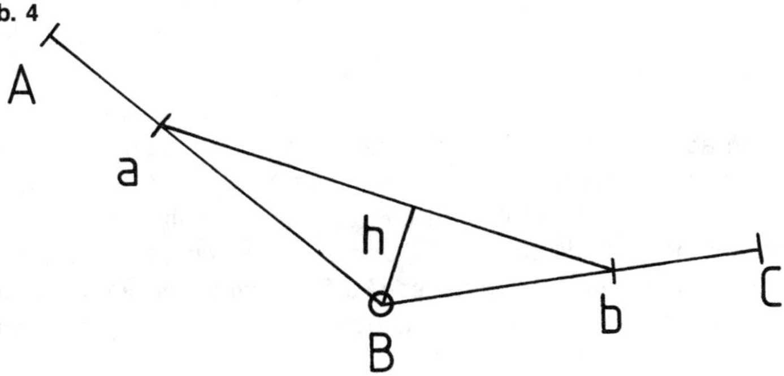

AB — Humerus, der den Oberarm bildet
BC — Radius und Ulna — Unterarm
ab — M. brachialis; die Strecke entspricht der Zugrichtung des Muskels vom Ursprung a zum Ansatz b
B — Drehpunkt, die Gelenkachse des Ellbogengelenkes. Humerus und Unterarmknochen sind in B, in der Art. cubiti, gelenkig verbunden

Am Humerus (AB) greift ein Drehmoment an, das sich wie folgt errechnen läßt:

m — Kraft, Arbeitsleistung des Muskels, entspricht dem Querschnitt des Muskels und seiner relativen Verkürzung der Zugrichtung der Fasern
h — Hebelarm, Kraftarm (Lot von B auf ab)
Drehmoment — m x h.

Zur Vereinfachung gehen wir davon aus, daß sich trotz verschiedener Gelenkstellungen die Wirksamkeit der Muskelkontraktion nicht verändert, also konstant bleibt.
Es kommt aber zu Veränderungen des Hebelarmes h, wie die nachfolgende **Abb. 5** zeigt:

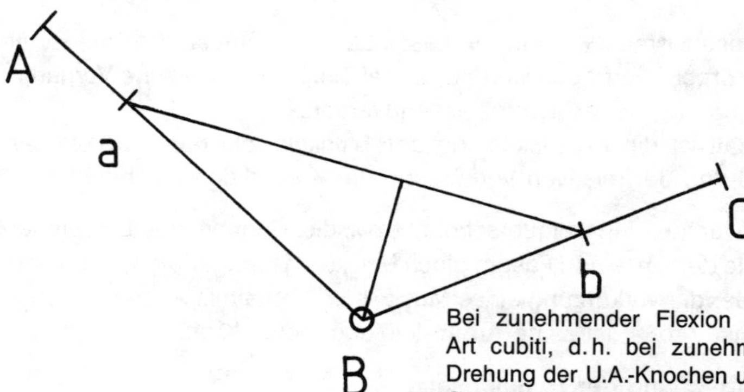

Bei zunehmender Flexion in der Art cubiti, d. h. bei zunehmender Drehung der U.A.-Knochen um ihre Gelenkachse, vergrößert sich der Hebelarm h.
Drehmoment: M = m x h
Kraft x Kraft (Hebel)arm

Bis zu einem bestimmten Beuge-Winkel wird sich das Drehmoment M vergrößern, was bedeutet, daß mit Vergrößerung von h die Muskelkraft m abnimmt, um BC mit gleicher Intensität zu beugen; d. h., mit zunehmender Flexion wird eine geringere Muskelkraft nötig, so daß bei Beginn der Unterarmflexion z. B. der M. brachialis sich intensiver kontrahieren muß als zu dem Zeitpunkt, wenn sich der Unterarm immer mehr der Senkrechten nähert. Es findet also eine Verminderung der muskulären Kraftleistung statt, je mehr sich die gebeugte Extremität der Senkrechten annähert.[10]

Dasselbe gilt auch für die untere Extremität:

Feststellen muskulärer Arbeitsleistung

Nach STORCK erfordert das Heben des im Knie extendierten Beines von der Oberschenkelmuskulatur mehr Kraft als die Extension des herabhängenden Unterschenkels. Auch die Schwerkraft hat ein Drehmoment, das sich aus dem Hebelarm und der wirkenden Kraft, in diesem Falle dem Gewicht des Unterschenkels, zusammensetzt und sich im sog. Schwerpunkt vereinigt.
Für die einzelnen Extremitäten bestimmten BRAUNE und FISCHER (1889) die Lage der Schwerpunkte. Der Hebelarm, dargestellt durch die Entfernung des Drehpunktes von der Schwerpunktlinie, vergrößert sich z. B. bei Kniegelenksextension.

Abb. 6: Überwinden eines Drehmomentes von 60 cm/kg

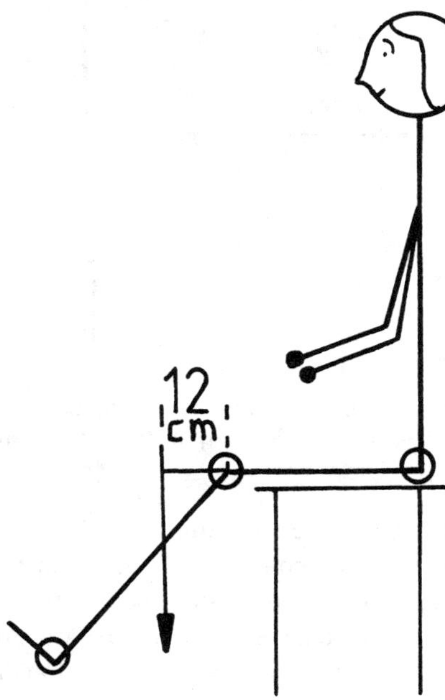

Abb. 7: — Bei völliger Extension muß ein Drehmoment von 110 cm/kg überwunden werden.

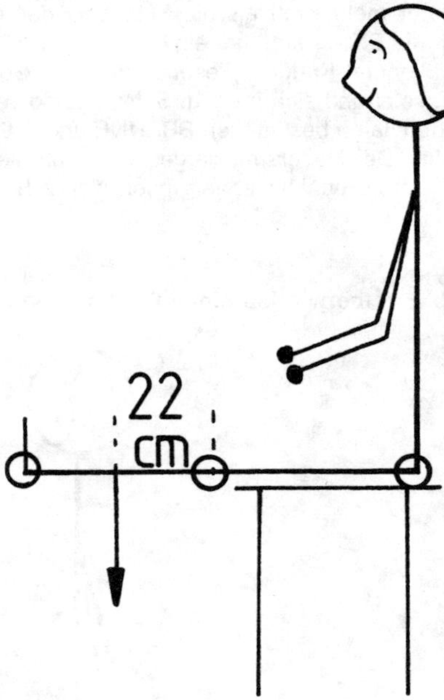

Das verdeutlicht, daß nicht allein das Unterschenkelgewicht, sondern auch die Lage des Schwerpunktes, bzw. der Schwerpunktlinie zur Drehachse, von Bedeutung ist.[11]

Bedeutung der Überlegungen für die funktionelle Ergotherapie

Fazit für die funktionelle Ergotherapie:

Es muß überlegt werden, welche Ausgangsposition eines Gelenkes unter Berücksichtigung des Krankheitsgeschehens und pathologischer Veränderungen zur effektiven Beübung der Muskulatur (z. B. am Knie-Beuger-Strecker) indiziert ist, da es nach Patientenaussagen umso schwieriger wird, einen herabhängenden Unterschenkel zu strecken, je weiter er sich von der 90° Flexion entfernt. Gleichzeitig muß aber beachtet werden, daß der Muskel- und Sehnenverlauf nicht immer geradlinig ist, wie z. B. die Sehne des M. quadriceps, die durch die Patella ‚abgeknickt' ist. In diesem Falle ist für die Überlegungen nur der Sehnenanteil von der Abknickstelle bis zum Ansatz relevant.

1.4 Muskelfunktionstraining

Definition und Erläuterung des Grundbegriffes der funktionellen ergotherapeutischen Behandlung

Definition:

Definition

Unter Muskelfunktionstraining versteht man die Vergrößerung des Muskelquerschnittes mit nachfolgender verbesserter Muskelfunktion. Die Kraft- und Ausdauerleistung wird aufgrund eines Übungsprogrammes erhöht, das z. B. Widerstände, unterschiedlichen Krafteinsatz und verschiedene Zeitdauer umfaßt.

Anatomische und physiologische Grundlagen der Muskelfunktion

Ausgangspunkt des Muskelfunktionstrainings (MfTr) ist die Kenntnis über anatomische und physiologische Gegebenheiten im Bereich der Skelettmuskulatur. Jede Muskelfaser wird von motorischen und sensorischen Nervenfasern versorgt und kontrolliert, wobei jedes Motoneuron seinen Ausgang am Rückenmarksvorderhorn oder am Gehirnnerven hat. Das Motoneuron und alle von ihm versorgten Muskelfasern bilden eine motorische Einheit; die neuromuskuläre oder motorische Endplatte ist eine vom aufgespalteten Axon und der Muskelspindel gebildete chemische Synapse, an der hemmende oder verstärkt erregende Reize weitergegeben werden.

Die Rezeptoren nehmen im Muskel Informationen über den Status quo auf, geben diese an das ZNS weiter; die Reizbeantwortung findet durch die motorischen Zentren der Großhirnrinde statt.

motorische Einheit

Je mehr *motorische Einheiten* gereizt werden, um so stärker ist die Muskelkontraktion. Muskeln arbeiten niemals alleine, um eine Bewegung zu erzeugen oder Stabilität zu sichern, sondern es ist für die Durchführung effektiver Bewegungen die Zusammenarbeit vieler *Muskelgruppen, Muskelketten* notwendig. In der Funktion einer Muskelgruppe kann jeder Muskel eine individuelle Rolle haben.

Muskelgruppen, -ketten

Gleichzeitig ist eine exakte Abstimmung der Muskelkontraktionen aufeinander für effektive Arbeit notwendig, denn Störungen in der *Aktionsfolge* der Bewegung (Aufeinanderfolge der Muskelkontraktionen) bedeutet eine Verschwendung der Arbeitskraft.

Aktionsfolge

Bewegungsmuster

Bewegungsmuster, die im ZNS programmiert sind, bezeichnen den Umfang und die Richtung einer Bewegung, die normalerweise als Komplexbewegung existiert, also Aktion in mehreren Gelenken verlangt. Auf ein einziges Gelenk beschränkte Bewegungen sind durch einen bewußten Lernvorgang aus Komplexbewegungsmustern entwickelt oder herausgesondert.

Bei jeder Komplexbewegung finden wir:

Agonisten, Antagonisten, Synergisten; ihre Wirkungsweise am Faustschluß verdeutlicht

1. *Agonisten* — die Primärkräfte, die Muskeln, die die Bewegung durchführen
2. *Antagonisten* — durch relative An- und Entspannung kontrollieren diese Muskeln als Gegenspieler der Agonisten deren Funktion und Bewegungsdurchführung
3. *Synergisten* — Muskelgruppen, die mit den Agonisten zusammenarbeiten, um einerseits die Bewegung zu kontrollieren oder andererseits diese zu unterstützen und zu erleichtern.

Der Faustschluß als Beispiel:

Agonisten sind die die Bewegung einleitenden Fingerflexoren.
Antagonisten sind die Fingerextensoren, die durch ihre Entspannung die Bewegung zulassen.
Synergisten sind die Extensoren des Handgelenkes, die dieses stabilisieren und eine Flexion verhindern; ermöglichen also die Bewegung.

Störungen in dem eben beschriebenen Zusammenspiel haben auf die Dauer Auswirkungen auf das Bewegungsmuster, was mir als Therapeut bekannt sein muß, um eine effektive Therapie durchführen zu können.

Arbeitsmöglichkeiten der Skelettmuskulatur

Der Skelettmuskel hat zwei Arbeitsmöglichkeiten:

a. statisch — isometrisch
b. dynamisch — isoton — conzentrisch (Effektor)
— exzentrisch (Bremser)

isometrische Muskelarbeit

a. statische — isometrische Arbeit

Die Muskellänge bleibt konstant, der intramuskuläre Tonus erhöht sich. Nach HETTINGER beträgt der Kräfteeinsatz bei körperlichen Aktivitäten des Alltags nur 20—30% der Maximalkraft. Bei Ruhigstellung, z. B. im Gips, kommt es wöchentlich ohne krankengymnastische Behandlung zu einer ca. 15%igen Atrophie der Muskulatur.
Man muß, um eine Hypertrophie der Muskulatur zu erreichen, täglich regelmäßig die Muskelgruppen 3—6 Sek. gegen einen Widerstand anspannen, wobei die Anspannung 40—50% des max. möglichen Krafteinsatzes betragen muß.
Es entsteht im Vergleich zur isotonen Muskelarbeit ein erhöhter Sauerstoff-Verbrauch, so daß sich innerhalb eines kürzeren Zeitraumes eine größere Menge Laktat, dessen Abtransport nicht gewährleistet ist, ansammelt, dadurch der pH-Wert abfällt, es zur Ermüdung und zum Muskelkater kommt. Isometrische Muskelarbeit ist ständig am Körper notwendig, z. B. um Gleichgewicht zu halten.

b. Dynamisch-isotonische Muskelarbeit

isotone Muskelarbeit

Diese Form der Arbeitsleistung bezeichnet eine Längenänderung bei konstantem Muskeltonus, etwas, was am menschlichen Körper nie in dieser reinen Form auftritt, da die Belastung ständig wechselt. Werden 15—20% der Kraft, die man max. benötigt, eingesetzt, findet schon eine Muskelkontraktion statt.

Da der Tonus meist nicht konstant bleibt, sondern ein gleichmäßiger Wechsel zwischen An- und Entspannung stattfindet, ist die Ermüdung geringer, es gelangt genügend O_2 in die Muskulatur; der Abtransport von Stoffwechselprodukten ist gewährleistet. Insgesamt findet eine bessere Energieversorgung statt, was bei der Behandlung einiger Krankheitsbilder von besonderer Bedeutung ist, z. B. beim M. Sudeck. Des weiteren hat das dynamische Training den Vorteil der Koordinationsschulung für z. B. berufsspezifische Bewegungsabläufe — trotz größeren Zeitaufwandes und geringerer Kraftzunahme. Die isotone Muskelarbeit muß (zur Präzision) noch in conzentrische und exzentrische Arbeit gegliedert werden.

conzentrische Muskelarbeit

Conzentrisch: Ursprung und Ansatz eines Muskels nähern sich durch Kontraktion der Muskelmitte, d. h. der arbeitende Muskel, als Effektor der Bewegung, verkürzt sich und verursacht so z. B. eine Flexion im Ellbogengelenk (M. biceps brachii).

exzentrische Muskelarbeit

Exzentrisch: Ursprung und Ansatz eines Muskels entfernen sich von der Muskelmitte, d. h. der Muskel bremst eine gegen die Schwerkraft auszuführende Bewegung, z. B. M. biceps brachii beim Ablegen eines Gegenstandes aus der Hand. Es kommt hierbei also zur Muskeldehnung, entweder durch einen Zug oder das Einwirken der Schwerkraft. Die Spannungsentwicklung in der Muskulatur ist größer als die einer statischen Kontraktion. Exzentrische Kontraktionen mit maximaler Kraft sind in der therapeutischen Situation zu vermeiden, da durch sie Muskelkater hervorgerufen werden kann.

Kraftleistung der Muskulatur

muskuläre Kraftleistung; Konsequenzen für die eth. Behandlung

Bei durchschnittlichen Bewegungen werden nur ca. 20—30% der maximal möglichen Kraft eingesetzt; die maximale Kraft findet nur selten Einsatz. Ab 65% der maximalen Kraft beginnt die Kraftreserve, die nur in Angst- und Gefahrsituationen aktiv wird. Für die Therapie sind daraus folgende Konsequenzen zu ziehen:

1. Arbeitet ein Patient mit geringem Krafteinsatz, können nur der Status quo der Muskulatur erhalten und Inaktivitätsatrophien vermieden werden.
2. Arbeitet ein Patient mit verstärktem Krafteinsatz, wird eine Vergrößerung des Muskelquerschnittes erreicht.

Inaktivitäts-atrophie

ad 1. **Verhütung von Inaktivitätsatrophien bzw. Erhalt des Status quo**

Unter Inaktivitätsatrophie wird die Atrophie eines Muskels durch Verminderung des Faserdurchmessers und nicht durch Ausfall einzelner Fasern verstanden. Ursache ist der Fortfall der mit der Muskeltätigkeit verbundenen Blutzufuhr und der Nervenreize; die kontraktilen Elemente nehmen ab, die bindegewebigen zu und im weiteren Verlauf ohne adäquate Behandlung kommt es zu Kontrakturen, die auch, z. B. bei Lähmungen, durch fehlenden Grundtonus verursacht werden.

ETh. Behandlungsmaßnahmen

Je nach Krankheitsbild kann es zum Erhalt des Status quo und zur Vermeidung von Kontrakturen nötig sein,

— die intakte u. die inaktive Muskulatur weiterhin aktiv zu trainieren
— die betroffene Extremität korrekt zu lagern (z. B. Lagerungsschiene)
— Restfunktionen zu erhalten und wenn möglich auszuweiten
— den Patienten im Gelenkschutz zu unterweisen (chron. Polyarthritis)
— eine Hilfsmittelversorgung vorzunehmen.

Entscheidend ist die aktive Übungsbehandlung, die als Fernziel auch eine Muskelkräftigung haben kann und somit im Laufe der Zeit

— die Behandlungszahl erhöht werden muß
— die Behandlungsdauer gesteigert werden muß
— die Pausen zwischen den Bewegungen verkürzt werden müssen
— die Behandlungsinhalte im Sinne einer Schwierigkeitssteigerung geändert werden müssen.

Muskelkräftigung

ad 2. **Muskelkräftigung, -training**

Um eine Muskelkräftigung zu erreichen, muß der Patient möglichst 40—50% der maximal möglichen Kraft einsetzen — höherer Krafteinsatz bleibt ohne Auswirkung auf das Therapieresultat, es entsteht eher Muskelkater.

Dieser erhöhte Krafteinsatz kann einerseits im gezielten Einsatz handwerklicher Techniken bestehen, andererseits in Anwendung von Widerständen.

Definition

Def.: Als Widerstand wird eine Kraft bezeichnet, die einer durch Muskelarbeit bewirkten Kraft entgegengesetzt ist, z. B. die Schwerkraft.

Widerstandsformen im Rahmen der eth. Behandlung

Es können verschiedene Formen des Widerstandes eingesetzt werden:

a) Kräfte, die eine Bewegung verursachen, wenn dieser nicht eine wenigstens gleichgroße Muskelkraft, in diesem Falle exzentrische Muskelarbeit, entgegenwirkt.

Zu diesen variablen Kräften, die eine nicht steuerbare Belastung von außen darstellen, gegen die der Patient in unterschiedlichem Maße anarbeiten muß, gehören:

— die Schwerkraft
— manuell gesetzte Kräfte, z. B. um die Muskelfunktion zu testen
— Feder-, Seil- oder Gummizüge, die u. a. beim Helparm und bei den funktionellen Webgeräten Einsatz finden
— Elastizität bei Kompression, z. B. beim Drücken eines Schaumstoffballes oder therapeutischer Knetmasse
— Elastizität bei Biegung, z. B. bei Peddigrohrarbeiten.

b) Kräfte, die entweder eine Bewegung verhindern oder abbremsen und nur infolge einer Muskelanspannung auftreten. Dazu gehören:
— Reibung
— Druck auf unelastisches Material, z. B. beim Drucken mit adaptierten Stempeln, beim Feilen und Schleifen von Holz oder Metall
— Verformung von unelastischem Material, z. B. Ton.

Um eine effektive Therapie durchführen zu können, muß man genau die verschiedenen Widerstandsformen kennen und sowohl deren Raum- als auch Bewegungsrichtung angeben, z. B. ob der Widerstand nach dorsal, palmar, cranial wirkt.
Wichtig ist auch die Überlegung, welche Auswirkungen das Setzen eines Widerstandes an einem oder mehreren Gelenken haben kann.[12]

Indikationen und Ziele des Muskelfunktionstrainings

Indikationen

Indikationen

— Traumatische Einwirkungen, die Verletzungen des Gewebes, der Muskelfasern als bewegungsausführende Einheit zur Folge haben.
— Gewebsveränderungen anderer Genese
— Muskelatrophien
— Kontrakturen, Verklebungen
— Nervöse Unterversorgung aufgrund einer Einengung von außen, z. B. Verbände oder aber durch Schwellungen und Schonhaltungen
— Zentrale und periphere Reizleitungsstörungen, z. B. nach Entzündungen, Luxationen, infolge Traumata
— periphere Lähmungen
— längerfristige Ruhigstellungen
— Ausweichbewegungen
— schmerzbedingte Schonung (chron. Polyarthritis)

Ziele

Ziele

— Zunahme der Muskelfasern
— Kraftzunahme
— Steigerung der Belastbarkeit
— Anregung der motorischen Einheit, Steigerung der Kontraktionsgeschwindigkeit
— Bewegungsanbahnung und Koordinationsschulung
— Beeinflussung der statischen und dynamischen Ausdauer

1.5 Statik des gesunden Körpers

Definition

Definition des Begriffes Statik: (grch.) Gleichgewichtslehre, Lehre vom Gleichgewicht der Kräfte.

Bedeutung der Physik f. d. Statik des menschl. Körpers

Auch für die Statik des menschlichen Körpers gelten die physikalischen Gesetze.

Ein Körper bleibt auf einer Unterstützungsfläche nur dann stehen, wenn sie vom Schwerpunktslot getroffen wird.

Abb. 8
Das Lot geht vom Schwerpunkt durch die Basis des Quaders, er bleibt stehen

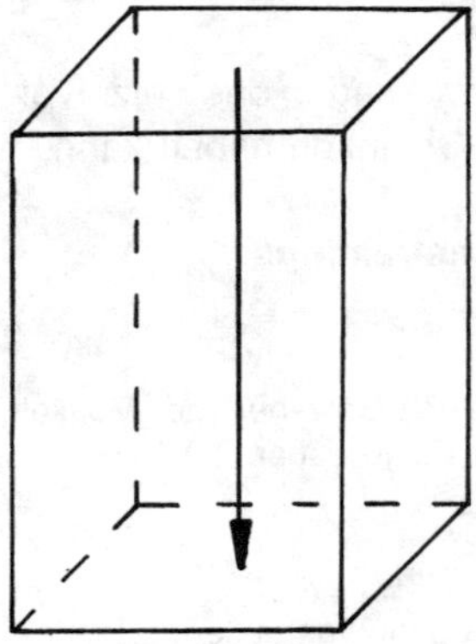

Abb. 9
Das Lot geht auch hier durch die Basis des Quaders

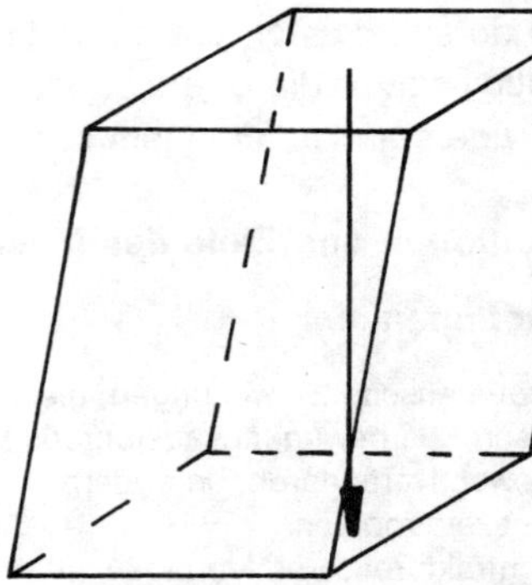

Abb. 10
Das Lot liegt außerhalb der Unterstützungsfläche — der Quader fällt um — fehlende Standfestigkeit

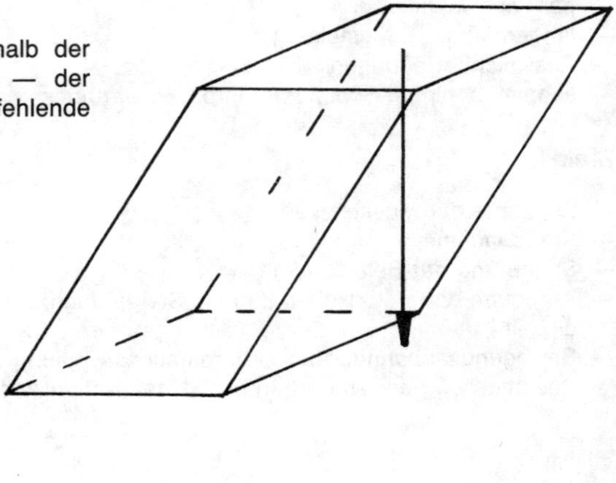

Wie Abb. 9 zeigt, ist es nicht unbedingt notwendig, daß das Lot vom Schwerpunkt ausgehend die Mitte der Basis trifft, sondern daß es überhaupt im Bereich der Basis liegt. Das wird am Turm von Pisa sehr deutlich.

Gleichgewicht im Stand

Bei der Übertragung dieser Gesetzmäßigkeiten auf den menschlichen Körper muß beachtet werden, daß es

a. einen Gesamtschwerpunkt des Körpers im Stand gibt, der von FISCHER berechnet worden ist; er liegt innerhalb des kleinen Beckens
b. einen Oberkörperschwerpunkt gibt, dessen Lage sich ca. in der Mitte des Bauchraumes befindet.

Damit ein sicherer Stand ermöglicht wird, muß das Lot des Gesamtschwerpunktes im kleinen Becken in die Unterstützungsfläche der Füße fallen, also eine Senkrechte vor Hüft-, Knie- und oberem Sprunggelenk bilden. Da der Körper aus beweglichen Gliederketten besteht, müssen sowohl Muskeln, Sehnen als auch Bänder hemmend auf Bewegungen wirken, die das Gleichgewicht stören und die Lage des Lotes nach außerhalb der Unterstützungsfläche legen würden und somit einen Sturz verursachten.
Der normale, stabilisierend wirkende Grundtonus der Muskulatur erfährt nur dann größere Veränderung, wenn die Person durch einen plötzlichen Stoß aus dem Gleichgewicht gebracht wird; in dieser Situation ist die zusätzliche Kontraktion weiterer Muskulatur unumgänglich, die größtenteils reflektorisch abläuft.

Die stabile Absicherung eines Gelenks wird besonders am Knie deutlich, wo die umgebenden Bänder bei überstrecktem Gelenk gespannt sind und der M. quadriceps entspannt ist.

Veränderte Statik nach Armamputation

Die große Bedeutung der Lage des Körperschwerpunktes für den aufrechten Stand zeigt sich bei Armamputierten, die den Rumpf zur Seite der Amputation — und nicht umgekehrt — verlagern, um das fehlende Gewicht dort auszugleichen, was das statische Gleichgewicht aufrecht erhält, aber eine statische Skoliose zur Folge hat.[13]

1.6 Zusammenwirken von Gelenk, Muskel und Bedeutung für die Statik

Grundlagen für die Bewegung sind in den vorangegangenen Kapiteln erörtert worden und es sollte deutlich gemacht werden, daß bei einem Bewegungsablauf nie ein Gelenk alleine wirken kann, sondern daß immer eine Gliederkette in Aktion tritt. I.e., es arbeiten mehrere hinter-

Motorische, kinematische Ketten

einandergeschaltete proximale und distale Gelenke zusammen, die auch als kinematische Kette bezeichnet werden.

Diese wiederum gliedert sich auf in eine offene und eine geschlossene Gelenkkette, die von HACKENBROCH folgendermaßen definiert sind:

,,Der Begriff der motorischen Kette bezeichnet eine Kombination und Zusammenfassung hintereinandergeschalteter Gliederabschnitte zu einer motorischen Einheit. Wenn das Endgelenk frei ist, ist die Kette offen; geschlossen ist sie, wenn das Endgelenk — besser das Endglied — ganz oder teilweise festgelegt ist. Weiter erfolgt der Schluß nicht immer am Kettenende, sondern zuweilen im Verlauf der Kette, die dadurch in einen geschlossenen zentralen und freien peripheren Abschnitt zerfällt.[14]"

offene Kette

Ein Beispiel einer *offenen Gelenkkette* sind Ellbogen- und Handgelenk, wodurch das Greifen und Hantieren mit Gegenständen ermöglicht wird.

geschlossene Kette

Geschlossene Kette: Beim Gehen ist das Standbein mit dem Erdboden verbunden und läßt mit diesem ein neues Gelenk entstehen; die Kette ist geschlossen durch die Schwerkraft und den Stand des Beines auf dem Boden. Es wird somit eine kinetische Kette gebildet, die beim bipedalen Gang an jedem Bein alternierend auftreten kann und sich mit der offenen Kette abwechselt.

Bei einer *offenen Kette* erfolgt die Bewegung um eine Achse proximal am Körper (Hüftgelenk), bei einer geschlossenen Kette um eine distale Achse (Sprunggelenk). Die zur Bewegung erforderliche Muskelkraft ist in der geschlossenen Kette im Vergleich zur offenen größer.

Veränderte Muskelfunktion bei geschlossenen Gliederketten

Durch die Gliederketten können Veränderungen in der Muskelfunktion entstehen und zwar einerseits veränderte Wirkung auf das Gelenk, das sie bewegen, andererseits Wirkung auf Gelenke, die sie mit ihrer Sehne gar nicht überziehen. U. BAEYER hat verschiedene, nur in geschlossenen Ketten entstehende Effekte des M. soleus beschrieben, die durch Umwelteinwirkungen ermöglicht werden:

,,Der M. soleus entspringt ja unterhalb der Kniegelenksachse und setzt mit den beiden Mm. gastrocnemii am Fersenbein an. So bekommt der M. soleus im Stand eine kniestreckende Wirkung. Dies ist möglich, weil das Bein mit dem Fuß am Boden fixiert ist und andererseits durch das Hüftgelenk am Körper. So zieht der M. soleus den Unterschenkel dorsalwärts und führt daher eine kniestreckende Wirkung aus.[15]"

Veränderte Muskelfunktion im Hüftgelenk

Ein gutes Beispiel für Funktionsänderungen der Muskulatur aufgrund der Beinstellung, also der gelenkmechanischen Bedingungen in der offenen oder geschlossenen Kette, sind die Adduktoren des Hüftgelenkes, die dann nämlich zu Flexions-, Extensions-, Innen- und Außenrotationsbewegungen fähig sind. Einzelheiten hat U. BAEYER anhand eines Adduktorenmodelles dargestellt und belegt. Daraus resultieren folgende Aussagen:

— rein adduktorisch arbeitet die Muskulatur im Hüftgelenk nur bei einer offenen Gliederkette und bei extendiertem Knie
— außenrotatorische Wirkung der Adduktoren bei einer geschlossenen Gliederkette, wenn der Ansatz der Muskulatur hinter der Drehachse der unteren Extremität liegt, die durch Hüftgelenk und Fußspitze verläuft. Ausgangspunkt der Bewegung ist das im Knie gestreckte Bein, dessen Fußspitze den Boden berührt.
— Innenrotation: Flexion im Knie- und Sprunggelenk, das Bein ist aufgesetzt; der Muskelansatz liegt vor der Drehachse.[16]

Die Bedeutung dieser Aussagen für die ergotherapeutische Behandlung wird anhand der funktionellen Webgeräte in Kapitel IV dargestellt.

Zusammenfassung

— Ergotherapeutische Behandlungsmaßnahmen werden vom Arzt verordnet und überwacht.
— Im Rahmen der Rehabilitation im Fachbereich Orthopädie sind Ergotherapeuten mit dem größten Schwerpunkt in der medizinischen Rehabilitation tätig.
— Als Behandlungsgrundlage ist Wissen über die funktionelle Anatomie, bes. über Gelenke und Muskeln notwendig.
— Die Gelenkfunktion kann durch pathologische Vorgänge an den periartikulären, knöchernen und auch oberflächlichen dermatogenen Strukturen eingeschränkt werden.
— Durch aktive, passive Gelenkmobilisation und assistive Bewegungsführung beim Einsatz handwerklicher Techniken soll das Bewegungsausmaß vergrößert werden.
— Muskeln leisten entsprechend der Definition der Arbeit als Produkt aus Kraft mal Weg Arbeit; isometrische und isotone (conzentrische u. exzentrische).
— Die Bewegungsabläufe, abhängig von der Gelenkmechanik, sind das Resultat des Hebelgesetzes.
— Im Rahmen der ergotherapeutischen Behandlung soll der Status quo der Muskulatur erhalten bzw. durch Muskelfunktonstraining verbessert werden.
— Für die Statik des gesunden Körpers ist das Zusammenwirken von Gelenken und Muskeln von großer Bedeutung.

Fragen

— Bei welchen Erkrankungen ist Muskelfunktionstraining, bei welchen Gelenkmobilisation indiziert?
— Welche Voraussetzungen müssen erfüllt sein, damit eine erfolgreiche Gelenkmobilisation durchgeführt werden kann?
— Aus welchen Gründen benötigt ein Ergotherapeut Informationen über die Statik des gesunden Körpers und mögliche Abweichungen?

Aufgaben

— Definieren Sie Gelenkmechanik, Muskelmechanik, Dynamik!
— Erläutern Sie das Hebelgesetz anhand eines Gelenkes der oberen Extremität.
— Unterscheiden Sie zwischen aktiver und passiver Gelenkmobilisation und assistiver Bewegungsführung.
— Beschreiben Sie eine offene und eine geschlossene Gliederkette und erläutern Sie die ergotherapeutische Relevanz.
— Definieren Sie Muskelfunktionstraining und Gelenkmobilisation.
— Erläutern Sie die Begriffe Agonisten, Antagonisten und Synergisten anhand der Unterarm- und Handmuskulatur bei der Ausführung des Faustschlusses.
— Wie unterscheiden sich isometrische und isotonische Muskelarbeit?
— Erarbeiten Sie, von welchen Faktoren die Qualität der Muskelarbeit abhängig ist.
— Definieren Sie den Begriff Widerstand und erarbeiten Sie Beispiele aus den ergotherapeutischen Behandlungsmaßnahmen.

Anmerkungen

5 Jentschura/Janz: Beschäftigungstherapie Bd. I, Thieme Verlag Stgt., 1979; S. 2
6 Dtv-Atlas der Anatomie, Bd. I: Bewegungsapparat; Kahle, Leonhardt, Platzer, dtv. München, 1978, 2. Aufl.; S. 29
7 Nachzulesen in Jentschura/Janz: Beschäftigungstherapie Bd. I (s. 5); S. 3 sqq
8 Abderhalden: Lehrbuch der Physiologie, In Vorlesungen; 2. u. 3. Aufl., Urban und Schwarzenberg, Berlin, Wien; 1941; Vorlesung 29; S. 341—345
9 Jentschura/Janz: Beschäftigungstherapie Bd. I (s. 5) s. 4 sq
10 a.a.O. S. 5 sq
11 a.a.O. S. 6 sq
12 C. Dünnwald: Ergotherapeutische Bewegungsanalyse der oberen Extremität; Fortbildungsveranstaltung der Regionalgruppe Niedersachsen, 14./15. Oktober 1983 in Osnabrück
13 Jentschura/Janz: Beschäftigungstherapie Bd. I. (s. 5) S. 7 sq
14 Weil, Weil: Mechanik des Gehens; Thieme Verlag Stgt., 1966, S. 37
15 Jentschura/Janz: Beschäftigungstherapie (s. 5); S. 10
16 a.a.O. S. 9 sqq

Quellen

— Hrsg. Jentschura: Beschäftigungstherapie, Bd. I, Thieme Verlag Stgt., 1979, S. 143—150

— Script: Angewandte funktionelle Beschäftigungstherapie in der Orthopädie (Dr. Wiegand) ohne Erscheinungsjahr

— Stoboy: Physiologische Grundlagen des Muskeltrainings; Z.KG. 32, 1980, Nr. 12, S. 726—732

— Schücking, Huchthausen: Leitfaden der Beschäftigungs- und Arbeitstherapie: Dr. Dietrich Steinkopff Verlag, Darmstadt 1961 S. 105—124

— Dtv-Atlas der Physiologie; Silbernagel; Despopoulos; Dtv-Thieme Verlag, 1979; S. 38—43

— Unterrichtsunterlagen aus meiner Ausbildung an der Schule für BT/AT in Celle, bes. aus dem fachspezifischen Unterricht im Rahmen des Orthopädie-Praktikums in Debstedt/Bremerhaven bei Frau E. Bajus.

II. Behandlungsablauf

1.	Behandlungsbeginn	44
1.1	Ärztliche Verordnung	44
1.2	Informationssammlung über den Patienten	45
1.3	Erstgespräch mit dem Patienten	46
2.	Befundaufnahme	47
2.1	Patientenbeobachtung	48
2.2	Funktionsstatus	49
2.2.1	Motorisch-funktioneller Befund	50
2.2.2	Sensibilität	63
2.2.3	Aktivitäten des täglichen Lebens	66
2.2.4	Geistig-funtionell	70
2.2.5	Erfassen des Leidensdruckes des Patienten und seiner psychischen Situation	70
2.2.6	Soziale Situation	71
3.	Erstellen eines Behandlungsplanes	73
3.1	Behandlungsziele	73
3.2	Behandlungsmaßnahmen	74
3.3	Behandlungsmedien	75
3.4	Aufgabenanalyse — Arbeitsablaufanalyse	76
3.5	Anforderungen an den Therapeuten	77
4.	Dokumentation	78
5.	Zusammenfassung in Form eines Regelkreissystems	79

II. BEHANDLUNGSABLAUF

Ziele

Lernziele

— Erfassen der einzelnen Schritte des logisch aufeinander aufgebauten Ablaufes einer ergotherapeutischen Behandlung
— Kennenlernen der verschiedenen Arten der ergotherapeutischen Befundaufnahme
— Der Leser soll die Grundkriterien, die zur Erstellung eines Behandlungsplanes notwendig sind, erlernen

globale Übersicht über den Behandlungsablauf

Eine globale Übersicht über wichtige Punkte des Behandlungsablaufes gibt folgende Aufstellung:[17]

1. Befunderhebung
2. Funktionelle Ergotherapie
   a. Wiederherstellung physischer Funktionen unter Berücksichtigung der Aktivitäten des täglichen Lebens und den Erfordernissen eines Berufes
   b Sensomotorisches Training der Muskulatur
   c. Training des Gebrauches von Pro- und Orthesen
3. Vorberufliches Training
4. Haushaltstraining, Wohnungsplanung
5. Häusliches Therapieprogramm und Nachbehandlung

1. Behandlungsbeginn

1.1 Ärztliche Verordnung

ETh. Behandlung nur nach ärztlicher Anweisung auf einem Verordnungsbogen

Jede ergotherapeutische Behandlung kann nur nach ärztlicher Verordnung stattfinden. Je nach Art der Klinik gibt es unterschiedliche Verordnungsbögen, die einerseits auf den Erfahrungswerten der Ergotherapeuten, andererseits auf den Vorschriften der Krankenkassen bezüglich des Abrechnungsmodus, basieren. Der Verordnungsbogen sollte folgende Daten enthalten:

— Allgemeine Daten des Patienten (Alter, Geschlecht, Name)
— Diagnose
— Behandlungsmaßnahmen, Ziele der Behandlung, die aufgegliedert sind, um eine symptomatische Therapie zu ermöglichen. Die Differenzierung in Nah- und Fernziele obliegt oft der Ergotherapeutin nach Absprache mit dem Arzt, dem Pflegepersonal, der Krankengymnastin und den Patienten.

Wichtig sind zusätzliche Angaben über die Belastungsfähigkeit des Patienten, z. B. im Stehen, Sitzen, seine physische und psychische Leistungsfähigkeit, die begrenzte Belastbarkeit einzelner Gelenke.

Ablauf einer Verordnung

Abhängig vom Aufbau der Klinik, von der Teamarbeit der Ärzte und Therapeuten, kann die Verordnung eines Patienten in die Ergotherapie unterschiedlich verlaufen:

— bei einer guten Zusammenarbeit von Ärzten, Krankengymnasten (KG) und Ergotherapeuten — die in vielen Einrichtungen noch nicht gewährleistet ist — werden sowohl Verordnungen, als auch Behandlungsschwerpunkte zusammen erarbeitet und festgelegt
— Ärzte, die über die Tätigkeit der Ergotherapeutin genügend informiert sind, verordnen von sich aus die Therapie und geben korrekt Behandlungsziele an
— teilweise werden Patienten telefonisch angemeldet und es findet so schon ein kurzes Gespräch über die Behandlungsziele statt
— bei der Visite werden die Therapien des Patienten festgelegt und besprochen

Die Verordnungsbögen können gleichzeitig statistischen Zwecken dienen. Daher ist es ratsam, auf dem Bogen auch die Zeiten für Vor- und Nacharbeiten der handwerklichen Arbeiten, möglicherweise auch für den Materialverbrauch und fertiggestellte Werkstücke zu vermerken.

Stundenplan für den Patienten

Um dem Patienten eine Übersicht über seine Behandlungen zu geben, sollte er eine Karte, in die die Termine der verschiedenen Behandlungen eingetragen werden (wie in einem Stundenplan), erhalten (z. B. Karte am Bett oder als Laufzettel, auf dem der Therapeut nach der Therapie unterschreiben muß).

1.2 Informationssammlung über den Patienten

Versch. Informationsmöglichkeiten über den Patienten

Als Ergotherapeutin muß ich, schon vor der persönlichen Kontaktaufnahme und der ersten Behandlungseinheit, über den Patienten informiert sein.
In der Klinik habe ich folgende Informationsquellen:

— Krankengeschichte, die den Befund des Stationsarztes, Briefe von Consiliarärzten bzw. vom Hausarzt und auch Befunde anderer Therapeuten enthalten sollte
— Röntgenbilder, die einer Erklärung durch den zuständigen Arzt bedürfen
— Pflegepersonal, da es den Patienten über einen längeren Zeitraum erlebt und teilweise die soziale und psychische Situation besser einschätzen kann.

Nach Durchgehen dieser Informationsquellen weiß ich, ob der Patient nur zur konservativen oder aber zur konservativen und operativen Behandlung in die Klinik eingewiesen wurde, bin gleichzeitig auch in gewissem Maße über seine medizinische, soziale, häusliche Anamnese, seinen Beruf und möglicherweise seine bisherige Rehabilitation informiert.

1.3 Erstgespräch mit dem Patienten

Inhalte des Erstgespräches

Beim Erstgespräch mit dem Patienten ist es erforderlich, daß ich mich zunächst vorstelle und, sofern der Patient nicht weiß, was Ergotherapie ist, ihm kurz und verständlich meine Aufgaben in der Klinik darstelle. Dann versuche ich, seinen größten Leidensdruck und seine größten Beschwerden herauszufinden. Je nach Krankheitsbild wird ein mehr oder weniger ausführlicher Befund aufgenommen.

Als Therapeut bin ich verpflichtet, zunächst beim Erstgespräch, aber auch in jeder Behandlungseinheit, ein gutes Klima mit dem Patienten und um ihn herum zu schaffen, wozu auch ein sicheres Auftreten meinerseits gehört. Spricht man sich mit jemandem, der zuhören, empfinden, aufmerksam und vollständig reagieren kann, über ein Problem aus, so kann daraus beim Betreffenden eine positive Veränderung resultieren. Auch im Bereich der Orthopädie sind teilweise tiefergehende Gespräche mit dem Patienten wichtig, bei denen die Grundhaltung des Therapeuten ROGERS' drei Regeln der nicht-direktiven Therapie nahekommen sollte[18]:

Gesprächsführung nach Rogers und Tausch

Einfühlendes Verstehen

1. *Einfühlendes und nicht wertendes Verstehen des Patienten*
   Das Erstgespräch sollte mit sehr viel Einfühlungsvermögen geführt werden, da die Mitarbeit des Patienten auch dadurch, wie er mich erlebt, wie andere Patienten auf Ergotherapie als Behandlungsmaßnahme und auf die einzelnen Therapeuten reagieren, beeinflußt wird.

Achten - Wärme - Sorgen

2. *Bedingungslose positive Zuwendung, gleichzusetzen mit Achten — Wärme — Sorgen*
   Als Therapeut ist es für mich erforderlich, den Patienten so, wie er ist, anzunehmen und ihm ein Spiegel zu sein. Ich bin verpflichtet, seine Scheu, seine Behinderung zu zeigen, seine Sorgen vor bleibender Behinderung zu berücksichtigen. Er darf nicht mit Fragen überhäuft werden und wenn er auf bestimmte Fragen nicht antworten möchte, lasse ich ihn gewähren. Möglicherweise ergibt sich später eine Situation, in der er von sich aus über seine Probleme spricht.
   Verstehendes Zuhören bedeutet, daß ich das, was der Patient an Gedanken und Gefühlen äußert, exakt wiedergeben, daß ich mich in sein Bezugssystem versetzen kann. Dabei müssen die Art des Sprechens, Gestik und Mimik beachtet werden.
   Daraufhin bin ich in der Lage, dem Patienten in anderen Worten, in bündi-

ger expliziter Form, seine Aussagen wiederzugeben, um herauszufinden, ob ich ihn verstanden habe.
Weitere signifikante Bestandteile eines Gespräches sind das genaue Beobachten (wird unter 2.1. ‚Patientenbeobachtung' beschrieben), das Zuhören und das Gespräch im Hic et Nunc, im Hier und Jetzt.

3. *Echtsein, Ohne-Fassade-Sein des Therapeuten,* d. h., er ist der, der er ist; er ist in seinen Gefühlen für den Patienten aufrichtig und ehrlich, er kann mit diesen Gefühlen umgehen.
Die Basis eines guten Gespräches, eines Dialoges, bilden das Geöffnetsein und die Empfänglichkeit für die Gesichtspunkte und Gefühle des anderen, die von beiden Gesprächspartnern erbracht werden müssen (müßten).

Echtsein

Fragen

— Wie und wo erhalten Sie ausreichende Informationen, um sich von der physischen, psychischen und sozialen Situation des Patienten ein Bild machen zu können?
— Das Erstgespräch mit dem Patienten ist oft für die weiteren Kontakte ausschlaggebend. Wie sollte ich mich ihm gegenüber verhalten, um eine positive Basis für die Behandlung zu schaffen?

Anmerkungen

17 H. A. Rusk: Rehabilitation Medicine, 4 th ed.; The C. V. Mosby Company St. Louis 1977;
Chapter 5: Principles of Occupational Therapy, p. 123
18 R. und A.-M. Tausch: Gesprächspsychotherapie, 7. Aufl. Verlag f. Psychologie, Dr. C. J. Hogrefe, Göttingen, 1979 S. 29 sq

2. Befundaufnahme

Durch eine detaillierte Befundaufnahme will ich mir ein möglichst lückenloses Bild von der Situation des Patienten machen, was folgende Punkte einschließt:

Detaillierte Befundaufnahme als Basis der Therapie

a. motorische Funktionseinschränkungen
b. Veränderungen, Einschränkungen im geistig-seelischen Bereich
c. soziale Situation, Sozialverhalten
d. Selbständigkeit im täglichen Leben, Haushalt und in der Berufsausübung
e. die primären Interessensgebiete des Klienten.

Beobachtung des Patienten

2.1 Patientenbeobachtung

Sie beginnt schon im Erstgespräch und erstreckt sich über die gesamte Behandlungszeit.
Die Beobachtung ist die Fähigkeit, aufmerksam und planvoll Vorgänge und Merkmale an Gegenständen, Ereignissen oder an Mitmenschen wahrzunehmen.
Im Krankenhaus bedeutet Beobachtung, die jedem einzelnen von uns möglichen Wahrnehmungen an einem kranken Menschen, die seinen körperlichen und seelischen Zustand im Augenblick erkennen lassen.

Voraussetzungen

Voraussetzungen einer guten Beobachtungsgabe sind:

— Wachsein für die Umwelt mit Interesse an dem, was um uns vorgeht
— Aufmerksamkeit und Konzentrationsfähigkeit
— Unterscheidungsvermögen zwischen Wesentlichem und Unwesentlichem
— Trennen zwischen Patient und persönlichen Gefühlen
Gefahren sind: Projektion, Mitleid und zu starke Identifikation mit den Problemen des Patienten, so daß man einen übermäßig starken Wunsch zu helfen entwickelt, bei dem man sich selbst in den Hintergrund stellt und sich die Probleme des anderen zu eigen macht.
— der Wille, Erfahrungen zu sammeln und sie auszuwerten.

Items der Beobachtung

Die detaillierte Krankenbeobachtung, die mit dem Erstgespräch einsetzt und mit der Entlassung des Patienten endet, umfaßt folgende Punkte:

physisches Erscheinungsbild

1. Beobachten von Verhalten und physischem Erscheinungsbild

a. Gang: kraftvoll, gleichmäßige Belastung beider Beine, schlurfend, trippelnd, mühsam
b. Körperhaltung: aufrecht, gebeugt, müde, gespannt, unsicher, etc.
c. Gestik: lebhaft, gehemmt, unharmonisch etc.
d. Gesichtsausdruck: starr, verkrampft, Blick ins Leere gerichtet
e. Sprache: Veränderungen durch Aphasie, Störungen im Sprachrhythmus

Haut

2. Beobachtung der Haut

a. Farbe: Blässe (Anämie, lokalisierte Zirkulationsstörung)
Gelbfärbung (Ikterus)
Blaufärbung (Zyanose)
Rötung (Entzündung, Aufregung)
graue fahle Haut (oft bei Krebserkrankungen)
b. Hautbeschaffenheit: Dehydration, Ödeme, Narbenbefund

Schmerz

3. Schmerzbeobachtung

Sie obliegt überwiegend dem Patienten und es ist unumgänglich, daß sie so präzise wie möglich wiedergegeben wird.
Schmerzen können vasomotorisch, neuralgisch, spastisch und ischämisch verursacht sein.

Schmerzbeschreibung durch den Patienten:

a. Lage: streng lokalisiert, diffus, ausstrahlend, . . .
b. Schmerzform: stechend, ziehend, bohrend, periodisch wiederkehrend, . . .
c. Auftreten des Schmerzes: tagsüber, nachts, nach Anstrengung oder Aufregung, unabhängig von best. Zeiten, . . .

4. Kreislaufbeobachtung

Kreislauf

Ist auf der Verordnung des Arztes als besonderer Hinweis zur Beachtung z. B. Hypertonie notiert, ist das von großer Bedeutung. Es wird notwendig, sowohl Pulsfrequenz, als auch Blutdruck im Rahmen der Therapie zu kontrollieren und die Behandlungsdauer und -medien darauf abzustimmen.

2.2 Funktionsstatus

Funktionsstatus

Ein(e) Ergotherapeut(in) muß in der Lage sein:

a. einen detaillierten und präzisen Status aufzunehmen
b. den vom Arzt erstellten Befund zu verstehen.

Der Funktionsstatus gliedert sich in:

a. Anfangsbefund
b. Verlaufs- und Therapiekontrollen
c. Abschlußbefund

Methoden und Instrumente zur Befunderfassung:

a. Messen

Meßgeräte

— lang-, kurzschenkliger Winkelmesser
— schmales Maßband (schmaler als 2 cm, da es sonst für Fingerumfänge nicht geeignet ist)
— Vigorimeter (Ortopedia)
— Intrinsic-meter (Mannerfelt) zum Messen der Kraft des Spitzgriffes

Methoden der Befundaufnahme

b. Schätzen mit nachfolgender Meßkontrolle

Die Bewegungsmessung am Einzelgelenk kann einerseits mit dem Winkelmesser nach der Neutral-Null-Methode erfaßt werden, andererseits kann die Bewegungseinschränkung auch in Ränge, Teilbewegungen eingeteilt werden:

— normal
— 1/3 eingeschränkt
— 2/3 eingeschränkt
— total versteiftes Gelenk

c. Bewerten

d. Untersuchen (Haut, Muskelveränderungen durch Palpation)

e. Befragen

Faktoren, die beachtet werden müssen

Zur besonderen Beachtung:

— Schmerzen: Ruhe-, Belastungschmerz
— Entzündungszeichen: Rubor, Tumor, Kalor, Dolor, Functio laesa
— harte, weiche Gelenkschwellung
— Instabilitäten an Gelenken
— Subluxation, Luxation
— Achsenabweichungen
— Fehlen von Gliedmaßen

2.2.1 Motorisch-funktioneller Befund

Folgendes ist bei der Befundaufnahme zu bachten:

— viele Messungen sind ungenau; um vergleichen zu können ist es unumgänglich, daß bei einem Patienten nur eine Person Messungen durchführt
— Meßungenauigkeiten entstehen durch: falsche Handhabung des Meßinstrumentariums, anatomische Gegebenheiten, physiologische, pathologische Gründe (Schwellungen)

Überprüfen der Greifkraft

Kraftmessung

Zur Messung, Überprüfung der Greifkraft, setzt man das Vigorimeter ein, das aus folgenden Teilen besteht:

— 3 verschieden große Gummiballons, entsprechend den verschiedenen Handgrößen
— eine Skala zum Ablesen der Greifkraft in KPa und bar.

Der Patient wird aufgefordert, den über einen Schlauch mit der Meßskala verbundenen Ballon mit der ganzen Hand einmal kräftig zusammenzudrücken. Der Gummiballon sollte in der ganzen Innenhandfläche liegen und gut zu umfassen sein.
Durch den Druck schlägt der Zeiger aus und gibt die Greifkraft an.

Durchschnittswerte

Durchschnittswerte:	Männer	0,8—1,3 KPa
	Frauen	0,7—1,2 KPa
	Jugendliche	0,8—1,1 KPa
	Kinder	0,1—0,4 KPa.[19]

Ein subjektiver Befund der Greifkraft entsteht durch gegenseitigen Händedruck mit gekreuzten Armen.

Gelenkmessungen nach der Neutral-Null-Methode

Voraussetzungen:

— das Vorhandensein eines großen, wenn möglich auch eines kleinen Winkelmessers
— tabellarischer Befundaufnahmebogen, um die Ergebnisse schriftlich zu fixieren und
— Kenntnis physiologischer Bewegungseinheiten als Voraussetzung zur Beurteilung pathologischer Bewegung.

Nullstellung des Körpers

Ausgangspunkt der Messungen ist die anatomische Grundstellung des Körpers:

Aufrechter Stand
Beide Arme und Beine gestreckt
beide Hohlhände und beide Füße zeigen nach vorn.

Meßebenen

Gemessen wird in 3 Ebenen:

S — Sagittalebene
F — Frontalebene
T — Transversalebene
R — Rotation.

Die Drehbewegung wird ans Ende gestellt.

Form der Notierung

Die Notierung geschieht folgendermaßen:

a. Vorangestellt wird die Meßebene: S, F, T oder R; diese Reihenfolge wird immer beibehalten.
b. Darauf folgen 3 Zahlen:
   1. Zahl: Die Bewegung vom Körper weg (Extension, im Schultergelenk die Retroversion)
   2. Zahl: Null, zur Verdeutlichung der Nullstellung
   3. Zahl: Bewegung zum Körper hin (Flexion, im Schultergelenk Anteversion und Elevation)

Ankylosen oder Kontrakturen werden nur mit zwei Zahlen notiert.[20]

Die folgenden Abbildungen zeigen exemplarisch die Darstellung der Gelenkmessungen am Schultergelenk in allen Ebenen:

S:	Retroversion	— 0 —	Anteversion bis Elevation
F:	Abduktion	— 0 —	Adduktion
T:	Horizontales Vorführen	— 0 —	Horizontales Rückführen
R:	Außenrotation	— 0 —	Innenrotation

Abb. 11 a

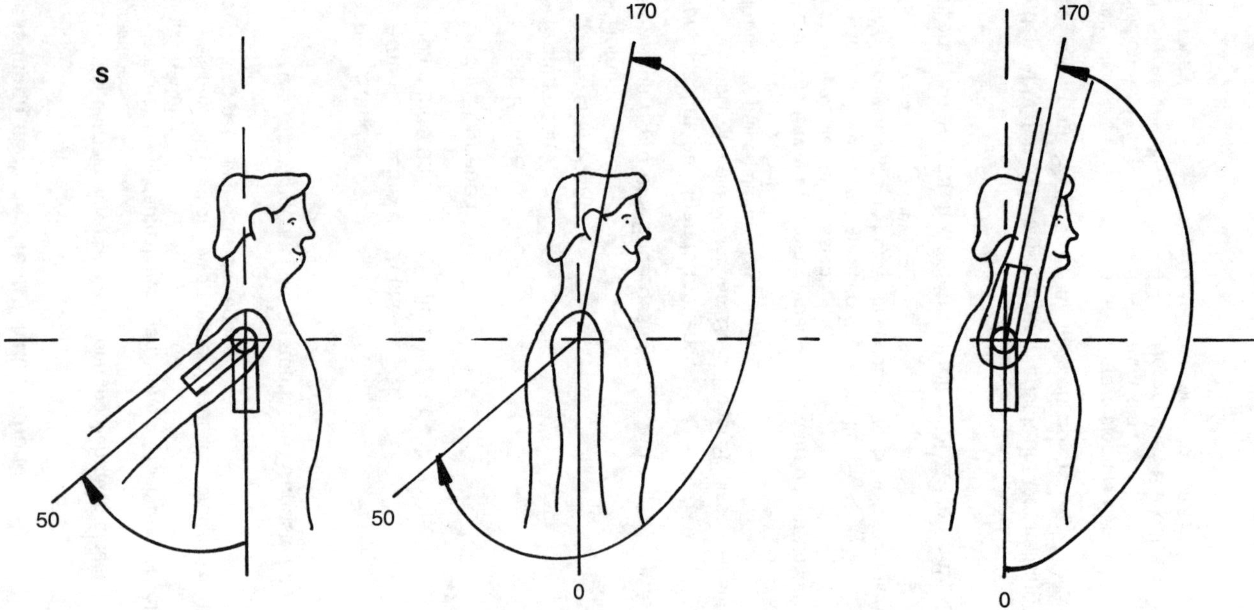

Ausgangsposition
S 50 — 0 — 170

Abb. 11 b

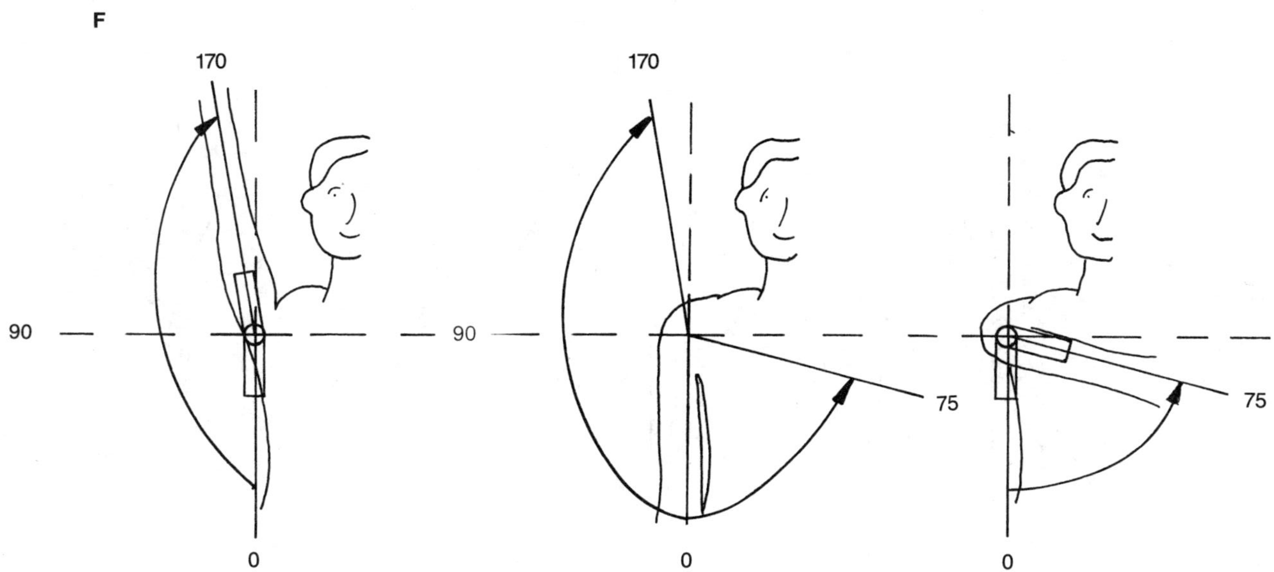

Ausgangsposition
F 170 — 0 — 75

Abb. 11 c

Ansicht von cranial

T

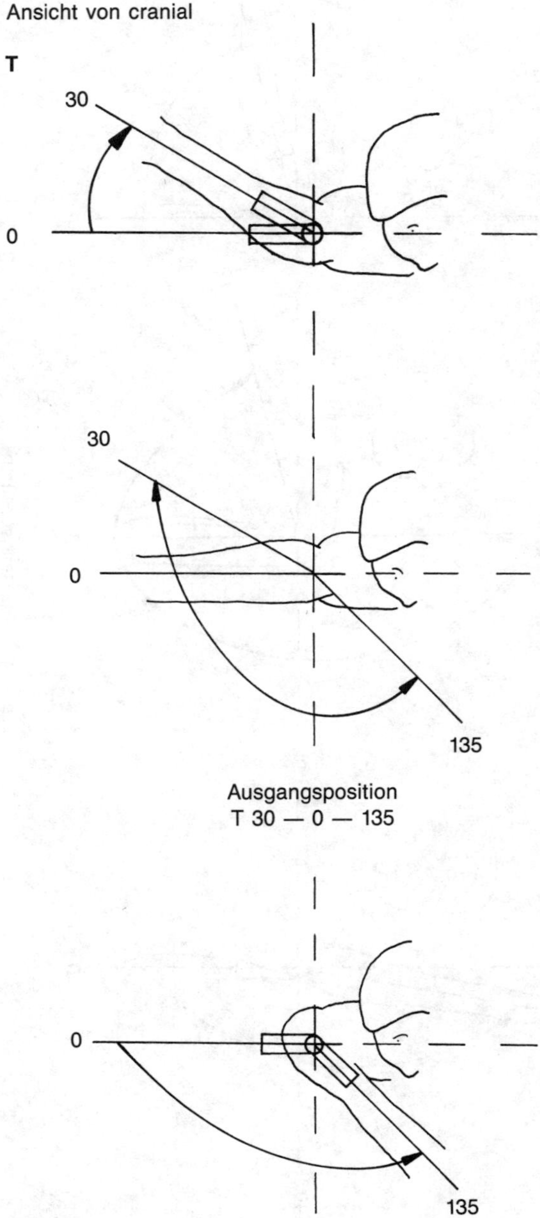

Abb. 11 d

R

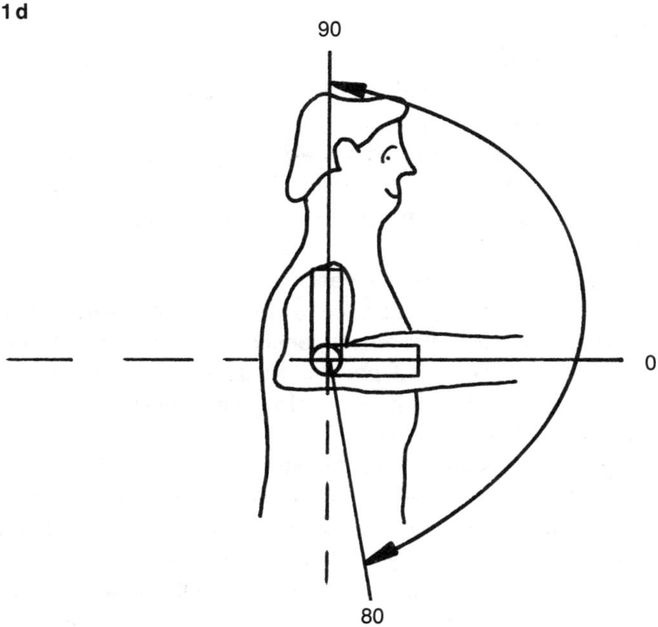

R (F 90) 90 — 0 — 80
Schultergelenk in 90° Abduktion

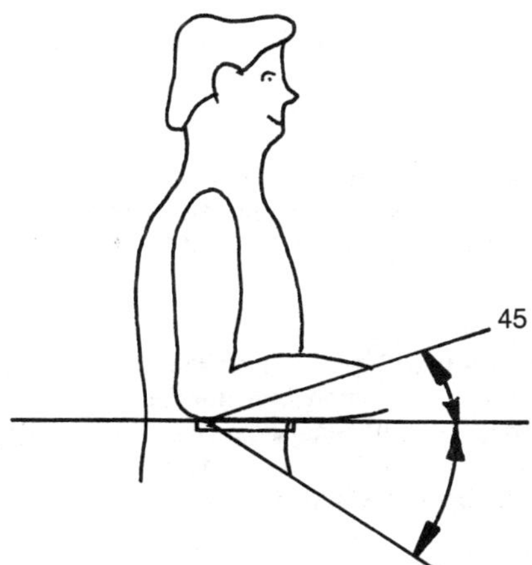

R (FO) 60 — 0 — 45
Schultergelenk in 0-Stellung
Ellbogengelenk in 90

Meßregeln, die das Herausfinden vergleichbarer Werte ermöglichen

Allgemeine Meßregeln:

1. Um vergleichbare Werte herauszubekommen, sollten die Messungen bei einem Patienten durch denselben Therapeuten durchgeführt werden.
2. Messungen sollten zu Beginn der Therapie und dann zur Kontrolle in Abständen wiederholt werden, besonders dann, wenn ein bestimmtes Bewegungsausmaß für die Entlassung ausschlaggebend ist.
3. Der Drehpunkt des Winkelmessers sollte dem Drehpunkt des Gelenkes entsprechen; die Schenkel des Winkelmessers sollten möglichst parallel und nahe an den funktionellen Achsen verlaufen. Der ruhende Schenkel liegt parallel zu dem sich nicht bewegenden Knochen, der bewegliche parallel zum sich bewegenden Knochen (Beispiel Schultergelenk).
4. Vergleichsmessungen an der gesunden Seite durchführen und die Werte mit den offiziellen Durchschnittswerten vergleichen.
5. Der Patient soll sein größtmögliches Bewegungsausmaß durchführen. Dabei müssen Ausweichbewegungen — z. B. durch gleichzeitiges Ausführen der Abduktion rechts und links — verhindert werden. Je nach Krankheitsbild kann es notwendig werden, zwischen aktivem und passivem Bewegungsausmaß oder Bewegungsausmaß bis zur Schmerzgrenze oder über diese hinaus, zu unterscheiden.

Besondere Beachtung einzelner Gelenke bei den Messungen

Nachstehende Gelenke bedürfen bei der Messung besonderer Beachtung:

1. *Schultergelenk:*
   - Verhindern von Ausweichbewegungen durch manuelle Korrektur und Inhibition der Schultergürtelmitbewegungen
   - Stoppen der Bewegung, wenn Schulterblattmitbewegungen zu tasten oder zu sehen sind

2. *Ellbogengelenk:*
   - Um die Pro- und Supination eindeutiger messen zu können, wird der Patient aufgefordert, den Arm im Ellbogengelenk 90° zu flektieren und am Oberkörper zu halten. Ist die Gefahr von Ausweichbewegungen (Rotationsbewegungen im Schultergelenk) gering, kann ein in der Faust gehaltener Bleistift als Meßhilfe benutzt werden.

3. *Hüftgelenk:*
   - Verhindern einer Hyperlordosierung der LWS; die Beckenneigung darf den normalen Winkel von ca. 12° nicht überschreiten
   - Vereinfachung: das gegenseitige Bein in Hüfte und Knie flektieren, mit

beiden Händen an den Bauch heranziehen, bis eine Beckenkippung von 12° erreicht ist.
- Beim Messen der Ab- und Adduktion darauf achten, daß sich das Becken nicht mitbewegt, d. h., daß sich die Lage der beiden Spinae iliacae ant. sup. nicht verändert.

4. *Unteres Sprunggelenk:*
   - Nach anglo-amerikanischer Übereinkunft spricht man von In- und Eversion des Rückfußes, nicht von Pro- und Supination.

Ergänzende Items

Den Gelenkmessungen können ergänzend folgende Items, Einzelaufgaben, zur Überprüfung hintan gestellt werden:

a. *Grobmotorik:*
   - Bewegungsablauf
   - Bewegungskoordination
   - Sitzen
   - Stehen
   - Gangbild
   - Gleichgewicht (im Sitz, Stand)
   - Muskeltonus (in Ruhe, Aktion)

b. *Feinmotorik:*
   - Auge-Hand-Koordination
   - Hand-Hand-Koordination
   - Diadochokinese
     (Fähigkeit, antagonistische Bewegungen schnell hintereinander durchzuführen)

Muskelfunktionsprüfung (MfP)

MfP als Test einzelner sich kontrahierender Muskeln

Nach DANIELS und WORTHINGHAM (1976) beinhaltet die manuelle Muskelfunktionsprüfung das Testen der sich kontrahierenden Muskulatur in ihrer Beziehung zu dem Gelenk, das durch sie bewegt wird. Diese Art der Muskelfunktionsprüfung ermöglicht es, die Kontraktionsfähigkeit einzelner, isolierter Muskeln, aber auch die Funktion von Muskelgruppen zu überprüfen.

Stufeneinteilung der Muskelfunktion

Die geprüfte Muskelfunktion wird in fünf Stufen eingeteilt, die auf folgenden Faktoren basieren:

5,4	*Normal — Gut:*	Bewegen im vollen Bewegungsausmaß gegen Schwerkraft und manuellen Widerstand
3,2	*Ausreichend:*	Bewegen im vollen Bewegungsausmaß gegen die Schwerkraft
	Schwach:	Ausführen des vollen Bewegungsausmaßes unter Aufhebung der Schwerkraft
1,0	*Muskelzuckung:*	Schwache Muskelkontraktion ohne Gelenkbewegung
	Null:	keine Muskelkontraktion

Eine zusätzliche Differenzierung der Widerstandangabe geschieht durch Ergänzen eines + oder —, was im Ermessen des Prüfers liegt.[21]

Grenzen der MfP

Wie jeder Test hat auch dieser Grenzen. Er ist primär einsetzbar, um die geschädigte Muskulatur, die intakte oder gestörte Verbindung zwischen Nerv und Muskel und die Innervationsfähigkeit des 2. motorischen Neurons festzustellen. Liegt jedoch durch Funktionsstörungen im Bereich des ZNS Hyper- oder Hypotonie der Muskulatur vor, kann die Kontraktionsfähigkeit nicht mit dieser Testform überprüft werden.[22]

Notwendig sind — parallel zum Test — genaue Beobachtungen des Patienten und Einschätzungen seiner Beweglichkeit und der Bewegungsqualität. Einige Ergebnisse erhält man auch in alltäglichen Situationen (z. B. beim Händedruck).

Testbogen für MfP

Sollen regelmäßig MfP durchgeführt werden, muß ein dafür geeigneter *Testbogen* mit nachstehenden Items erstellt werden:

- Persönliche Daten des Patienten
- als Legende die Stadien der Muskelfunktion
- Sowohl für links als auch für rechts das Gelenk, die Bewegung und die die Bewegungen ausführende Muskulatur.

Die MfP schließt eine Ganganalyse mit Beschreibung der Phasen des normalen Gehens, ihrer Abweichungen und deren Ursachen mit ein.

Längen-, Umfangmessungen

Weitere Möglichkeiten — Längen- und Umfangmessungen

Um möglichst reelle Vergleichswerte zu erzielen, muß man Fixpunkte, die zu jeder Messung wiederzufinden sind, wählen.

Obere Extremität

a. Obere Extremität

Gesamte Armlänge: Acromionspitze bis proc. styloideus radii
Oberarmlänge: Acromionspitze bis Olecranonspitze bei 90° flektiertem Ellbogengelenk
Unterarmlänge: Olecranonspitze bis Proc. styloideus ulnae
Ellenlänge: Olecranonspitze bis Proc. styl. ulnae bei Mittelstellung im Unterarm

Die Umfänge mißt man am locker herabhängenden, nicht angespannten Arm. An folgenden Stellen wird gemessen:

- 25 cm und 15 cm oberhalb des Epicondyl. lat. humeri
- 10 und 20 cm unterhalb des Ep. lat. humeri
- das Ellbogengelenk auf der Höhe der Olecranonspitze

— das Handgelenk distal des Proc. styl. ulnae und radii
— die Mittelhand in Höhe der Ossa metacarpalia II—V

b. Untere Extremität

Untere Extremität

Gesamte Beinlänge: beim entspannt liegenden Patienten: Spina iliaca ant. sup. bis zur Spitze des äußeren Knöchels
Oberschenkellänge: Spitze des Trochanter major bis zum lateralen Kniegelenksspalt. Ist die Trochanterspitze nicht tastbar, dann kann auch von der Spina iliaca ant. sup. zum lat. Kniegelenksspalt gemessen werden.
Unterschenkellänge: vom lat. Kniegelenksspalt bis zur Spitze des Malleolus lat.

Beinlängedifferenz

Das Ausmaß einer Beinlängendifferenz wird durch Unterlegen des verkürzten Beines mit Holzbrettchen verschiedener Stärke festgestellt.
Die Umfänge werden ebenfalls bei entspannter Muskulatur gemessen:

— 15, 20 oder 25 cm oberhalb des medialen Kniegelenksspaltes
— direkt über dem Kniegelenksspalt
— 15 und 20 cm unterhalb des med. Kniegelenksspaltes.[23] [24]

Überprüfung der Handfunktion

Bedeutung der Handfunktion

Da Handfunktionen sehr differenziert und für die Kommunikation, die Ausdrucksfähigkeit eines Menschen, von großer Bedeutung sind, ist eine große Datenzahl nötig.

Sichtbefund

Sichtbefund

Beschreiben der Spontanhaltung der Hand unter Berücksichtigung der
Handkonturen
Gelenkstellungen
Hautverhältnisse.

Abnorme Haltungen, Entzündungszeichen, sichtbare Atrophien, Gelenkfehlstellungen und narbige Veränderungen müssen erkannt und beschrieben werden.
Des weiteren muß man sich die palmaren und dorsalen Handkonturen auf weitere Veränderungen hin ansehen und nach der Ursache forschen:

So können *Ödeme* durch lokale Entzündungen, toxische Reaktionen oder Systemerkrankungen (M. Sudeck) entstehen,
Muskelatrophien sekundär durch M. Sudeck, chron. Polyarthritis und primär durch Nervenläsionen verursacht sein.

Die Ursachen sind für die adäquaten Behandlungsmaßnahmen maßgebend.

Maßnahmen zur Aufnahme des Bewegungsbefundes neben der Gelenkmessung

Bewegungsbefund

Neben den Gelenkmessungen nach der Neutral-Null-Methode gibt es noch andere Verfahren, um das Bewegungsausmaß in den Fingergelenken zu überprüfen.

FKHA

— *Fingerkuppenhohlhandabstand (FKHA)*

Um ihn messen zu können benötigt man entweder ein Lineal oder einen Winkelmesser, das, der bei Null anfängt oder das Hines Digit-o-meter (Dr. Blatter).

Abb. 12

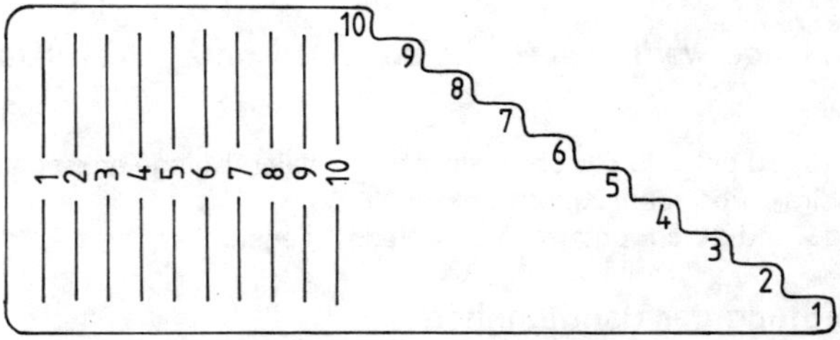

Ist der Faustschluß nicht ausführbar, mißt man den Abstand von der Fingerkuppe zur proximalen oder distalen Beugefalte in der Palma manus. Es ist wichtig, daß man sich genau notiert, von wo nach wo gemessen wurde, um präzise Kontrollmessungen durchführen zu können.

In dieser Form kann auch die eingeschränkte Daumenopposition zu jedem Finger festgestellt werden.

Bei der Notierung der Werte werden die Finger wie folgt bezeichnet:

I — Daumen, II — Zeigefinger, III — Mittelfinger etc.

Eine eingeschränkte Daumenopposition kann z. B. so notiert werden:

I — II : 1,5 cm
I — III : 1 cm etc.

Greifformen der Hand

Überprüfen der Greifformen der Hand

Greifbewegungen sind dadurch charakterisiert, daß bei ihrer Durchführung gleichzeitig alle Gelenke der oberen Extremität beteiligt sind.

Faustschluß

a. *Faustschluß:* bei einem vollständigen Faustschluß schließen sich alle Langfinger kraftvoll um einen Gegenstand kleineren Durchmessers mit gleichzeitiger Daumenopposition. Als zylindrischen Griff bezeichnet man eine Form des Faustschlusses, bei dem der umfaßte Gegenstand einen so großen Durchmesser hat, daß sich nur Daumen- und Zeigefingerspitze berühren.

b. *Sphärengriff:* Umfassen eines kegelförmigen Gegenstandes mit kraftvoller Opposition und palmarer Adduktion des Daumens und leichter Opposition des kleinen Fingers (Hypothenar).

Sphärengriff

c. *Hakengriff:* die Finger sind im Proximalen Interphalangealgelenk (PIP) und im Distalen Interphalangealgelenk (DIP), gebeugt, im Metacarpophalangealgelenk (MCP) gestreckt. Diesen Griff benötigt man zum Tragen einer Tasche oder eines Eimers. Er wird vorwiegend in Verbindung mit Ellbogenextension, Pronation und dem Handgelenk in Mittelstellung eingesetzt.

Hakengriff

d. *Spitzgriff:* Beim Spitzgriff steht der Daumen in Opposition zum Zeigefinger oder zu einem der anderen. Er ist dann vollständig, wenn die Fingerkuppe medial kraftvoll z. B. gegen die Daumenspitze gehalten werden kann.
Test: es soll versucht werden, ein Stück Papier, das im Spitzgriff gehalten wird, wegzuziehen.
Zum Halten einer Nadel stehen sich beide Fingerkuppen gegenüber; beim Festhalten eines Stiftes oder einer Pinzette wird mit dem Daumen lateral gegriffen.
Eine weitere Form des Spitzgriffes ist der 3-Finger-Griff, bei dem zum kräftigeren Festhalten noch der Mittelfinger hinzukommt.

Spitzgriff

e. *Schlüsselgriff:* Lateraler Griff, um einen flachen Gegenstand zwischen Daumen und radialer Zeigefingerseite zu halten. Der Daumen steht in Opposition und Adduktion, die Gelenke des Zeigefingers sind alle leicht gebeugt. Der Schlüsselgriff ist dann vollständig, wenn er gegen Widerstand eingesetzt werden kann.

Schlüsselgriff

f. *Interdigitalgriff:* Griff zwischen den Langfingerseiten durch Adduktion der Finger; durch die unterschiedliche Funktion der Mm. interossei palmares nur bei gestrecktem Langfinger als Greifvorgang (Festhalten eines Papieres, das herausgezogen werden soll), prüfbar.

Interdigitalgriff

Weitere Möglichkeiten der Befundaufnahme im Bereich der unteren Extremität (U. E.)

Die untere Extremität dient primär der Fortbewegung. Oft sind Dauerleistungen im Stehen bei der Arbeit notwendig, die nur durch permanenten Kraftaufwand zur Gelenkstabilisierung durchführbar sind. Ermüdung limitiert die Dauer der Haltung. Ist man nicht in der Lage zu stehen, so ist auch das Gehen unmöglich. Die Funktionstüchtigkeit des Beines ist abhängig von der Schmerzfreiheit, der aktiven und passiven Funktion. Kräftesparendes Sitzen wird nur durch ausreichende Hüft- und Kniegelenksbeweglichkeit ermöglicht.

Befundaufnahme im Bereich der unteren Extremität

Items zur Befundaufnahme:

Items

— Erfassen des Bewegungsausmaßes

— Schmerzangabe (Ruhe-, Bewegungs-, Belastungschmerz)
— Sind Ödeme vorhanden?
— Haben Operationen stattgefunden? Welche?
— Beschreibung des Gangbildes (Watschelgang, Schonhinken)
— Benötigt der Patient Gehhilfen? (Unterarmstützen, Handstock, Schuherhöhung, Abrollhilfe, orthopädische Schuhe)

Nicht-instrumentelle Überprüfungsverfahren

Möchte man ohne Gelenkmessung das aktive Bewegungsausmaß und die Muskelfunktion überprüfen, so gibt es folgende Möglichkeiten:

— Flexion im Hüftgelenk: der Patient soll sich freihändig auf einen Hocker setzen
— Extension im Hüft- und Kniegelenk: der Patient kann vom Hocker freihändig aufstehen
— Flexion und Außenrotation (ARO) im Hüftgelenk: ein Fuß muß auf das andere Knie gelegt werden können. Diese Bewegung ist für das Anziehen von Schuhen und Strümpfen wichtig.
Cave: Patienten mit einer Totalendoprothese (TEP) im Hüftgelenk dürfen diese ARO — Bewegung *nicht* ausführen.

Inspektion

Befundaufnahme der WS-Beweglichkeit

a. Inspektion nach folgenden Fragestellungen:
— sind die physiologischen Krümmungen vorhanden?
— wie ist das Becken gekippt?
— ist ein Beckenschiefstand sichtbar?
— sind seitliche Verkrümmungen der WS zu sehen?

Funktionstest durch Bewegung

b. Testen der Funktionen anhand von Bewegungen
— die Dorsolumbalkyphose ist fixiert, wenn sie sich bei extremer Elevation der Arme im Sitzen nicht ausgleicht.
— eine Skoliose ist fixiert, wenn beim Bücken kein Ausgleich der abweichenden Dornfortsätze stattfindet
— Messen des Kinn-Brustbein-Abstandes (KBA) in maximaler Extension und Flexion der HWS; besonders wichtig ist diese Messung bei M. Bechterew.

c. Feststellen der Beweglichkeit in einzelnen WS-Abschnitten

Schobermessungen

— ‚unterer' Schober: der Dornfortsatz S 1 wird getastet und markiert. 10 cm oberhalb dieses Punktes ebenfalls eine Markierung setzen. Beugt sich der Patient nun maximal nach vorne, so verlängert sich normalerweise die Strecke um 5 cm. Bei bestimmten Erkrankungen der Wirbelsäule, wie z. B. M. Bechterew, Sp. a., ist die WS-Flexion so eingeschränkt, daß sich der Abstand nur um 1 cm vergrößert.

Ott'sches Maß

— ‚oberer' Schober, Ott'sches Maß: vom Dornfortsatz C 7, der markiert wird, mißt man 30 cm nach unten. Bei einer Flexion muß sich — beim physiologischen Bewegungsausmaß der BWS — der Abstand um 3 cm verlängern.

Komplexfunktionen

Überprüfen von Gebrauchsbewegungen als mot.-funkt. Test

Eine weitere Möglichkeit des Funktionstestes, ohne Durchführen von genauen Messungen, ist das Überprüfen von Komplexfunktionen.[25]

Hand:
- Umfassen des Besteckgriffes
- Armbanduhr aufziehen
- Tragen eines vollen Tellers
- Schlüssel umschließen
- Wasserhahn auf- und zudrehen

Arm:
- Haare kämmen
- Bissen zum Mund führen
- Schürze zubinden
- leeren Koffer vom Schrank holen
- Tasche aufheben und tragen

Fuß:
- auf Zehenspitzen stehen
- auf den Hacken stehen

Bein:
- Treppensteigen ohne Festhalten am Geländer
- vom Sitzen aufstehen und wieder setzen
- in die Hocke gehen und wieder aufrichten
- Zehennägelschneiden (Pediküre)

HWS: — im Sitzen, z. B. im Auto, zur Seite und zur Decke sehen

BWS: — Ohne in die Hocke zu gehen bücken und etwas aufheben.

LWS: — Im Sitzen, z. B. im Auto beim Rückwärtsfahren, nach hinten sehen.

2.2.2 Sensibilität

Optimales taktiles Erkennen als Grundlage aller Bewegungen

Beim Zusammenwirken von Tast-, Temperatur- und Schmerzsinn ist ein optimales taktiles Erkennen und das Handhaben von Gegenständen des täglichen Lebens möglich, da so differenziertes Unterscheiden gewährleistet und die Verletzungsgefahr vermindert wird. Daraus ergibt sich die Notwendigkeit der Durchführung eines differenzierten Sensibilitätstestes nach peripheren und zentralen Nervenverletzungen im Bereich der oberen Extremität, sowie nach Operationen an der Hand.

Beschreiben von Sensibilitätsstörungen

Es müssen Auffälligkeiten im Empfindungsvermögen (z. B. Schmerzen, Parästhesien, Veränderungen im Temperaturempfinden) beschrieben werden, dazu Daten der Trophik, der Schweißsekretion und der motorischen Ausfälle erfaßt werden. Letztere sind schon im vorhergehenden Abschnitt behandelt worden.

Lückenloser Test als Therapiegrundlage

Um einen möglichst lückenlosen Test durchführen zu können, sollte man einen Testbogen erarbeiten, der etwa folgende Items umfaßt:

I. Oberflächensensibilität

—	Druckempfindung	(Fingerdruck)
—	Feine Berührung	(Watte)
—	Handschrift lesen	(dem Pat., der die Augen geschlossen hält, mit dem Finger Buchstaben auf die Hand, auf den Unterarm zeichnen)
—	Spitz und stumpf	(Sicherheitsnadeln)
—	Schmerzempfindung	(Kneifen)
—	Wärmedifferenz	

II. Tiefensensibilität
III. Verzögerte Sensibilitätswahrnehmung
IV. Hypersensibilität
V. Hyposensibilität

Genaue Ergebnisse erhält man durch Blind-Tests. Entweder läßt man den Patienten die Augen schließen — einige Überprüfungsverfahren kann man nur so durchführen — oder er tastet Gegenstände in einem Holzkistchen, das beidseits mit einem Vorhang versehen ist.

Items der Blind-Tests

Blind-Tests sollten folgende Punkte umfassen:

I. Verschiedene Temperaturen und Materialien

- heiß — kalt
- naß — trocken
- rauh — weich
- schwer — leicht
- Metall — Holz
- Papier — Stoff

Weitere Reize und Materialien nach eigener Wahl und in Abhängigkeit vom Krankheitsbild. Wie differenziert ein solcher Test ausgearbeitet wird, ist von dem Fachbereich, in dem man tätig ist, abhängig.

II. Stereognosie
(Eine taktil-kinästhetische Wahrnehmung durch die 3-dimensionale Gegenstände erkannt werden [26])

1.	Gegenstände:	Schlüssel, Geldstück, Wolle (Baumwolle), Kamm, Bleistift, Radiergummi, Streichholzschachtel, Knopf, Zahnbürste
2.	Formen, Größen	groß, klein, dick, dünn, lang, kurz, rund, eckig, verschieden eckige Formen einsetzen.

III. Berührungslokalisation

— leicht mit Wolle
— Finger mit Druck
— Berührung des vom Therapeuten berührten Punktes
— 2-Punkte-Diskriminierung
— Temperatur

IV. Lageempfindung — Tiefensensibilität

1. Körperschema (berührten Extremitätenteil benennen lassen)
2. Wiederholung passiver Bewegungen an der oberen und unteren Extremität
3. Aktives Ausführen von Bewegungen auf Aufforderung des Therapeuten

2-Punkte-Diskriminierung

Testmaterial

Als Testmaterial kann eine aufgebogene Büroklammer verwandt werden, deren Spitzen je nach Testbezirk unterschiedlich weit voneinander entfernt sind. Ohne Augenkontrolle des Patienten werden nun verschiedene Hautbezirke mit der Büroklammer berührt und der Pat. soll angeben, wie viele Punkte er empfindet.

Normalwerte

Normalwerte:

a. An der Fingerkuppe werden Doppelreizungen im Abstand von 2—5 mm gut wahrgenommen. Eine Schutzsensibilität liegt vor, wenn der 15 mm-Abstand gerade noch erkennbar ist, Werte darüber zeigen eine fehlende Schutzsensibilität an, was für den Patienten ständiges Arbeiten unter Sichtkontrolle bedeutet.
b. An der Beugeseite der Grundphalanx können bei einem Abstand von 6—10 mm 2 Punkte erkannt werden.
c. An der Fingerstreckseite werden Doppelreizungen zwischen 12—15 mm gespürt, Werte darunter nur als ein Punkt.

Ergebnisse mehrerer Tests müssen miteinander verglichen werden

Es müssen mehrere Testreihen durchgeführt und die Werte miteinander verglichen werden, um ein objektives Testergebnis zu erhalten. Wenngleich die Überprüfung der 2-Punkte-Diskriminierung genauere Rückschlüsse zuläßt als globale Überprüfungen der taktilen Gnosis, ist dieser Test dennoch für nervenchirurgische Eingriffe zu ungenau und oberflächlich.

Ninhydrinprobe nach Moberg

Eine weitere, nicht von Ergotherapeuten ausgeführte Testmöglichkeit ist die *Ninhydrinprobe nach Moberg.* Bei Unterbrechung der Nervenleitung fehlt infolge des gemeinsamen Verlaufes der sympathischen und sensiblen Nerven nicht nur die tatkile Wahrnehmung, sondern die

Schweißabsonderung ist ebenfalls gestört, so daß ein betroffener Hautabschnitt sicht- und fühlbar trocken ist.
Der Test wird folgendermaßen durchgeführt:

Feststellen der gestörten sensiblen und sympathischen Versorgung

Um Schweißspuren anderer Finger zu beseitigen, muß die betroffene Hand gewaschen werden. Danach werden die Fingerkuppen auf einen Papierstreifen gelegt und mit Bleistift umrandet. Das Papier wird nun mit Ninhydrinlösung gesäuert, gefärbt und bei einer bestimmten Temperatur entwickelt, so daß die Schweißpunkte der Fingerabdrücke rötlich gefärbt erscheinen. Von der Anzahl und Verteilung der Punkte kann man auf die Art der Nervenschädigung Rückschlüsse ziehen.[27]

2.2.3 Aktivitäten des täglichen Lebens (AdtL)

Erarbeiten differenzierter Testbögen

Es bietet sich an, für verschiedene Krankheitsbilder unterschiedliche Testbögen zur Erfassung des Status quo der AdtL zu entwickeln, um aufgrund der differenzierten Diagnostik eine gezielte und effektive Therapie durchführen zu können.
Einige Krankheitsbilder, z. B. die chron. Polyarthritis, die Encephalomyelitis disseminata (E. d., MS) benötigen spezifische Items und somit spezielle Befundaufnahmebögen.

Häufige Items

Häufige Items von AdtL-Befundaufnahmebögen

Hygiene

a. Hygiene

- Waschen am Waschbecken
- Einsteigen in die Badewanne, Aussteigen
- Selbständiges Baden
- Duschen
- Händewaschen
- Gesicht und Hals waschen
- Oberkörper und Arme waschen
- Beine und Füße waschen
- Intimhygiene
- Abtrocknen
- Haare waschen
- Haare bürsten, kämmen, frisieren
- Make up
- Elektrisch, naß rasieren
- Zähne putzen
- Maniküre, Pediküre
- Benutzung eines normalen WCs u.a.m.

An-, Ausziehen

c. An- und Ausziehen

- Unterhemd, Pullover über den Kopf ziehen
- BH
- Oberhemd, Bluse, an- und ausziehen

- Rock
- Schlips binden
- Gürtel umbinden
- Strümpfe an- und ausziehen
- Schuhe an- und ausziehen
- Schleife binden
- Druckknöpfe öffnen und schließen
- Haken und Ösen
- Reißverschluß u.a.m.

c. *Essen und Trinken*

Essen und Trinken

- mit dem Messer schneiden
- mit Messer und Gabel essen
- mit Löffel essen
- Obst schälen und essen
- zubereitete, kleingeschnittene Brote zum Mund führen
- aus Kanne oder Flasche gießen
- aus einem Glas, einer Tasse trinken u.a.m.

d. *Haushalt*

Haushalt

- Flasche öffnen
- Glas aufschrauben
- Dose öffnen
- Gemüse putzen
- im Topf rühren
- Tablett tragen
- Geschirr waschen und abtrocknen
- Wischlappen auswringen
- Tages- und Großreinigung
- Fensterputzen
- mit großem Besen, Handfeger, Kehrblech hantieren
- Wäsche waschen, aufhängen und abnehmen
- Bügeln
- Bettmachen
- Bettwäsche wechseln
- Einkaufen u.a.m.

e. *Allgemeine Handgriffe*

Allgemeine Handgriffe

- Wasserhahn auf- und zudrehen
- Schlüssel drehen
- Tür öffnen und schließen, Türklinke bedienen
- Fenster öffnen und schließen
- Lichtschalter bedienen
- Gegenstände aufheben
- Uhr anlegen und aufziehen
- mit Hand/Maschine nähen u.a.m.

f. *Persönliche Post, Kommunikation*

Persönliche Post, Kommunikation

- Schreiben mit der Hand
- Schreiben mit elektr./mechan. Schreibmaschine, 10, 5, 2 Finger

— Brief schreiben und postfertig machen
— mit der Schere schneiden
— Seite umblättern
— Telefonieren (Tasten, Wählscheibe) u.a.m.

Straßenverkehr

g. Straßenverkehr

— Benutzen von Fußgängerüberwegen mit und ohne Ampel
— Benutzen öffentlicher Verkehrsmittel u.a.m.

Körperpositionen Fortbewegung

h. Körperpositionen/Fortbewegen

— Hinlegen/Aufstehen
— Hinsetzen/Aufstehen
— Gehen auf verschiedenem Untergrund
— Treppen auf-, abwärtsgehen

Hobbies, Berufsausübung

i. Hobbies

k. Berufsausübung

Bogen als Befragungsgrundlage

Es folgt ein Testbogen, dessen Items, wenn nötig, auf einem weiteren Bogen unterschiedlich ausführlich beantwortet werden können. Er dient primär als Befragungsgrundlage.

Selbsthilfestatus bei Knie- und Hüftarthrodese, Zust. n. TEP, TEP-Wechsel[28]

(Die Krankheitsbilder sind in Kapitel III. beschrieben)

I. An- und Ausziehen

1. Strümpfe (Technik" — z. B. Strumpfanzieher, Helfende Hand Unterarm-Stütze)
2. Schuhe (Technik" — z. B. langer Schuhlöffel, Helfende Hand)
3. Schlüpfer (Technik" — z. B. Helfende Hand, Strapsbänder)
4. Lange Hose

II. Waschen

1. Füße (Technik" — Bürste mit Stiel, Zehenputzer, Toilettenbürste)
2. Badewanne (Technik" — Hocker, Badebrett, -sitz, Griff, rutschfeste Unterlage)

III. Toilette

1. Hinsetzen (Technik" Sitzerhöhung, Griff)
2. Aufstehen (Technik" Sitzerhöhung, Griff)
3. Säuberung nach der Defäkation (verbotene Technik bei TEP re)

IV. Sitzen

1. Zu Hause (Hinsetzen, Aufstehen, Zeitdauer für schmerzfreies Sitzen)
2. Beruf (Arthrodesenkissen, -stuhl, Fußbank)
3. Auto

V. Kleine Gegenstände vom Fußboden aufheben

Technik" — Hilfsmittel

VI. Reinigungsarbeiten

1. Handfeger und Kehrblech (Technik" — lange Kehrgarnitur)
2. Feucht Aufwischen (Technik" — Leifheit, Pudel)
   a. Lappen auswringen
   b. Lappen um den Schrubber legen.

VII. Zusatzfragen

1. Fortbewegung
1.1. Gehen in Räumen
1.2. Zeitl. Belastbarkeit beim Gehen in Räumen
1.3. Gehen außerhalb von Räumen
1.4. Zeitl. Belastbarkeit beim Gehen außerhalb von Räumen
1.5. Treppensteigen
1.6. Wieviel Treppenstufen müssen überwunden werden?
1.7. Ein- und Aussteigen bei öffentlichen Verkehrsmitteln
1.8. Ein- und Aussteigen beim PKW
1.9. Überqueren von gut befahrenen Straßen
2. Transportieren von heißen Platten
   Tablett oder viel Geschirr
   Servierboy
   Wäsche — naß, trocken
3. Einkaufen (Einkaufswagen, Auto)

Anmerkung: Technik" = erlaubte Technik, postoperativ luxationsgefährdend unterscheiden und bei der Beschreibung vermerken

An-, Ausziehen

Waschen

WC-Benutzung

Sitzen

Aufheben kleiner Gegenstände

Reinigungsarbeiten

Zusatzfragen

2.2.4 Geistig — funktionell

Das Erfassen geistig-funkt. Fähigkeiten geschieht über einen längeren Zeitraum

Um die geistigen Fähigkeiten zu erfassen, benötigt man einen längeren Beobachtungszeitraum und sollte daher den Befund erst nach einigen Behandlungseinheiten fixieren. Geistige Fähigkeiten, die beurteilt werden sollten, sind u. a.:

— räumliche und zeitliche Orientierung
— Konzentration
— Ausdauer, Geduld
— Merkfähigkeit (Kurz- und Langzeitgedächtnis)
— Wahrnehmungsfähigkeiten (Farbe, Form, Figur-Grund)
— Umsetzen von theoretischen Informationen in die Praxis
— Planung von Arbeitsvorgängen

2.2.5 Erfassen des Leidensdruckes des Patienten und seiner psychischen Situation

Angst und Unsicherheit bei Aufnahme in eine Klinik

Bei jedem kranken oder behinderten Menschen, der stationär in eine Klinik aufgenommen worden ist, entsteht das Gefühl der Angst und der Unsicherheit. Durch eine Operation wird er für eine gewisse Zeit unselbständig, sein Selbstwertgefühl ist beeinträchtigt und je nach Operationsresultat können Gefühle der Mutlosigkeit, Passivität, Resignation und Isolation entstehen.

Problematik eines Patienten mit spät erworbener Behinderung

Besonders problematisch ist die Situation derer, die ihre Behinderung erst später erworben und den Zustand des Nichtbehindert-Seins noch vor Augen haben. In Abhängigkeit vom Ausmaß der Beeinträchtigung entwickelt sich ein unterschiedlich starkes Angstgefühl, daß er am ‚normalen' Leben in der Gesellschaft nicht mehr teilnehmen kann.
Es ist Aufgabe der Ergotherapeutin, herauszufinden, wo der Patient seine größten Probleme und Ängste hat, um dann, soweit es möglich ist, auf sie einzugehen, damit eine positive Beeinflussung des Heilungsprozesses und der Rehabilitation gewährleistet ist. Jedoch ist in der überwiegenden Anzahl der Fälle eine interdisziplinäre Kooperation zur umfassenden Therapie am sinnvollsten.

Fragen der ETh an den Patienten

Um herauszufinden, worunter der Patient leidet, kann ich z. B. die nachfolgenden Fragen stellen:

— In welchen Gelenken hat der Patient die größten Beschwerden?
— Sind der Einweisungsgrund und die täglich auftretenden Schwierigkeiten, z. B. im Haushalt, identisch oder nicht?
— Wo liegen die derzeitigen Probleme im Haushalt, in dem Bereich der persönlichen Hygiene, in der sozialen oder in der beruflichen Situation?
— Hat der Patient große Schwierigkeiten, sein verändertes Äußeres, seine veränderte Bewegungsgestalt zu akzeptieren?

— Sind massive Ängste vor weiteren Verkrüppelungen vorhanden?
— Leidet der Patient unter der Unwissenheit über das Krankheitsbild, seinem derzeitigen Gesundheitszustand und der ungewissen Zukunft mit möglichen Verschlechterungen seines Zustandsbildes?
— Empfindet er seine Erkrankung als Strafe?
— Will der Patient sich nur pflegen lassen, um Zuwendung zu bekommen und zeigt er keine Bereitschaft, sich selbst zu helfen, aktiv an seiner Rehabilitation teilzunehmen?[29]

2.2.6 Soziale Situation

Bedeutung des Wissens um die soziale Situation

Bei vielen Patienten, besonders den älteren, ist es unumgänglich, sich mit der sozialen Situation auseinanderzusetzen, wozu das Wissen über

— den Familienstand, Angehörige, Freunde,
— Kinder und deren Wohnort
— berufliche Situation
— die finanzielle Situation
— den Grad der Behinderung (Schwerbehindertenausweis)
— den Wohnort: Stadt oder ländliche Gegend

gehört.

Erst mit Kenntnis dieser Daten kann eine umfassende Rehabilitation durchgeführt werden.

Fragen

— Warum muß der Ergotherapeut den Leidensdruck des Patienten und seine psychische Situation erfassen?
— Welche Meßgeräte benötigt der Therapeut zur Erfassung des motorisch-funktionellen Status?
— Welche Methoden — neben der Gelenkmessung — ermöglichen mir als Ergotherapeut die Erstellung eines motor.-funkt. Handbefundes?

Aufgaben

— Beschreiben Sie kurz die verschiedenen Formen der Befundaufnahme!
— Nennen Sie wichtige Items des Selbsthilfestatus!
— Beschreiben Sie die Gelenkmessung nach der Neutral-Null-Methode!

Anmerkungen

19 Entnommen aus der Textbeilage des Vigorimeters der Fa. Ortopedia
20 O. A. Russe, J. J. Gerhardt, O. J. Russe: Taschenbuch der Gelenkmessung mit Darstellung der Neutral-Null-Methode und SFTR-Notierung; Verlag Hans Huber, Bern 1975; S. 8
21 L. Daniels, C. Worthingham: Muskelfunktionsprüfung; 3. Aufl. Gustav Fischer Verlag Stgt., 1979; S. 6
22 a. a. O., S. 8
23 Hrsg. G. Josenhans: Funktionsprüfungen und Befunddokumentation des Bewegungsapparates; Thieme Verlag
24 Jentschura/Janz: Beschäftigungstherapie Bd. I. (s. 5) S. 19, 20
25 siehe (23)
26 O. Eggers: Ergotherapie bei Hemiplegie; Bürozentrum für Gelähmte Reinach; Basel 1979; S. 137
27 B. Pfenninger: Ergotherapie bei Erkrankungen und Verletzungen der Hand; Springer Verlag, Berlin, S. 7
28 Erarbeitet von Frau D. Bollmeyer-Drygas (ETh in der Ergotherapie — Abt. des Annastiftes e. V., Hannover) und mir
29 C. A. Trombly, A. D. Scott: Occupational Therapy for Physical Dysfunction; The Williams & Wilkins C. Baltimore, 1977; P. 11

3. Erstellen eines Behandlungsplanes

Definition

Unter einem Behandlungsplan versteht man das differenzierte, auf medizinischen, anatomischen Daten und selbst erstellten Befunden beruhende Konzept der Therapie eines Patienten. Dabei werden die erarbeiteten Behandlungsziele und der Einsatz adäquater Behandlungsmaßnahmen und -medien berücksichtigt.
Bis man genügend Erfahrung gesammelt hat, sollte der Behandlungsplan zumindest in Stichworten aufgeschrieben werden, um für sich selbst eine Kontrolle und einen Leitfaden, auch für Änderungen, zu haben.

Therapieplanung im Gesamtteam der Klinik

Sehr positiv wäre eine Therapieplanung im Gesamtteam einer Klinik, um eine Überforderung des Patienten zu vermeiden; das bedeutet, daß zunächst jedes Teammitglied für seinen Fachbereich einen eigenen Plan erstellen muß, der dann im Vergleich mit den anderen möglicherweise einer Veränderung bedarf.

Gliederung des Behandlungsplanes

Gliederung eines Behandlungsplanes in Teilschritte

1. Informationssammlung über den Patienten
2. Auswerten der Informationen
3. Erarbeiten von Zielen und Prioritäten der Behandlung
4. Ausformulieren der Behandlungsmethode(n) für jedes Fern- und Nahziel
5. Patientenbehandlung
6. Endauswertung der Daten, Vergleich des Status quo mit dem Status nascendi, dem Anfangsstatus

3.1 Behandlungsziele

Erarbeiten der Ziele anhand des Befundes

Nach dem Kontaktgespräch muß sich der Therapeut die Behandlungsziele erarbeiten, die einerseits auf der detaillierten Befundaufnahme basieren, andererseits auf die Beschwerden ausgerichtet sind, die beim Patienten den größten Leidensdruck hervorrufen. Durch ihre Beseitigung sollen Funktionsverbesserungen und allgemeines Wohlbefinden entstehen.

Unterscheidung zwischen den primären Beschwerden des Pat. und dem Einweisungsgrund

Man muß sich darüber im klaren sein, daß die Beschwerden, die den Patienten primär betreffen, nicht unbedingt identisch sind mit dem Grund des Krankenhausaufenthaltes, was am Beispiel eines Patienten mit chronischer Polyarthritis kurz dargestellt werden soll:
— Pat. mit Beschwerden in Hüft- und Kniegelenken
— Knie TEP re vorgesehen
— Zum Zeitpunkt der Aufnahme ist der Pat. unter Einschränkungen gehfähig,

Exemplarische Darstellung an einem Pat. mit chron. Polyarthritis

die Schmerzen im Knie haben nachgelassen, dafür aber stärkere Bewegungseinschränkungen und schmerzhafte Beweglichkeit im linken Hüftgelenk (durch Schonen der rechten Seite verursacht)
— Glz. Schmerzen in Schulter- und Handgelenken durch das Gelenk mit 2 Unterarmstützen
— Fazit: Hausarbeit kann nur zu einem relativ geringen Teil unter Einschränkungen erledigt werden

ETh. Inhalte

In diesem Fall wäre neben der prä- und besonders postoperativen Mobilisation des rechten Kniegelenkes ein Küchentraining unter besonderer Berücksichtigung des Gelenkschutzes und der geringen Belastbarkeit des Pat. indiziert.

Erarbeiten realistischer Ziele

Behandlungsziele müssen in Abhängigkeit von der Erkrankung, der Dauer des stationären Aufenthaltes und der möglichen ambulanten Nachbehandlung detailliert und realistisch erarbeitet werden.

Grobbehandlungsziele

Grobbehandlungsziele im motorisch-funktionellen Bereich sind besonders die nachfolgenden vier:

(1) Vorbereitung auf die Arbeit:
Verbesserung der Gelenkfunktion, Vergrößerung der Muskelaktivität, Wiederherstellung der Koordination
(2) Adaptationen für Werkzeug oder Arbeitsplatz
(3) Gewährleisten von Hilfestellung, wenn der Patient zu seiner ursprünglichen Arbeit nicht mehr zurückkehren kann.
(4) Aktivitäten des tägl. Lebens, um dem Pat. so viel Unabhängigkeit von fremder Hilfe wie möglich zu erhalten.

Gliederung der Ziele

Aus diesen Grobzielen müssen im Rehabilitationsteam Fernziele erarbeitet werden, Nahziele sind berufsgruppenspezifisch. Ist kein Team vorhanden, muß der Ergotherapeut die Fernziele ebenfalls für sich erarbeiten.

Die Zielsetzung teilt sich wie folgt auf:

A Grobziele

B Fernziele	**C Nahziele**
— Grobziele	**— Grobziele**
— Feinziele	**— Feinziele**

3.2 Behandlungsmaßnahmen

Behandlungsmaßnahmen werden anhand der Ziele erarbeitet

Die Behandlungsmaßnahmen werden nach den Behandlungszielen erarbeitet, müssen logisch aufeinander aufbauen und Freiraum für Steigerungsmöglichkeiten vom zeitlichen Ablauf und vom Schwierigkeitsgrad her lassen.

Im Vordergund steht der Einsatz physiologischer Bewegungsabläufe mit dem Ziel der Gelenkmobilisation und Muskelkräftigung.
Auch im Bereich der funktionellen Ergotherapie können Gruppenaktivitäten eingesetzt werden, um dem Patienten Gelegenheit zur Kontaktaufnahme, zur Darstellung seiner Situation und zum Austausch mit Patienten zu schaffen.

Um die Behandlungsmaßnahmen effektiv durchzuführen, muß der Therapeut auf physiologische Ausgangshaltungen oder -stellungen, Ausweichbewegungen und andere Fehlerquellen achten, wenn nötig manuelle Unterstützung geben.

Effektive Behandlung nur bei physiologischer Ausgangsstellung des Pat.

Die Behandlungsmaßnahmen sollen so früh wie möglich einsetzen, was besonders während längerer Fixations- oder Ruheperioden wichtig ist, da

Frühe ETh.-Behandlung ist von großer Bedeutung für den Pat. und die Therapie

1. früher Kontakt zum Patienten die funktionelle Behandlung erleichtert
2. die ETh schon eine Kontaktperson im Krankenhaus ist
3. durch die Behandlung auch die Eintönigkeit des Krankenhauslebens aufgehoben werden kann
4. man so schon Vorarbeit für das Selbsthilfetraining leisten kann
5. der Patient vom Krankheitsgeschehen abgelenkt und der Heilungsprozeß dadurch gefördert werden soll.

3.3 Behandlungsmedien

Die Behandlungsmedien werden nach dem detaillierten und umfassenden Befund, der sowohl die motorischen, geistigen Fähigkeiten, als auch Alter, Geschlecht, seelische Situation und Beruf des Klienten umfaßt, zusammengestellt.

Behandlungsmedien als Resultat des Befundes

Wichtig ist die richtige Auswahl bezüglich der Funktionalität, der Ansprechbarkeit und der Möglichkeit, den Patienten zu motivieren. Um die adäquate Technik herauszufinden, sollte jeder Therapeut zunächst von den verschiedenen Handwerksformen für sich eine differenzierte Arbeitsgang-, Arbeitsablauf- und eine Bewegungsanalyse durchführen, damit er genau über die Anforderungen informiert ist.

Arbeitsganganalyse

Die Auswahl der geeigneten Aktivitäten wird primär durch den Patienten mit seinen Schwierigkeiten bestimmt und könnte nach folgenden Kriterien stattfinden:

Auswahl durch den Pat. bestimmt

1. *Berücksichtigung physischer Prozesse*
   a. generelle Bewegungsmöglichkeiten: uni-, bilateral, bimanuell, alternierend
   b. Bewegungsanalyse bei der Durchführung der Technik unter Berücksichtigung von Gelenken und Muskeln

2. *Berücksichtigung psychischer Prozesse*
   a. Intelligenz, Ausdauer, Konzentration, Lernfähigkeit
   b. Anpassen der Technik an die psychologischen Gegebenheiten des Pat., seine Vorstellungen, seine Anspruchshaltung
   c. Adaptationsmöglichkeit der Medien bei Defiziten der Wahrnehmung (Vereinfachung der Technik)
   d. Berücksichtigung sozialer Prozesse, interpersoneller Beziehungen: nimmt der Patient bei der Arbeit Kontakt mit anderen Pat., den Therapeuten auf oder isoliert er sich?

In der Wahl der Medien muß Flexibilität gewährleistet sein.

3.4 Aufgabenanalyse — Arbeitsablaufanalyse

Definition

Aufgabenanalyse: darunter versteht man das Zerlegen einer Tätigkeit in kleine, differenzierteste Arbeitsschritte, um feststellen zu können, welche Anforderungen sie stellt, welche Fähigkeiten der Patient mitbringen muß und welche möglichen, nötigen Veränderungen am Arbeitsplatz vorgenommen werden müßten.

Die *Arbeitsablaufanalyse* muß einerseits vor Behandlungsbeginn für eine gewisse Behandlungszeit, dann auch für jede Behandlungseinheit durchgeführt werden.

Bewertung physiologischer Bewegungen in Selbstanalyse

Beschreibung der Tätigkeiten

Zu jeder Form der Arbeitsablaufanalyse gehört als Vorbereitung eine Analyse der physiologischen Bewegungen, am besten durch Selbsterfahrung, wobei es ratsam ist, bei sich oder einer anderen Person die tätigen Muskeln zu tasten. Daraus resultiert das Wissen, welche Muskeln bei welcher Bewegung kontrahieren, wie also für eine bestimmte handwerkliche Technik die charakteristische Belastung aussieht. Bewegungen, die sich wiederholen, wie z. B. uni-, bilaterale, reziproke Tätigkeiten, müssen notiert werden. Die Art der Muskelkontraktion muß erfaßt werden: ex-, conzentrisch, isoton, isometrisch, und eine Überprüfung der Bewegung auf neurologischer Basis: wird eine Bewegung kontinuierlich ausgeführt mit gleichzeitig vorhandener Sensibilität?

Feststellen, beschreiben von Ausweichbewegungen

Aufgrund dieser Erfahrungen und Überlegungen können mögliche Ausweichbewegungen eher beschrieben werden, z. B. die Wahrscheinlichkeit ihres Auftretens, ihre Auffälligkeit und Möglichkeiten ihrer Vermeidung durch manuelle, verbale Korrektur, Korrektur durch Einsatz eines Spiegels oder veränderte Ausgangspositionen.

Hat man für sich diese Überlegungen detailliert abgeschlossen, kann man sich eher und leichter die für ein bestimmtes Krankheitsbild relevanten Behandlungstechniken erarbeiten.

Folgende Überlegungen gehören auch noch zur Arbeitsablaufanalyse:

Weitere Überlegungen zur Arbeitsablaufanalyse

- welche Adaptationen sind notwendig?
- welche Hilfsmittel müssen i. d. R. bei der Behandlung eingesetzt werden?
- welche Steigerungsmöglichkeiten bietet die handwerkliche Technik von sich aus, welche können durch Arbeitsplatzveränderungen hervorgerufen werden?
- stehen isolierte Bewegungsvorgänge im Mittelpunkt? Wie kann man Abhilfe schaffen?
- müssen, z. B. bei Lähmungen, Hilfsmuskeln trainiert werden?
- wie soll die Tätigkeit ausgeführt werden? Gegen Widerstand, gegen die Schwerkraft, unter völliger Entspannung?[30]

3.5 Anforderungen an den Therapeuten

a. *Dosierung der Behandlung*

Behandlungsdauer

Die Behandlungsdauer ist abhängig von den Fähigkeiten und der Belastbarkeit des Patienten und sie variiert von 15 min 2x tgl. bis zu 60 min.

Die körperliche Beanspruchung des Patienten kann durch die Art der Technik variiert werden.

Steigerungsmöglichkeit

Steigerungsmöglichkeiten:

Material
Verlängerung der Arbeitszeit
Änderungen im Arbeitsgang
Beschleunigung des Arbeitstempos
Veränderte Arbeitsposition

Bei Leistungsminderung, bei Auftreten von Ermüdungserscheinungen, wie z. B. Kreislaufschwäche (Unruhe, Bläße, Übelkeit), Muskelzittern, Schwellungen werden Hilfsmittel und Adaptationen eingesetzt oder vermehrt Pausen eingelegt.

b. *Wissen um pädagogische, psychologische Aspekte der Behandlung*

Pädagogisches und psychologisches Wissen als Hilfe für den Umgang mit dem Patienten

Gegenüber dem Patienten hat der/die Eth eine Lehraufgabe, und, abhängig von ihrem Geschick im Unterrichten, fördert oder hemmt sie die Bereitschaft zur Mitarbeit. Jeder Patient muß an einen gut vorbereiteten Arbeitsplatz kommen und über den ordnungsgemäßen Einsatz der Werkzeuge, unter Vermeidung von Ausweichbewegungen, informiert und bei fehlerhaften Arbeiten korrigiert werden.

Sein Wunsch, seine Entscheidungsfähgkeit, aktiv und kooperativ an der Rehabilitation teilzunehmen, seine Bereitschaft, physische und psychische Reserven zu mobilisieren, um seine Unfähigkeiten, Einschränkungen, zu bewältigen, bedarf einer positiven Verstärkung.

Der Patient muß das Gefühl haben, daß er akzeptiert wird.

Der Therapeut sollte eine positive Beziehung zu ihm aufbauen, da er dann viel eher die Möglichkeit hat, die psychischen Schwierigkeiten des Pat. so genau wie möglich zu erkennen und zu versuchen, die Beziehung des Pat. zur Krankheit zu verstehen. Verbal und nonverbal sollte der Klient animiert werden, sich zu seinen Angst- und Trauergefühlen, zur Regression und Verleugnung zu äußern unter Beachtung der Intimsphäre, die nicht jedem preisgegeben wird.

Bei langer Rekonvaleszenzzeit muß man die Gefahr der Hospitalisierung sehen: der Pat. fühlt sich nicht mehr in der Lage, außerhalb der Klinik zu leben, er ist von der Klinik abhängig geworden. Das bedeutet, daß der Realitätsbezug der Therapie sehr trassparent gemacht werden muß und die Bedeutung der einzelnen Tätigkeiten für das Leben außerhalb der Einrichtung deutlich wird.[31 32]

Faktoren, die die Reha beeinflussen können

c. *Er muß Faktoren, die die Rehabilitation beeinflussen kennen und mit ihnen umgehen können*

— soziale und kulturelle Einflüsse, die auf den Patienten von der Kindheit an gewirkt haben
— Einstellung des Patienten zur Krankheit, zur Rehabilitation, zu Berufen im Bereich der Rehabilitation
— eigene Vorstellung von seinem Körper, die Phantasien der eigenen Person, Werte und Normen, andere Personen als Vorbilder und ihre Auswirkungen
— Alter
— Deprivation (Depression, Panik)
— „Restriction of energy": Aufgrund der Erkrankung und somit der eingeschränkten Möglichkeiten ist der Patient nicht in der Lage, die Verhaltensweisen, die Energie frei werden lassen, auszuleben, er kann sich nicht seinen Möglichkeiten entsprechend verhalten und Aktivitäten entwickeln.
— Einfluß der Familie
— Einfluß der Umgebung im Krankenhaus
— die Frustration des Therapeuten, wenn die Behandlung stagniert, keine Besserung, sondern eher noch eine Verschlechterung beim Patienten eintritt.[33]

Arbeitsdokumentation bewirkt eine bessere Arbeitsdarstellung

4. Dokumentation

Um die Relevanz der Ergotherapie in der Klinik deutlich zu machen, ist es unerläßlich, die Arbeit so präzise und umfangreich wie möglich

zu dokumentieren. Erleichterung bieten die Verordnungs-, Testbögen zur Befundaufnahme, die sich jeder, wenn nicht vorhanden, erarbeiten muß.
Der geplante Rehabilitationsverlauf, seine Veränderungen, die veränderten Fähigkeiten des Pat., die Anzahl der Behandlungen, eine abschließende Stellungnahme und vor allem auch vorbereitende Tätigkeiten, wie z. B. das Ketteschären, das Aufbäumen, das Herstellen von Hilfsmitteln und Adaptationen bedürfen einer schriftlichen Fixierung.

5. Zusammenfassung in Form eines Regelkreissystems
(Grundform des in der Kybernetik angewandten Modelles)

Erklärung der Items des Regelkreises

Begriffserklärung:

Regelgröße:	Eine Größe, die konstant gehalten, bzw. verbessert werden soll
Störgrößen:	Verändernde Einwirkungen auf die Regelgröße
Meßglied:	Meßgerät, das den Istwert, Istzustand der Regelgröße feststellt und an ein Zentrum weitergibt, in dem der Sollwert gespeichert ist
Sollwert:	Zentrale Festlegung des Sollwertes, eines best. Wertes, der konstant gehalten werden muß
Stellwert:	Informationen über die auszulösenden Tätigkeiten des Stellgliedes
Stellglied:	Kompensatorische Wirkung auf die Regelgröße
Stellgröße:	korrigierender Einfluß

Regelkreis

Abb. 13

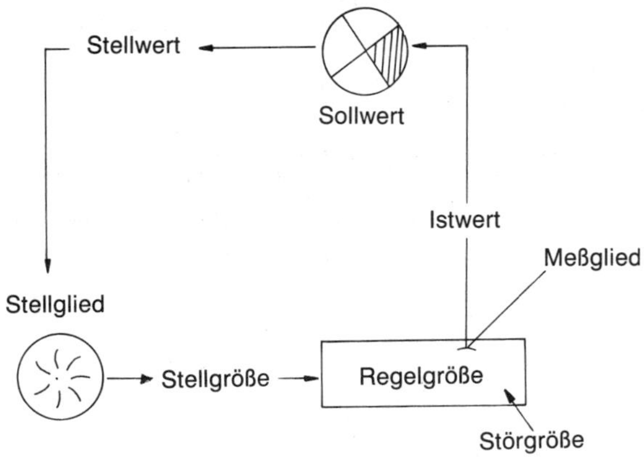

Übertragung des Regelkreises auf die ETh.-Behandlung

Übertragung auf die Behandlung

Regelgröße:	Bewegungsausmaß des Patienten
Störgröße:	Veränderungen am Gelenk durch autoaggressive Vorgänge
Meßglied:	Therapeut, der mit Hilfe eines Winkelmessers oder anderer Testmethoden den Status quo des Bewegungsausmaßes feststellt
Istwert:	eingeschränkte Gelenkfunktion
Sollwert:	physiologisches Bewegungsausmaß
Stellwert:	Vergleich von Soll- und Istwert; es wird die Bewegungsdifferenz festgestellt, die durch Therapie verringert werden kann
Stellglied:	Therapie: Einweisung in Gelenkschutz, aktive therapeut. Behandlung, med. Versorgung
Stellgröße:	Einfluß der Med., z. B. entzündungshemmend Übernehmen eines Übungsprogrammes ins tägl. Leben ‚aktiver' Gelenkschutz

Fragen

— Aus welchen Gründen ist die Erstellung eines Behandlungsplanes von Bedeutung für die Therapie?
— Welche Anforderungen stellt die Behandlung an den Therapeuten?
— Welche Gliederungspunkte beinhaltet der Behandlungsplan?

Anmerkungen

30 C. Dünnwald: Ergotherapeutische Bewegungsanalyse der oberen Extremität; Regionaltagung Osnabrück, 14./15. 10. 83
31 Nichols: Rehabilitation Medicine, 2nd ed.; The management of Physical Disabilities; Butterworths. London, 1980; P. 48
32 Trombly, Scott: Occupational Therapy for Physical Dysfunction; The Williams & Wilkins Co. Baltimore; Pp. 12—16
33 a. a. O., Pp 16—21

Quellen:

— Jentschura/Janz: Beschäftigungstherapie Bd. I, (s. 5) S. 20 sqq, S. 30, S. 244
— Schücking, Huchthausen: Leitfaden der Beschäftigungs- und Arbeitstherapie, Dr. D. Steinkopff Verlag, Darmstadt; 1961; S. 16—27
— H. A. Rusk: Rehabilitation Medicine; 4th ed., The C. V. Mosby Company St. Louis, 1977

Zusammenfassung

— Jede Therapie hat einen bestimmten formalen Ablauf.
— Die ergotherapeutische Behandlung beginnt erst auf Verordnung des Arztes.
— Die ETh sammelt im interdisziplinären Team umfassende Informationen über den Patienten.
— Grundlage der Kontaktaufnahme mit dem Patienten sollten die Regeln der nicht-direktiven Therapie von Rogers und Tausch sein.
— Der nächste Schritt ist eine detaillierte Befundaufnahme, beginnend mit der Beobachtung des Patienten.
— Es folgt der motorisch-funktionelle Befund der oberen und unteren Extremität mit Gelenkmessung nach der Neutral-Null-Methode, der Muskelfunktionsprüfung und Längen- und Umfangsmessungen.
— Der Senisbilitätstest umfaßt neben der Überprüfung der Oberflächen- und Tiefensensibilität die des Temperatur- und des Schmerzempfindens.
— Testbögen für die Statuserhebung in den AdtL können tabellarisch zum Ankreuzen oder als Fragebogen gestaltet sein. Für verschiedene Krankheitsbilder sind unterschiedliche Bögen zu erarbeiten.
— Die Erfassung des Leidensdruckes ist von großer Bedeutung, um eine symptomatische umfassende konservative Therapie durchführen zu können.
— Ohne Kenntnis der sozialen Situation des Patienten ist keine komplette Rehabilitation, bes. in Bezug auf die Aktivitäten des täglichen Lebens, möglich.
— Das Erstellen eines Behandlungsplanes umfaßt die Informationssammlung über den Patienten, das Erarbeiten von Zielen, Behandlungsmethoden und -medien (aufgrund einer Arbeitsablaufanalyse), die Patientenbehandlung und nach Abschluß der Therapie eine Endauswertung aller Daten.
— Die Anforderungen an den Therapeuten im Rahmen jeder Behandlung schließen das Wissen um die Dosierung der Therapie, um pädagogische und psychologische Aspekte und um Faktoren, die die Rehabilitation beeinflussen, ein.

III. Krankheitsbilder und ihre ergotherapeutische Behandlung

1. Erkrankungen im Bereich des Schultergelenkes 85
1.1 Periarthopathia humeroscapularis 92

2. Läsionen des Plexus brachialis 96

3. Erkrankungen des Ellbogengelenkes 99

4. Erkrankungen und Verletzungen der Hand ... 105
4.1 Periphere Nervenverletzungen der oberen Extremität 116
4.2 Volkmann'sche Kontraktur 126
4.3 Frakturen im Bereich der oberen Extremität .. 127
4.4 Kontrakturen infolge langer Ruhigstellung ... 130

5. Erkrankungen der Wirbelsäule (WS) 131
5.1 Skoliose 132
5.2 Spondylitis ankylopoetica 135
5.3 M. Scheuermann 138
5.4 HWS-Syndrom, Zervikalsyndrom 139
5.5 Lumbale Bandscheibensyndrome 143
5.6 Weitere Erkrankungen 147

6. Querschnittlähmung 150

7. Erkrankungen der Unteren Extremität 155
7.1 Hüftgelenke 155
7.2 Kniegelenk 159
7.3 Frakturen der unteren Extremität 161

8. Amputation 162

9. Arthrodesen 168

10. Arthrosis deformans 171

11. Chron. Polyarthritis 178

12. Systemerkrankungen 187
12.1 Enchondrale Dysostosen 187
12.2 Osteogenesis imperfecta 188
12.3 Osteomyelitis 189
12.4 Arthrogryposis multiplex congenita 190
12.5 M. Sudeck 192
12.6 Encephalomyelitis disseminata 195
12.7 Dysmelien 198
12.8 Poliomyelitis 200
12.9 Progressive Muskeldystrophie 203

13. Verbrennungen 207

III. KRANKHEITSBILDER UND IHRE ERGOTHERAPEUTISCHE BEHANDLUNG

Lernziele

Anhand der kurzen Darstellung des Krankheitsbildes soll sich der Leser die motorischen, sensorischen und auch geistigen Einschränkungen des Patienten vorstellen können und die spezifischen Behandlungsmaßnahmen, Medien und Zielsetzungen der ergotherapeutischen Behandlung erlernen.

1. Erkrankungen im Bereich des Schultergelenkes

Erkrankungen des Schultergelenkes bewirken oft große Bewegungseinschränkungen

Um die große Bedeutung der Erkrankung im Bereich des Schultergelenkes für die Beweglichkeit verstehen zu können, wird zunächst kurz die funktionelle Anatomie des Gelenkes dargestellt.
Im Bereich des Schultergürtels sind 4 Gelenke zu finden, die an den Bewegungen des Art. humeri beteiligt sind:

4 Gelenke des Schultergürtels

1. Art. sternoclavicularis
2. Art. acromioclaviculairs
3. Art. scapulothoracalis
4. Art. glenohumeralis = Art. humeri selbst.

Anhand der Abduktion und der Elevation soll das Zusammenspiel der Gelenke und der Muskulatur verdeutlicht werden.

Abduktion

Muskuläre Durchführung der Abduktion

Sie wird primär durch den M. deltoideus durchgeführt, unterstützt durch den M. biceps, Caput longum und den M. supraspinatus. Bis 30° bleibt das Verhältnis von Humerus- und Schulterblattbewegung gleich. Bis 60° ist der M. deltoideus mit der pars acromialis, bei 60—75° der gesamte deltoideus beteiligt. Über 75° wird die scapula vom M. serratus ant. und dem M. trapezius nach cranial gezogen, so daß sich der angulus inferior nach lateral dreht, wodurch der M. deltoideus passiv verlagert wird; so ist er in der Lage, sich bis 165° aktiv zu kontrahieren. An der Abduktion ist bis zum Bewegungsausmaß von 30° das Acromioclaviculargelenk beteiligt.

Elevation

Muskuläre und artikuläre Durchführung der Elevation

Muskuläre Durchführung: M. serratus ant., M. trapezius, der den serratus am Übergang von der Abduktion in die Elevation unterstützt. Zur Durchführung der Elevation muß zunächst durch den M. deltoideus, das Caput longum M. bicipitis und den M. supraspinatus eine Abduktion durchgeführt werden. Bei Elevation bis 90°, werden 4° von je 10° Armbewegung durch Elevation der Clavicula und des Art. Sternoclavicularis durchgeführt.
Zwischen 30° und 170° Elevation sind pro ca. 15° Bewegung 10° Bewegung im Glenohumeralgelenk und 5° Rotation der Scapula am Thorax. Ab 135° ist auch das Acromioclaviculargelenk an der Bewegungsdurchführung beteiligt.
Die knöchernen artikulierenden Flächen im Art. glenohumerale sind sehr ungleich, so daß die kleine Cavitas glenoidale durch das faserknorpelige Labrum glenoidale vergrößert wird. Umgeben ist das Gelenk von einer großflächigen Kapsel, die ein umfangreiches Bewegungsausmaß zuläßt. Zusätzlich ist das Gelenk muskulär und ligamentär gesichert.[34]

Ziele

Behandlungsziele

— Mobilisation der Gelenke des gesamten Schultergürtels
— Kräftigung der Schulter- und Armmuskulatur
— Verhindern von Ausweich- und Trickbewegungen
— Erreichen der größtmöglichen Selbständigkeit in den Aktivitäten des täglichen Lebens
— Erhalt der Beweglichkeit in den distalen Gelenken des Armes
— Erhalt der Muskelfunktion und -kraft im Bereich des gesamten Armes

Befundaufnahme

Befundaufnahme — Behandlungsmaßnahmen

— Gelenkmessung nach Neutral-Null unter Hemmung von Ausweichbewegung
— Beurteilung des Bewegungsablaufes unter Berücksichtigung der physiologischen Bewegung im Glenohumeralgelenk und den angrenzenden Gelenken der Funktionskette
— Beurteilung der Ausweichbewegungen
— Sichtbefund: Haltung, Lagerung, Vergleich beider Schultern: gibt es einen Schulterblatthochstand oder ist ein Schulterblatt abgesenkt?

— Handkraft—, Greifkraftmessung
— Schmerzbefund
— Selbsthilfebefund der oberen Extremität.

Wichtig: Die Befundaufnahme muß immer nach der Diagnose und unter Beachtung der ärztlichen Behandlungsverordnung geschehen. „Verbotene" Bewegungen dürfen nicht getestet werden.

Statuserhebung nur unter Beachtung der ärztlichen Verordnung

Behandlungsmaßnahmen/-medien

1. *Aktive kontrollierte Bewegung im Schultergelenk gegen die Schwerkraft oder gegen einen Widerstand.*

Aktive Bewegung gegen Widerstand

Es werden alle Bewegungsrichtungen unter Ausschalten von Ausweichbewegungen ausgenutzt:
Verhindern von Ausweichbewegungen:

Verhindern von Ausweichbewegungen

— Manuell: Fixation des Schultergürtels durch den Therapeuten
— visuelle Eigenkontrolle durch Arbeiten vor einem großen Spiegel
— Bilaterale Tätigkeiten einsetzen.

Behandlungsmedien:

Behandlungsmedien

— Weben am hochgehängten Webrahmen mit langem Schiffchen und seitlichen Ablagen; Sitzposition: Stuhl mit gerader Rückenlehne und Armaussparungen oder Hocker, um manuell besser korrigieren zu können; Hüft-, Knie- und Sprunggelenke in 90° Flexion
— Kette schären
— Peddigrohrarbeiten an einem höhenverstellbaren Tisch
— Makrameearbeiten hoch hängen
— Linoldruck an einer höhen- und schrägverstellbaren Ebene mit adaptierten Stempeln zum bilateralen Arbeiten
— Holzarbeiten: Bilateral schmirgeln an einer schrägen Ebene, z. B. an der Hobelbank
— Ton: Aufbaukeramik an einem höhenverstellbaren Arbeitsplatz
— Funktionelle Spiele: höhen- und schrägverstellbar; Ballspiele, Kegeln

2. *Assistive Bewegungsführung; Aufhebung der Schwerkraft durch Einsatz des Helparmes oder durch den Therapeuten*

Behandlungsmedien:

Behandlungsmedien der assistiven Bewegungsführung

— Peddigrohrarbeiten
— Drucktechniken (Linoldruck)
— Weben
— Makramee
— Bildnerisches Gestalten: großflächiges u./oder bilaterales Malen (z. B. auch nach Musik), Kleisterpapier
— Funktionelle Spiele

Variabilität der Techniken

Bei allen Techniken müssen die Anforderungen durch die Materialien oder die Arbeitsplatzanordnungen variabel sein und ggf. in Form einer Steigerung geändert werden können.

Selbsthilfe

3. Selbsthilfe
Besonders von Bedeutung bei doppelseitigen Bewegungseinschränkungen, da dort Hilfsmittel nötig werden:
verlängerte Kämme und Bürsten, verlängerte Badebürste, Anziehhilfen.

Schulterluxation

Allgemeine Daten zum Krankheitsbild

Ursachen

a. Ursachen

Vordere Luxation

Vordere, subcoracoidale Luxation:
Indirekte Gewalteinwirkung, z. B. durch Sturz auf den ausgestreckten Arm oder Zug des Körpergewichtes beim Fall mit dem gestreckten Arm. Die einwirkenden Kräfte heben und abduzieren den Arm. (Häufigste Luxationsform).

Hintere Luxation

Hintere Luxation:
Sie wird in IRO und Abduktion des Armes verursacht; der Arm ist in dieser Stellung fixiert und kann nicht mehr abduziert werden.

Begleitverletzungen

b. Begleitverletzungen
— knöcherner Kapselausriß am Labrum glenoidale
— neurologische und vasculäre Zusatzverletzungen
— Abriß des Tuberculum majus

Komplikationen

c. Komplikation
Gefahr der habituellen Luxation

Behandlungsziele

Ziele nach Reposition bzw. OP

Nach der Reposition bzw. operativen Behandlung:

— Mobilisierung der Schultergelenke
— Kräftigung der Muskulatur und Schaffung eines muskulären Gleichgewichtes
— Verhindern von Ausweich- und luxationsfördernden Bewegungen
— Selbsthilfetraining

Behandlungsmaßnahmen

Postoperative Therapie nach Eden-Hybinette

Postop. Behandlung nach EDEN-HYBINETTE

Nach Gipsentfernung — 3 Wo post operationem — mobilisierende Behandlung unter Vermeidung der Rotationsbewegung beginnen; ARO 6—8 Wochen nicht ausführen. Einsatz gelenkmobilisierender Techniken, mit Rasierschaumübungen, Kleisterpapier, großflächigem Malen mit geringstem Widerstand beginnen und langsam steigern. Ist die ARO erlaubt, diese verstärkt beüben.
Selbsthilfe:

— alle Tätigkeiten nur im Gesichtsfeld durchführen, daher ist der Patient zunächst beim Kämmen, An- und Ausziehen auf fremde Hilfe angewiesen
— Tragen von Taschen und Tabletts ist verboten

Postoperative Behandlung nach Putti — Platt

Postop. Behandlung nach PUTTI-PLATT

Behandlungsbeginn 2 Wo postop. Zunächst assistive Bewegungsübungen, nicht über 90° unter Vermeidung der ARO; in der 4. Woche postop. aktive Bewegungen auch über 90°, erarbeiten eines muskulären Gleichgewichtes, Kräftigung der Innenrotatoren.
Steigerung des aktiven Bewegungsausmaßes unter Berücksichtigung von Rotationsbewegungen unter Einsatz verschiedener Behandlungsmedien (u. s.). Beachten des Selbsthilfebereiches.

Weitere konservative und operative Behandlung

— präzise Diagnosestellung vor der Reposition
— krankengymnastische Nachbehandlung, da es ohne Behandlung oft spontan zu neuen Luxationen kommt
— Desault-Verband nicht länger als 3 Tage, da sonst die Gefahr einer Schultersteife besteht

Orthopädisch-chirurgische Behandlung der hab. Luxation

Orthopäd.-chirurgische Behandlung der habituellen Luxation

Es herrscht ein muskuläres Ungleichgewicht: die Außenrotatoren überwiegen gegenüber den Innenrotatioren
OP-Therapie:

a. *OP nach Eden-Hybinette*

Verstärken des vorderen Pfannenrandes durch Einsatz eines Knochenspanes, um die ARO-Bewegung einzuschränken; 3 Wochen Abduktionsgips.

b. *OP nach Putti-Platt*

Verstärken der Gelenkkapsel durch Verschluß der Luxationstasche, wobei die Subscapularissehne nach außen versetzt wird.

Physiotherapie

— KG: — isometrische Muskelkräftigungsübungen
— Trainig koordinierter Gesamtbewegungen beim Klapp'schen Kriechen
— Erreichen muskulärer Absicherung und koordinierter Bewegung, bes. Kräftigung der IRO
— Dosierte Dehnung bei endgradigen Bewegungseinschränkungen

Acromioplastik

Indikationen zur OP

Operative Maßnahmen — Indikationen

Partielle oder totale Entfernung des Acromions, wobei die Pars acromialis des M. deltoideus abgelöst und später am verbleibenden Acromionrest oder am Ansatz des M. trapezius reinseriert wird. Diese OP ist indiziert bei:

— Veränderungen der Rotatorenmanschette
— knöchernen Veränderungen des Art. acromioclavicularis oder des Humerus

Je nach Operationstechnik Lagerung im Desault-Verband oder in mindestens 70° Abduktion zur Entlastung der Sehnennahtstelle des M. deltoideus.

Ziele

Behandlungsziele

— Gelenkmobilisation
— Ausführen von Bewegungen damit der Patient das physiologische Bewegungsgefühl wieder erwirbt
— Verhindern von Muskelatrophien
— Wiedererlangung der aktiven physiologischen Bewegungen des Schultergelenkes ohne Ausweichbewegungen
— Muskelkräftigung, um das muskuläre Gleichgewicht wiederherzustellen

Behandlungsmaßnahmen/-medien

2 Wochen postop

2 Wochen postop

— Assistive Bewegungsübung im Bereich der Lagerungsebene, also etwa 90° Abduktion, glz. Bewegen von Ellbogen-, Hand- und Fingergelenken
— Es darf kein Bewegungsschmerz entstehen
— Rotationsbewegungen im schmerzfreien Radius durchführen
— unilaterale Peddigrohrarbeiten
— Funktionelle Spiele ohne Widerstände, bei denen eine ruckartige Anspannung zu überwinden ist, z. B. bei Klettverschlüssen

3 Wochen postop

3 Wochen postop

— Erweitern des Bewegungsausmaßes auf Bewegungen über 90° und vermehrte Rotationsbewegungen
— Zunehmend aktive Bewegungen und Reduktion der Assistenz
— nach ärztlicher Rücksprache mit Behandlung ohne Schiene beginnen
— Peddigrohrarbeiten
— Weben an schräger Ebene, hochgehängt
— bilaterale Tätigkeiten (u. s.)

Aufgaben

— Listen Sie die Behandlungsmaßnahmen bei Erkrankungen des Schultergelenkes auf und beschreiben Sie sie kurz.
— Erarbeiten Sie, aus welchen Gründen die ergotherapeutische Behandlung bei diesen Erkrankungen wohldosiert durchgeführt werden muß!
— Begründen Sie die Bedeutung des Selbsthilfetrainings!
— Beschreiben Sie die Befundaufnahme bei Erkrankungen des Schultergelenkes!

Anmerkungen

34 Kahle, Leonhardt, Platzer: Dtv-Atlas der Anatomie, Bd. I Bewegungsapparat; Dtv-München, 2. Aufl. 1978, S. 134, 144

Quellen — Erkrankungen im Bereich des Schultergelenkes

— Unterrichtsunterlagen aus dem Orthopädie-Praktikum in Debstedt/Bremerhaven; Fachspezifischer Unterricht bei Frau E. Bajus
— Jentschura/Janz: Beschäftigungstherapie, Bd. I (s. 5)
— Godt, Malin, Wittenborg; Das Schulter-Arm-Syndrom; Thieme Verlag Stgt., 1981
— Bücherei des Orthopäden, Bd. 22: Hrsg. Otte, Schlegel, Saha: Rezidivierende Schulterluxation; Enke Verlag, 1978
— Inman u. a.: Observations on the function of the shoulder joint; The journal of bone and joint surgery; Boston, 1944, 26, P. 1—30
— Schneider, Thomae: Die krankengymnastische Nachbehandlung der operierten habituellen Schulterluxation; KG 12, Dez. 1966, 18. Jg., S. 393—395
— A. v. Mühlmann: Konservative krankengymnastische Behandlungsmöglichkeiten der habituellen Schulterluxation; KG, 2/1966
— Matter, Strömsöe, Senn: Die traumatische Schulterluxation; Unfallheilkunde 82, (1979), S. 407—412
— Dr. W. Küsswetter: Frakturen im Schulter- und Ellbogenbereich; Beschäftigungstherapie und Rehabilitation 3/1976, S. 116—118
— S. Hirsch: Krankengymnastische Behandlung nach Frakturen im Schulter- und Ellbogenbereich, BT u. Reha, 3/1976; S. 119—120
— M. E. Müller: Operativer Gelenksersatz; Hans Huber, Bern 1979

Periarthropathie als Überbegriff für 5 versch. Schultergelenkserkrankungen

1.1 Periarthropathia humeroscapularis (PHS)

Daten zum Krankheitsbild

Für schmerzhafte Schultergelenkserkrankungen, die, differenziert diagnostiziert, aus 5 verschiedenen Krankheitsbildern bestehen, hat WAGENHÄUSER den Begriff „Periarthropathie" als Überbegriff geprägt, so daß der Begriff „Periarthritis" keine Anwendung mehr finden sollte.
Die 5 Krankheitsbilder, die zur Periarthropathia humeroscapularis gehören, sind:

1. Degenerative Veränderungen der Rotatorenmanschette (ab 3. Lebensdezennium als Verschleißerscheinung vorhanden)
2. Rotatorenmanschettenruptur
   Muskeln der Rotatorenmanschette:
   — M. subscapularis mit Inserierung am Tub. minus
   — M. supraspinatus, M. infraspinatus und M. teres minor mit Ansatz am Tub. majus
3. Degenerative Veränderungen der Bicepssehne (caput longum) mit Tenosynovitis
4. Verkalkung der Rotatorenmanschette
5. Schultersteife bis hin zur „Frozen Shoulder"

Diese Krankheitsbilder können einzeln, gleichzeitig oder auch aufeinanderfolgend auftreten, d. h., das eine schließt das andere nicht aus. Alle gehen mit Bewegungseinschränkungen und Schmerzen im Bereich des Schultergelenkes und der periartikulären Strukturen einher. Die medizinischen Daten aller einzelnen Erkrankungen können hier nicht differnzierter ausgeführt werden; weitere Fakten sind in einem Orthopädie-Buch nachzulesen.

Ursachen

a. Ursachen
- — degenerative Veränderungen der Rotatorenmanschette
- — degenerative Veränderungen an Sehnenansätzen, besonders die der Biceps- und Subscapularissehne
- — degenerative Veränderungen infolge Zervicalsyndrom
- — degenerative Veränderungen an der Gelenkkapsel

Auftreten unterschiedlicher Schmerzsymptome

b. Symptome und Beschwerdebild
Schmerzanamnese
Rotatorenmanschettenruptur:
Painful arc (Schmerzbogen) bei Abduktion zwischen 60—120 Grad
Differentialdiagnostik
a. Acromioclaviculargelenksarthrose:
   Lokale Krepitationen, painful arc 90—180° Abduktion

b. N. supraspinatus Engpaßsyndrom:
Spontanschmerz, Hypotrophie von Mm. infra- u. supraspinatus
c. Cervicobrachialsyndrom:
segmentale Ausstrahlung der Schmerzen, Muskelverspannungen, radikuläre Ausfälle

Je nach Ursache sind die Schmerzen neuralgisch heftig, akut oder mehr unterschwelig konstant.

— Bewegungseinschränkung infolge der schmerzbedingten Schonhaltung
— Trophische Störungen, Parästhesien bis in die Finger
— Muskelatrophien und Gelenkkontrakturen

Behandlungsziele

Ziele

— Erweiterung des aktiven schmerzfreien Bewegungsausmaßes (Pausen, Lockerungen, möglichst im schmerzfreien Bereich arbeiten)
— Kontrakturprophylaxe
— Selbsthilfe im Sinne von Einbeziehen des betreffenden Armes im physiologisch günstigsten Sinn bei Tätigkeiten des täglichen Lebens

Ergoth. Behandlungsmaßnahmen

Motorisch-funktioneller, Sensibilitäts-, Schmerzbefund

Befundaufnahme:

a. aktiver und passiver Bewegungsbefund
  — bis zur Schmerzgrenze
  — über die Schmerzgrenze hinaus
  nach Neutral-Null
  — Beurteilung des physiologischen Bewegungsablaufes
  — aktive Bewegung in den benachbarten Gelenken überprüfen
  — Testen der Gebrauchsbewegungen wie Schürzen- und Nackengriff
  — Beobachten und Beschreiben von Ausweich- und Ersatzmechanismen: wo beginnen sie, wie sehen sie aus?
b. Greifkraftmessung der betroffenen Seite
c. Überprüfung der Sensibilität
d. Beschreibung des Schmerzes
e. Überprüfen der Selbsthilfemöglichkeiten
f. Sichtbefund: Grundhaltung — Vergleich beider Schultern

Behandlungsgrundsätze

Zu beachtende Faktoren bei der Behandlung

— kontrollierte, bewußte Bewegungsfreiheit beachten!
— keine Stauch- und Schlagbewegungen; wichtig ist ein kontinuierlicher Bewegungsablauf

— Schmerzen beachten und die Behandlungsmaßnahmen entsprechend treffen, Pausen und Lockerungsübungen einlegen.
— Bewegungsausmaß ohne Ausweichbewegungen vergrößern
— Überforderung vermeiden (oft geben Pat. eine Überbelastung nicht zu)
— Bei HWS-Mitbeteiligung einen größeren Abstand zum Werkstück wählen

a. *Behandlungsmaßnahmen*

Aktive kontrollierte Bewegungsführung

— aktive, kontrollierte Bewegungsführung unter Berücksichtigung der Schmerzgrenze; Betonung der Bewegung an den Grenzen des Bewegungsausmaßes
— evtl. assistive Bewegungsführung im Sinne von intensiver Bewegungskontrolle, glz. Entlastung bei muskulärer Insuffizienz, da statische Anspannung eine größere Belastung für die Muskulatur bedeutet als dynamische.

b. *Behandlungsmedien*

Weben

Weben

— am Tischwebrahmen, dabei richtige Tisch- und Sitzhöhe beachten
— Weben am hochgehängten Webrahmen
— Anteversion
— Abduktion durch seitliches Ablegen des Schiffchens
— Rotationsbewegungen:
Ablegen des Schiffchens auf höhere Kästen links und rechts des Webplatzes (IRO)
Schiffchen in Supination herausziehen (ARO)
— Vergrößern des Bewegungsausmaßes durch lange Schiffchen
Steigerung durch Verändern der Höhe des Webstückes, des Webmateriales, der Kettbreite, der Schiffchenlänge, Höhe der Ablagekästen und Dauer der Arbeitszeit
— Freies Weben

Peddigrohrarbeiten

Peddigrohrarbeiten

Sie bieten nicht so viele Bewegungsmöglichkeiten wie das Weben. Der Therapeut muß beim Flechten besonders auf weit ausholende Bewegungen im Schultergelenk achten. Verändern der Belastung durch wechselseitiges Arbeiten: 1 Runde fitzen mit rechts, dann eine Runde mit links im Uhrzeigersinn.

Funkt. Spiele

Funktionelle Spiele

— Große Dübelspiele, die auch höhenverstellbar angebracht werden.
— Anreichen der Dübel und Ablegen in verschiedenen Ebenen.

Weitere Medien

Weitere Medien

a. Kleisterpapier oder Rasierschaumübungen mit geringstem Widerstand
b. bilaterales, unilaterales Malen, großflächig auf hochgehängtem Papier

c. Drucken mit adaptierten Stempeln
d. Makrameearbeiten unterschiedlich hoch hängen
e. Holzarbeiten: Hobeln, Schmirgeln an einer schrägen Ebene, an einer schräg- und höhenverstellbaren Hobelbank.

Bilaterales Arbeiten, um Ausweichbewegungen zu verhindern

Bei allen Tätigkeiten sollte so viel wie möglich auf bilaterales Arbeiten geachtet werden, um Ausweichbewegungen zu verhindern und um durch die glz. beidseitige Innervation ein besseres Ergebnis zu erzielen.
Parallel muß immer wieder der Selbsthilfestatus abgeklärt werden: An-, Ausziehen von Pullovern über den Kopf, Haarekämmen, Rücken-, Nackenwaschen.

Behandlungshilfen

Hilfsmittel der Behandlung

— Sitzen auf einem Stuhl mit gerader Rückenlehne und Armausschnitten. Hüfte, Knie, OSG in 90° Flexion; die Lehne soll Ausweichbewegungen bewußt machen und verhindern.
— höhen- und schrägverstellbare Arbeitstische
— Helparm

Help-arm

Er wird zur Entlastung und zum Erreichen eines optimalen schmerzfreien Bewegungsausmaßes eingesetzt. Liegt das Bewegungsausmaß unter 90° Abduktion, werden beide Arme in die Schlaufen gehängt, da es bds. muskuläre Verspannungen gibt. Auf der „gesunden" Seite kann man das genaue Armgewicht als Gegengewicht legen, beim „erkrankten" sollte man sich danach richten, was dem Patienten am angenehmsten ist; die meisten haben etwa 200—500 g weniger als das normale Armgewicht. Während der Behandlung kann auf der „erkrankten" Seite das Gewicht alle 10 Minuten langsam reduziert werden. (Individuell entscheiden!!!)

Beachten: IRO, Abduktion und horizontales Vorführen nur, wenn ein geringes Gegengewicht aufgelegt wurde, da sonst die Belastung zu groß ist.

Allgemeine konservative und operative Behandlung

Allgemein orthopädisch

a. allgemein-orthopädisch

akute PHS: Analgetika und Antiphlogistika
Kontrakturprophylaxe
Physiotherapie: manuelle Therapie, beginnend mit der Traktion
Keine Massage

chron. PHS: Medikation s. o. nach Bedarf
Kontrakturbehandlung
Erhalt der vorhandenen Beweglichkeit oder Wiederherstellung derselben
Entspannungsübungen nach Kabath
PNF

Bewegungsbad
Manuelle Therapie
Narkose-Mobilisation, wenn nach 6—8 Wochen konservativer Behandlung keine Besserung auftritt

Operativ

b. Operativ

PHS-calcificans

— *PHS-calcificans:* Kaldepots treten häufig in der Sehne des M. supraspinatus auf; OP nach 3 Mon. erfolgloser konservativer Beh.
— 1 Wo Ruhigstellung auf Thoraxabd.schiene
— 2—3 Wo. Ruhigstellung, wenn Sehnen abgelöst und refixiert werden mußten

Rotatorenmanschettenruptur

— *Rotatorenmanschettenruptur*
Unter Zug der Sehnen deren Refixierung; ist das nicht mehr durchführbar, da sich Sehnen zu sehr verkürzt haben, wird lyophilisierte Dura eingesetzt
Langwierige Nachbehandlung, da die Ruhigstellung mehrere Wochen dauert

Aufgaben

— Beschreiben Sie die Behandlungsmedien bei der PHS!
— Erarbeiten Sie die einzelnen Bewegungen des Schultergelenkes in den Ebenen S-F-T-R und die daran beteiligte Muskulatur!
— Zählen Sie die einzelnen Punkte der Befundaufnahme auf und begründen Sie ihre Auswahl.
— Erläutern Sie die passive, assistive und aktive Bewegunsführung im Rahmen der Behandlung, begründen Sie Ihre Aussagen und führen Sie Beispiele an.

Quellen

— Das Schulter-Arm-Syndrom; Godt, Malin, Wittenborg; Thieme Verlag Stgt. 1981
— Probleme der Schultersteife, Bloch, Fischer; documenta rheumatologica geigy Nr. 15; J. R. Geigy Basel, Aug. 1958
— Jentschura/Janz: Beschäftigungstherapie, Bd. I, Thieme Verlag Stgt. 1979 (S. 5)
— Fortbildung der Akademie für ärztliche Fortbildung Niedersachsen am 23. 11. 1983, 6. Orthopädisches Seminar der Orthopädischen Klinik der MHH im Annastift, in Zusarb. mit der Akademie f. ärztl. Fortbildung Nds.
Thema:
Die Periarthropathie des Schultergelenkes — Pathogenese, Diagnostik und Therapie

2. Läsionen des Plexus brachialis

Daten zum Krankheitsbild

Man unterscheidet bei Läsionen des Plexus brachialis die Erb'sche, die obere, und die Klumpke'sche, die untere Plexusläsion.

Erb'sche Lähmung

a. Ursachen — **Ursachen**

— Geburtsverletzungen
— Schädigung durch Zerreißung, Zerrung, Quetschungen, z. B. Motorradunfälle

Lokalisation: Spinalwurzel C5/C6 — **Lokalisation**

b. Symptome — **Symptome**

— Ausfall der Oberarmmuskulatur:
M. deltoideus (N. axillaris), M. biceps und M. brachialis (N. musculocutaneus), M. brachioradialis (N. radialis) und M. supraspinatus, M. coroacobrachialis
— Erscheinungsbild: IRO und Abduktion des schlaff herabhängenden Armes, der sich in einer leichten Beugestellung befindet; aktive Ellbogengelenksflexion ist nicht durchführbar; Pronierter Unterarm; Hand und Finger sind in ihren Bewegungen nicht eingeschränkt. — **Erscheinungsbild**
— Sensible Störungen im Bereich des M. deltoideus und an der Radialseite von Arm und Hand

c. Komplikationen — **Komplikationen**

— Frozen Shoulder

Behandlungsziele — **Ziele**

— Größtmögliche Selbständigkeit in den Aktivitäten des täglichen Lebens
— Sensibilitätsschulung
— Erlernen von Trickbewegungen
— Wiedererarbeiten des größtmöglichen aktiven Bewegungsausmaßes
— wenn nötig Schienenversorgung
— berufliche Rehabilitation
— Kräftigung der Muskulatur
— Kontrakturprophylaxe durch Gelenkmobilisation

Ergotherapeutische Behandlung

a. Maßnahmen/Medien — **Maßnahmen / Medien**

— Weben am vertikalen Rahmen, bis zum hochgehängten Rahmen
— Bilaterales Arbeiten im Flechtgriff
— Rasierschaumübungen mit geringem Widerstand
— Ballspiele
— Peddigrohrarbeiten

b. Aktivitäten des täglichen Lebens — **AdtL**

— Erlernen der Einhänderschnürung
— Brotstreichen mit einer Hand
— Haushaltstraining
— An- und Ausziehen

Konservative u. operative Behandlung

Weitere operative und konservative Behandlung

— Abhängig von der Ursache, primär Kontrakturprophylaxe und Bewegungsschulung durch Physiotherapie
— OP-Maßnahmen

Klumpke'sche Lähmung

Daten

Ursachen

a. *Ursachen*

— ungüstige Lage des Kindes bei der Entbindung (ungünstige Prognose)
— traumatische Einflüsse (Motorradunfälle)
— Tragen schwerer Lasten

Lokalisation

Lokalisation: C7—TH 1

Symptome

b. *Symptome*

— Es fällt die Muskulatur des Unterarmes aus:
Itrinsic-Muskulatur (Atrophie von Thenar und Hypothenar), Flexoren des Handgelenkes, die Hand steht in einer charakteristischen „Pfötchenstellung"; Sensibilitätsstörungen der ulnaren Hand- und Armseite

Ziele

Behandlungsziele

siehe Erb'sche Lähmung

Ergotherapeutische Behandlungsmaßnahmen

Behandlungsmaßnahmen, -medien

a. *Behandlungsmaßnahmen/-medien*

— Bilaterales Arbeiten im Flechtgriff: Steckspiele, Drucktechniken
— Schreibtraining, Umlernen auf die andere Hand
— Einhänderschreibmaschinentraining
— Weben, freies Weben
— Peddigrohrarbeiten
— Einsatz verschiedener Materialien zur Stimulation[35]

AdtL

b. *Aktivitäten des täglichen Lebens*

— An- und Ausziehen, Einhänderschnürung
— Essen, Trinken
— Haushaltstraining

Schienenversorgung

c. *Schienenversorgung*

— Lagerungsschiene zur Kontrakturprophylaxe

Weitere operative und konservative Behandlungsmaßnahmen

Konservative u. operative Behandlung

— Lagerung auf einer Abduktionsschiene zur Entlastung der Nerven in ihrem Verlauf
— passives Durchbewegen
— Elektrotherapie
— Massagen
— Verletzung ohne Rückenbildungstendenzen: OP, Muskelplastiken

> **Aufgaben**
>
> — Nennen Sie Faktoren, die zu einer Läsion des Plexus brachialis führen.
> — Differenzieren Sie die Erb'sche und die Klumpke'sche Lähmung voneinander und beschreiben Sie die motorischen Ausfälle.
> — Erarbeiten Sie die ergotherapeutische Behandlung bei der Erb'schen Lähmung und begründen Sie Ihre Überlegungen.

Anmerkungen

35 Ähnlich wie bei der Behandlung von Hemiplegikern; s. O. Eggers: Ergotherapie bei Hemiplegie; alte Aufl.: Bürozentrum f. Gelähmte, Reinach, 1979; Neue Aufl. Springer Verlag, Berlin

Quellen

— Fachspezifischer Unterricht bei Fr. E. Bajus, Debstedt, Orthopädie-Praktikum
— Shopland, u. a.: Refer to Occupational Therapy; Churchill Livingstone, Edinburgh, 1979; pp 61—63

3. Erkrankungen des Ellbogengelenkes

Behandlungsziele

Ziele

— Verbesserte Funktion der Einzelbewegungen
— Verbesserung der Gebrauchsbewegungen
— Gelenkmobilisation in allen Gelenken des Ellbogens und des nächstliegenden Gelenkes der Gliederkette
— Muskelkräftigung
— Koordination der Bewegungsabläufe

Ergotherapeutische Behandlungsmaßnahmen

Maßnahmen

a. Medien/Maßnahmen

— Setzen propriozeptiver Reize und Dehnungsreize
— Aktive Gelenkmobilisation, besonders bei Entzündungsgefahr. Das Bewegungsausmaß kann durch Widerstände oder Haltearbeit an dem Punkt der größtmöglichen Bewegung erweitert

werden. Ausweichbewegungen im Schulter- und Handgelenk, besonders bei der Pro- und Supination beachten und verhindern.

— Muskelkräftigung durch Steigerung in der Behandlung
  — aktive Bewegung unter Einsatz des Helparmes oder Armschlaufen mit Feldern oder Sandsäcken zur Reduktion der Eigenschwere, kein Widerstand
  — Isotonische Muskelarbeit bei aktiven Bewegungen gegen die Schwerkraft
  — Isometrische Muskelarbeit bei aktiven Bewegungen unter Einsatz von Widerständen
  — Steigerung der Therapiezeit: zunächst intermittierende Pausen und Lockerungsübungen, dann Reduzieren der Pausen und Erhöhen der Belastbarkeit

Behandlungsmedien

Behandlungsmedien:

— Weben am hochgehängten Webrahmen, zunächst unter Einsatz des Helparmes, später ohne diesen

— Holzarbeiten: Sägen, Feilen, bilaterales Schleifen an einer schrägen Ebene, Hobeln

— Textiles Gestalten: Linoldruck mit adaptierten Stempeln (bilateral und zur Beübung der Pro- und Supination)
Tropfbatik, Batik mit Pinsel und Tjanting

— Lederarbeiten: Umriemelungen

— Makrameearbeiten

— Peddigrohrarbeiten: hochgestellt, Anfertigen eines großen Werkstückes

— Übungen mit Rasierschaum

— Tonarbeiten: Aufbaukeramik

— Funktionelle Spiele: Großes Einsiedlersteckspiel, großes Reversi; die Steine werden im Flechtgriff genommen
Ballspiele
Ringe-, Pfeilewerfen

— Knetübungen

— Übungen mit Theraband

AdtL

b. Aktivitäten des täglichen Lebens

Das Selbsthilfetraining ist besonders wichtig bei doppelseitigen Behinderungen und bleibender Einschränkung der Beweglichkeit.

— Besteck mit abgewinkelten Griffen
— Griffverlängerungen (Bürste, Kamm)
— Kleidung, die sich vorne schließen läßt
— Taschen und Gepäck sollte außer dem Handgriff noch einen Schulterriemen haben

Epicondylitis humeri

(Tennisellbogen)

Daten zum Krankheitsbild

Die Epicondylitis ist eine Insertionstendopathie der Finger- und Handgelenksextensoren, die ihren Ursprung an den Epicondylen haben. Die radiale Form ist häufiger als die ulnare.

a. Ursachen: **Ursachen**

— Abnutzungs- und Degenerationserscheinungen aufgrund funktioneller Überbelastung
— zervikale Wurzelirritationen, z. B. beim HWS-Syndrom
— übermäßige Kompensation fehlender Fingerfunktion durch das Handgelenk
— vermehrter Sympathikotonus

b. Symptome: **Symptome**

— lokaler Druckschmerz an beiden Condylen
— Schmerzen bei Kontraktion der Muskeln, nach proximal und distal ausstrahlend
— Schmerzen bei passiver Dehnung und Überbelastung der Muskeln

c. Komplikationen: **Komplikationen**

— bei Chronifizierung Verknöcherung und nachfolgend Druckschäden des N. Ulnaris

Behandlungsziele

Ziele

— sofern möglich, Ausschalten einer vorliegenden Fehlbelastung beim Gebrauch von Arm und Hand
— Erreichen eines größtmöglichen schmerzfreien Bewegungsausmaßes

Ergotherapeutische Behandlung

ETh.-Behandlung

3—4 Wochen postoperartiv mit der Mobilisation der gesamten oberen Extremität beginnen, da auch Finger und Handgelenk im Gips waren. Bewegungsübungen nicht forciert durchführen, nur mit geringem Kraftaufwand, da primär das Bewegungsausmaß erhalten bleiben soll. Wichtig ist glz. die Bewegung in Hand- und Schultergelenk.
Eine neuere Behandlungsform ist die postoperative Ruhigstellung in einer festen Bandage, die geringe Muskelatrophie zur Folge hat und den Beginn der Mobilisation ca. 2 Wochen postoperativ ermöglicht.

Konservative u. operative Behandlung

Allgemeine konservative und operative Behandlung

— lokale Kortisoninfiltrationen
— im akuten Stadium Ruhigstellung und Eisbehandlung, nach Abklingen der aktuen Reizsituation Wärmebehandlung
— bei Ruhigstellung Durchbewegen von Hand- und Schultergelenk
— Elektrotherapie
— Tritt nach 2—3 monatiger konservativer Therapie keine Besserung ein, wird operativ eine Sehnenverlängerung durch Einkerbung nach HOHMANN und WILHELM durchgeführt; danach Ruhigstellung im Gips oder in einer festen Bandage
— ca. 3 Wo. postoperativ (bei Gipsbehandlung) Beginn der Übungsbehandlung im Warmwasserbad
— Die Wiederherstellung der Arbeitsfähigkeit dauert zwischen 3 Wochen und 6 Monaten, je nach postoperativer Ruhigstellung und Erkrankungsdauer

Supracondyläre Humerusfraktur

Daten zum Krankheitsbild

Ursachen und Symptome

a. Ursachen / b. Symptome

Sie ist die häufigste Fraktur — eine Extensionsfraktur — im Bereich des Ellbogengelenkes, die besonders bei Kindern zu finden ist. Luxation des frakturierten Condylenteiles in die Ellenbeuge.

Komplikationen

c. Komplikationen

— Druckschädigung des N. ulnaris oder medianus
— Volkmann'sche Kontraktur
— M. Sudeck
(s. d.)

Ziele

Behandlungsziele

— Verhindern von Ödemen
— Vergrößerung des Bewegungsausmaßes
— Muskelkräftigung

ETh.-Behandlung nach Gipsabnahme

Ergotherapeutische Behandlung (postoperativ nach Gipsabnahme)

— Gelenkmobilisation und Muskelkräftigung zunächst ohne Belastung vorsichtig dosiert.
— Kneten auf konvexer Ebene

— Peddigrohrarbeiten: die erkrankte Seite zunächst nur zur Haltearbeit einsetzen
— Weben
— Ton-, Holzarbeiten mit größeren Kraftleistungen einsetzen, wenn es schon zu Flexionskontrakturen gekommen ist. Sorgfältige Handhabung des Werkzeuges beachten und Ausweichbewegungen verhindern

Allgemeine konservative und operative Behandlung

Konservative u. operative Behandlung

— Fixation mit Kirschnerdraht und nachfolgend 4—6wöchige Ruhigstellung im Oberarmgips
— Postoperativ nach Gipsabnahme: Krankengymnastische Bewegungsübungen, Gelenkmobilisation und Muskelkräftigung

Ellbogengelenksluxation

Daten zum Krankheitsbild

Ursachen

a. *Ursache* der typischen hinteren Luxation (andere Luxationsformen sind sehr selten)

— Sturz auf den gestreckten Arm

Symptome

b. *Symptome*

— Der Proc. coronoideus gleitet über die Trochlea humeri nach dorsal, Ausweichen der Unterarmknochen meist nach radial

Begleitverletzungen

Begleitverletzungen:
— Schädigung des Kapsel-Bandapparates
— Abriß der Condylen
— Radiusköpfchenfraktur
— Ulnarisschädigung

Komplikationen

c. *Komplikationen*

— Volkmann'sche Kontraktur
— Myositis ossificans besonders im Bereich des M. brachialis

Behandlungsziele (postoperativ bzw. nach Gipsabnahme)

Ziele

— Mobilisation der gesamten Gelenke der oberen Extremität
— Erhalt des muskulären Gleichgewichtes
— Erreichen koordinierter Bewegungsabläufe

Maßnahmen / Medien

Ergotherapeutische Behandlung

a. Behandlungsmaßnahmen, -medien

Befundaufnahme nach Gipsentfernung

Nach Gipsentfernung Befundaufnahme:

— aktives Bewegungsausmaß evtl. unter Aufhebung der Schwerkraft schmerzfrei (!) messen
— Schulter- und Handgelenksbeweglichkeit testen
— Faustschluß und Daumenbeweglichkeit überprüfen
— Sensibilitätstest
— Sichtbefund (Hautveränderungen, Ödeme etc.)

Verhindern der Myositis ossificans

Wichtig: Keine passive, nur aktive Beübung, um im Sehnenbereich des M. brachialis die Myositis ossificans, eine knöcherne Umbildung, zu verhindern.

Beginn der Behandlung mit Bewegungen der Sagittalebene:

Extension — Flexion; bei Bandverletzungen Rotationsübungen erst nach 1—2 Wochen forcierter durchführen.

ETh.-Maßnahmen und Medien

Zunächst gelenkmobilisierende Übungen ohne Einsatz von Widerständen:

— Rasierschaumübungen an einer schrägen Ebene
— Kleisterpapier
— bilateral gegenseitig sich eine Rolle zuspielen
— funktionelle Spiele

Dann Übungen mit geringem Widerstand:

— Tonarbeiten: Aufbaukeramik
— Peddigrohrarbeiten
— Funktionelle Spiele

Widerstandsübungen zur Kräftigung der Muskulatur und Zirkulationsförderung:

— Holzarbeiten: Sägen, Feilen, Hobeln, bilateral an einer schrägen Ebene schleifen

Wichtig sind ständige Kontrollbefunde, da sich die Myositis ossificans durch Bewegungsminderung anzeigen kann.

Allgemeine konservative und operative Therapie

Allgemeine konservative und operative Therapie

— ohne Begleitverletzungen 3wöchige Ruhigstellung im Oberarmgips
— OP bei offenen Luxationen und Begleitverletzungen, postop. 3 Wochen Oberarmgips

Aufgaben

— Beschreiben Sie mögliche Ausweichbewegungen bei Erkrankungen im Bereich des Ellbogengelenkes!
— Begründen Sie die Auswahl der Behandlungsmedien!
— Erarbeiten Sie anhand der ausgewählten Behandlungsmedien bei der Ellbogengelenksluxation die Muskulatur, die durch die Behandlung angesprochen wird.
— Begründen Sie eine eingeschränkte Pro- und Supination bei Erkrankungen im Bereich des Ellbogengelenkes.

Quellen
— Jentschura/Janz: Beschäftigungstherapie Bd. I; (s. 5)
— Küsswetter: Frakturen im Schulter- und Ellbogenbereich; BT/Reha 3/1976; S. 116—118
— Hirsch: Krankengymnastische Behandlung nach Frakturen im Schulter und Ellbogenbereich; BT/Reha 3/1976; S. 119—120
— Müller: Operativer Gelenkersatz; Hans Huber, Bern 1979
— Krause: Die Epicondylitis humeri lateralis (sive Epicondylitis radialis) und ihre konservative Behandlung; Therapiewoche, 30/1980; S. 3652—3661
— Beugert: Die Epicondylitis humeri; Orthop. Praxis, 8/XI; 570—579

Weiterführende Literatur
— B. Tillmann: Entwicklung und funktionelle Anatomie des Ellbogengelenkes; Z. Orthop. 116, 1978; S. 392—400

4. Erkrankungen und Verletzungen der Hand

Daten zum Krankheitsbild

Die Beschreibung der einzelnen Krankheitsbilder folgt.

Behandlungsziele

Ziele

— Wiederherstellung aller differenzierten Finger- und Handfunktionen, sofern möglich
— Erreichen größtmöglicher Geschicklichkeit und Koordination der Finger untereinander
— Verbessern der Auge-Hand-Koordination
— Verhindern von Kontrakturen
— Ermöglichen des Schreibens
— Größtmögliche Selbständigkeit im Selbsthilfebereich
— Arbeitsplatzsicherung, berufl. Rehabilitation
— Wiederherstellung der Hand als Ausdrucksorgan

Ergotherapeutische Behandlungsmaßnahmen

Befundaufnahme

Befundaufnahme:

- Sichtbefund
- Bewegungsbefund (Gelenkmessung von Finger- und Handgelenken nach Neutral-Null; FKHA)
- Überprüfen der Sehnenfunktion
- Überprüfen der verschiedenen Griffe der Hand
- Überprüfung der Greifkraft mit dem Vigriometer
- Sensibilitätsbefund

Behandlungsmaßnahmen

a. *Behandlungsmaßnahmen*

Die Behandlungsmaßnahmen bei Erkrankungen und Verletzungen der Hand sind aufgrund der unterschiedlichsten Diagnosen und Symptome sehr vielfältig

- Gelenkmobilisation
- Muskelkräftigung
- Steigerungsmöglichkeiten
  assistive Bewegungsführung: Einsatz des Helparmes
  Rollbrett
  Bilaterales Arbeiten im Flechtgriff
  aktive Bewegung gegen die Schwerkraft
  aktive Bewegung gegen Widerstand
  Widerstandssteigerung durch Materialwahl,
  Technik u. Arbeitsplatzanordnung

Behandlungsgrundsätze

Behandlungsgrundsätze:

- Zeiten der Ruhigstellung und Wundheilung beachten
- Vorsichtige Behandlungsdosierung
- Zur Geschicklichkeitsübung: Aktives Fassen, Greifen, Halten und Loslassen verschiedener Gegenstände unterschiedlicher Form, Größe und Oberfläche
- Adaptierte Griffe an Werkzeugen
- Linoldruck mit adaptierten Stempeln

weitere Maßnahmen

Weitere Inhalte:

- Schreibtraining: Handschreiben mit Hilfsmitteln (8-ter-Schiene, Griffverdickungen etc.)
  Mechanische oder elektr. Schreibmaschine unter Einsatz von Hilfen
- Arbeitstherapeutische Aktivitäten

Behandlungsmedien

b. *Behandlungsmedien*

- funktionelle Spiele verschiedenster Art
- Peddigrohrarbeiten

— Makramee
— Sticken
— Lederarbeiten
— Ton
— Therapeutische Knetmasse
— Drucken: Linol, Typensetzen mit Pinzette
— Mosaikarbeiten
— Drechseln

c. Hilfsmittel der Behandlung

Einsatz von Hilfsmitteln und Adaptionen

Widerstandsklammer

Abb. 14:
Widerstandsklammer

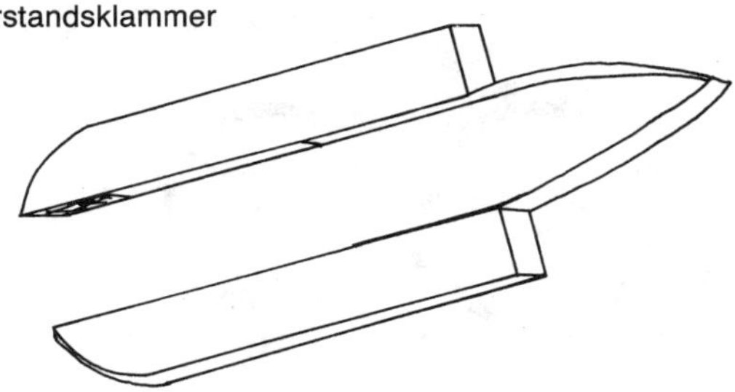

— Spreizschere
— Paradoxe Zange

Bunnel-Brettchen

Abb. 15:
Bunnel — Brettchen
(Maße: 8 x 6 x 1 cm)

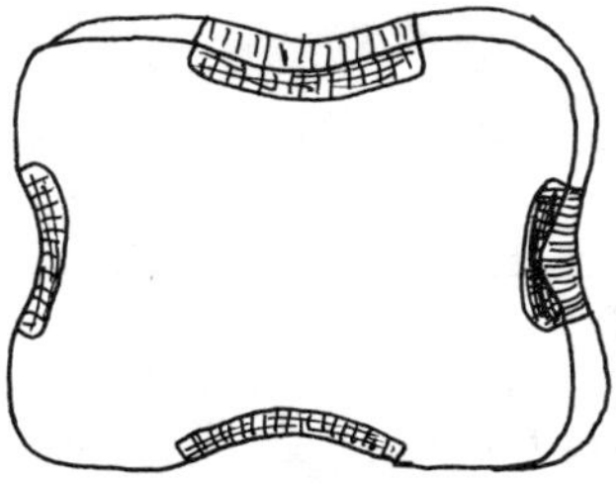

Nierenhölzchen **Abb. 16:** Nierenhölzchen

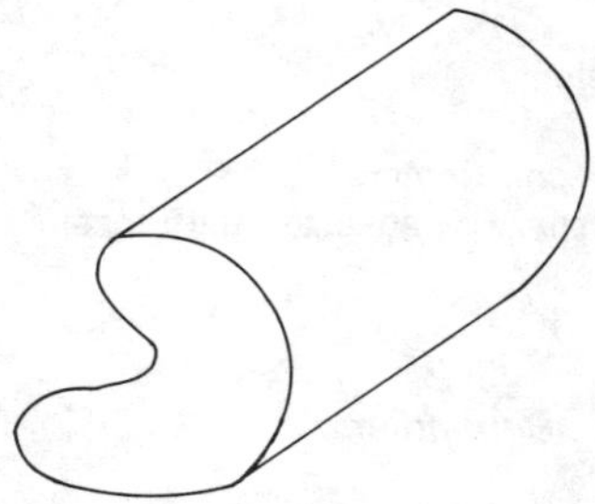

8-ter-Schiene **Abb. 17:** 8-ter-Schiene

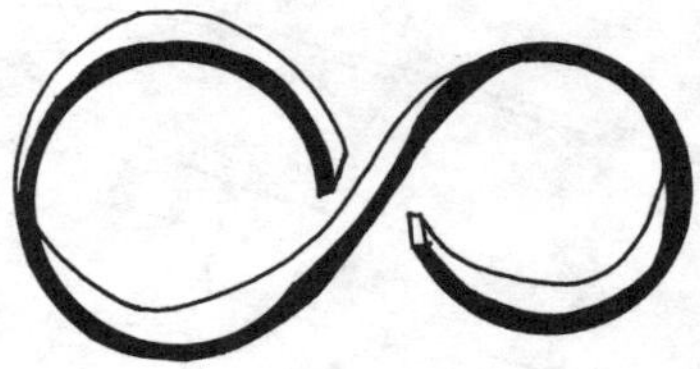

Omega-Schiene **Abb. 18:** Omega-Schine: Schienung des Mittelfingers, um physiologische Bewegungen zu ermöglichen; der Finger macht automatisch Extension und Flexion mit

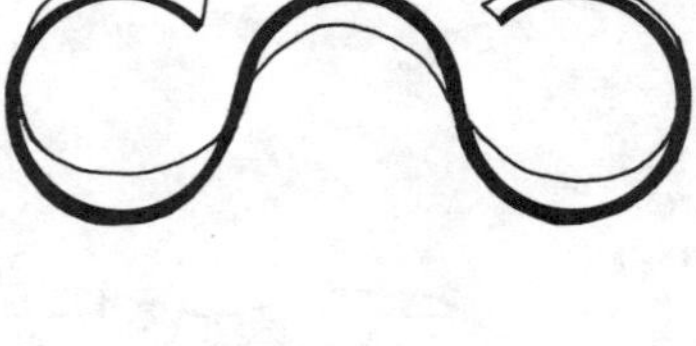

Griffverdickung **Abb. 19:** Griffverdickung, bes. geeignet für Peddigrohrarbeiten

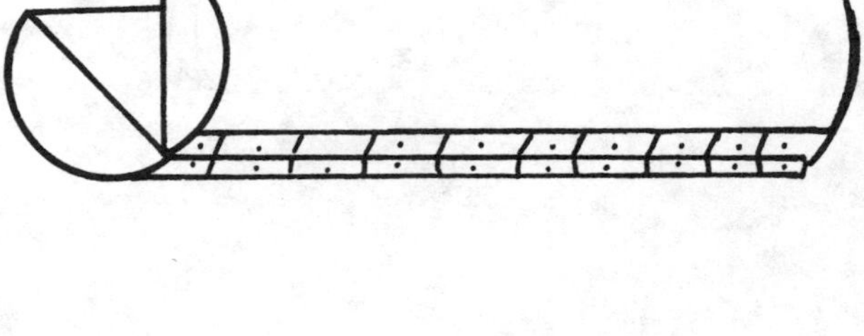

— Schiene zur Immobilisierung des MCP-Gelenkes, um die isolierte Beübung des M. flex. dig. sup. zu ermöglichen.
— Adaptierte Griffe an Webrahmen, z. B. am FEPS
— Adaptionen an allen Werkzeuggriffen[36]

d. Aktivitäten des täglichen Lebens

AdtL

— Erlangen der größtmöglichen Unabhängigkeit im Haushalt und bei der Körperpflege
— Wenn nötig, Einsatz von Hilfsmitteln — adaptierte Griffe, Greifhilfen

e. Schienenversorgung

Schienenversorgung

— individuelle Anpassung zur Korrektur und Lagerung
— Nachsorge muß gewährleistet sein
— Funktionsschienen
— Redressierende Schienen

Allgemeine konservative und operative Behandlung

Konservative u. operative Behandlung

— Analgetika
— Sudeck- und Ödemprophylaxe
— Physikalische Therapie
— Paraffin-Bäder, Diadynamische Ströme, Fango-Kneten

Aufgaben

— Beschreiben Sie die Befundaufnahme bei Erkrankungen und Verletzungen der Hand!
— Erörtern Sie die Bedeutung des Selbsthilfetrainings bei Funktionseinschränkungen der Hand!

Dupuytren'sche Kontraktur

Daten zum Krankheitsbild

Darunter versteht man eine Flexionskontraktur, primär der Phalangen IV und V, aufgrund einer Verhärtung und Schrumpfung der Palmarfaszie. Sie tritt bei 1—2% der Bevölkerung, überwiegend bei Männern zwischen dem 40. und 50. Lebensjahr, auf.
In selteneren Fällen ist diese Erkrankung im Bereich des Fußes zu finden, dort M. Ledderhose genannt.

Daten zum Krankheitsbild

Ursachen

a. Ursachen

— unbekannt
— man vermutet konstitutionell bedingte Bindegewebsveränderungen

Symptome

b. Symptome

Die Sehne des M. palmaris longus, die sich aufteilt, zu allen Phalangen zieht und die Palmaraponeurose spannt, verdickt sich und schrumpft infolge narbiger Umwandlung der kollagenen Fasern. Besonders betroffen ist das ulnare Gebiet der distalen Beugefalte, so daß die zunehmende Flexionsstellung von Ring- und kleinem Finger das Ergreifen größerer Gegenstände erschwert. MCP und PIP werden in Flexion gezogen, DIP ist extendiert. Durch Extensionsübungen wird die Kontraktur verstärkt. Die Erkrankung weist in ihrem Verlauf nur geringe Schmerzhaftigkeit auf, teilweise kommt es zu Senisbilitätsstörungen.

Postoperative Behandlungsziele

Behandlungsziele

Postoperativ:

— Erreichen der vollen Fingerstreckung
des vollen Faustschlusses
— Erweiterung des aktiven Bewegungsausmaßes
— Wiedererlangen der differenzierten Greiffunktionen

Ergotherapeutische Behandlung

Behandlungsmaßnahmen, -medien

a. Behandlungsmaßnahmen/-medien

Die Behandlung beginnt 10 Tage postoperativ; 5 Tage postoperativ, wenn es zu starken Schwellungen kommt. Die Fäden werden nach ca. 14 Tagen gezogen.
Die Heilung der OP-Narbe verläuft infolge der monate- oder jahrelangen Flexionsfehlstellung und der damit verbundenen reduzierten Zirkulation langsam und zögernd.
Die ergotherapeutische Behandlung beginnt zu einem Zeitpunkt, zu dem nur eine oberflächliche Heilung stattgefunden hat, die geringsten Belastungen z. T. nicht standhält. D. h., daß, bis die Wunde zur oberflächenbedeckenden Hautschicht verheilt ist, die Behandlung wohldosiert und unter geringer Beanspruchung stattfinden muß. Die Finger können noch nicht extendiert werden, haben meist eine Flexionsstellung von ca.
— 10° im DIP
— 45° im PIP
— 50° im MCP.

Der Anfangsbefund muß vorsichtig erstellt werden und erstreckt sich zunächst nur auf einen Sichtbefund der Narbe und der Messung der vorhandenen Gelenkstellung. Bewegungen werden nicht überprüft.

Vorsichtige Befundaufnahme

Da die Behandlung zu einem Zeitpunkt einsetzt, zu dem die Wunde noch nicht geschlossen ist, müssen Arbeitsplatz und therapeutische Geräte vor und nach der Behandlung desinfiziert werden.

Die Behandlung teilt sich nach B. Pfenniger in 4 Phasen auf:

4 Behandlungsphasen

Beübung der PIP- und DIP-Gelenke

1. Beübung der PIP- und DIP-Gelenke, der Flexoren und kleinen Handmuskeln, noch keine Extensionsübungen in den MCP-Gelenken. Bei Schwellungen hoch an einer schrägen Ebene arbeiten.
   Greifübungen, besonders Oppositionsübungen, Sphärengriff unter Einsatz funktioneller Spiele, Lederriemelarbeiten, o.a. durchführen. Primär werden aktive Übungen mit dynamischer Muskelarbeit ohne Belastung Therapieinhalt sein.

Faustschlußübungen

2. Faustschlußübungen erst, wenn an der Narbe keine offenen Stellen mehr sind, sonst gesamtes Öffnen und Schließen der Hand im Rahmen des möglichen Bewegungsausmaßes.
   Einsatz von Drucktechniken mit adaptierten Stempeln, Peddigrohrarbeiten mit Griffadaption, funktionelle Spiele mit Hilfe von Widerstandsklammern.

Aktive MCP-Mobilisation

3. Aktive Mobilisation der MCP-Gelenke durch funktionelle Spiele, Einsatz von Spreizscheren, OP-Klemmen, Faustschlußübungen mit kleineren Griffen weiterführen. Freies Weben, Peddigrohrarbeiten, Drucken. Einsatz der therapeutischen Knetmasse.

Passive Extensionsmaßnahmen

4. Passive Behandlungsmaßnahmen, Streckübungen, evtl. Schienen zur Kontrakturbehandlung.
   Ist trotz Fehlen trophischer Störungen die Extension noch nicht möglich, muß man mit sich langsam steigernden passiven Übungen beginnen:
   Papierfalten, Ton-, Knetmasse rollen, Schmirgeln, Drucken mit adaptierten Stempeln.
   In einigen Fällen sogar gut angepaßte Schienen, deren Tragdauer sich von 5—10 Min. bis auf eine Nacht steigert, einsetzen.[37]

b. Aktivitäten des tägl. Lebens

AdtL

— Knöpfen und Schleifenbinden üben
— Schreibübungen mit verdickten Stiften

Beruf

c. Beruf

Arbeitsanalyse, normalerweise gelingt die Rehabilitation so weit, daß der Patient weiterhin im alten Beruf tätig sein kann.

Allgemeine konservative und operative Behandlung

Praeop. konservative Behandlung

a. Konservativ

Nur wenig Erfolg mit Röntgenstrahlung, Vitamin E-Gaben, örtlichen Heparin- und Hydrocortisoninfiltrationen.
Ölmassagen und Kontrakturbehandlung sind nur dann erfolgversprechend, wenn bei einem betroffenen Finger die Fibrose noch oberflächlich ist und die Flexionsstellung 45° nicht überschreitet.

OP-Maßnahmen

b. Operativ

— Aponeurektomie oder Teilentfernung der Aponeurose

Cave: Die operierte Hand ist sudeckgefährdet.

> **Aufgaben**
>
> — Beschreiben Sie die Pathologie der Dupuytren'schen Kontraktur!
> — Erklären Sie die 4 Behandlungsstadien nach B. Pfenniger und ergänzen Sie sie!

Sehnenverletzungen der Hand

Allgemeine Daten zu den verschiedenen Formen

Ursachen

a. Ursachen

Offene und stumpfe Verletzungen der Hand mit der Folge von Knochenfrakturen und Dislokationen (Sehnenruptur, Sehnenquetschungen, Sehneneinengung, Adhäsionen mit den umgebenden Weichteilen, Überdehnung; Schnitt-, Stich-, Schußwunden)

Motor. Funktionsausfall

b. Symptome — Funktionsausfall

— Extensor digitorum: sind mehrere Sehnen betroffen, ist in den MCP-Gelenken keine Extension mehr durchführbar; PIP und DIP — Extension durch die Intrinsic-Muskulatur

— Flexor digitorum prof.: Das DIP kann nicht mehr gebeugt werden, so daß das Endgelenk in Extension steht.

— Flexor dig. sup.: Ist das DIP in Extension fixiert, dann kann das PIP nicht flektiert werden.

Sehnenrupturen

Behandlungsziele

Ziele prae- und postoperativ

Praeoperativ: — maximale passive Beweglichkeit aller Gelenke

Postoperativ: — voller Faustschluß und volle Extension
— Gelenkmobilisation
— Sehnenmobilisation
— Koordination
— Training der Ersatzmuskulatur

a. Beugesehnenrupturen

Behandlungsmaßnahmen

Behandlungsmaßnahmen

Häufig ist nach Flexorensehnenverletzungen das exakte Zusammenspiel der Intrinsic Muskulatur mit den langen Flexoren gestört. Das bedeutet, daß die Fingerbeugung durch die Mm. lumbricales und die Mm. interossei eingeleitet wird und das MCP-Gelenk in eine starke Flexion zieht, PIP und DIP jedoch extendiert werden. Die Flexion des betreffenden MCP-Gelenkes wird durch folgende Hilfen inhibiert:

Hilfen zur Inhibition der MCP-Flexion

— Bunnel — Brettchen
— Nierenhölzchen
— Vierkanthölzer, Streichholzschachtel.

Mit dem so gehemmten MCP-Gelenk ist die Ausübung des Spitzgriffes bei Steckspielen, Lederarbeiten, Sticken, Applikation, Fingerweben möglich.

Handöffnung / Faustschluß

Handöffnung und Faustschluß werden beübt durch:
Weben, Linoldruck mit adaptierten Stempeln, Peddigrohrarbeiten mit Rundholz, therapeutische Knetmasse, Pumpfußball, hochgehängte große Steckspiele, um Ödemen vorzubeugen, etc.

b. Strecksehnenruptur

Maßnahmen

Behandlungsmaßnahmen

Die Übungsbehandlung nach Verletzungen der Strecksehne im Bereich der Langfinger gestaltet sich zum Teil schwieriger als die der

Beugesehnen, da bei der Beübung der Greiffunktionen die Flexoren häufiger angesprochen werden. Daher werden verstärkt Maßnahmen der neuromuskulären Facilitation notwendig; z. B. die Behandlung im physiologischen Bewegungsmuster: Handgelenkspalmarflexion, Fingerstreckung, Handgelenksdorsalextension, Beugung in allen Fingergelenken.

Medien

Behandlungsmedien sind: handwerkliche Techniken, funktionelle Spiele. Wichtig ist die Mobilisation der ganzen Hand, bei mehrgelenkigem Muskel muß teilweise das proximale Gelenk ruhiggestellt werden; Arbeiten gegen Widerstand.

Konservative u. operative Maßnahmen

Weitere operative und konservative Maßnahmen

- OP: Durchführen von primären und sekundären Sehnennähten
- Ersatzoperationen, wenn kein freies Sehnentransplantat implantiert werden kann
- Physiotherapie[38]

Ziele

Behandlungsziele

- Mobilisation aller Gelenke der Gliederkette
- Kräftigung der Muskulatur
- Einüben physiologischer Bewegungsabläufe
- Verbessern der Feinmotorik, Auge-Hand-, Hand-Hand-Koordination

Maßnahmen / Medien

Behandlungsmaßnahmen, -medien

- Funktionelle Spiele
- Lederarbeiten, primär Umriemelungen

Hilfen zur Behandlung

Omega-, 8-ter-Schiene, Fingerextensions- und -flexionsschienen.

Flexionshandschuh

Abb. 20:
Flexionshandschuh

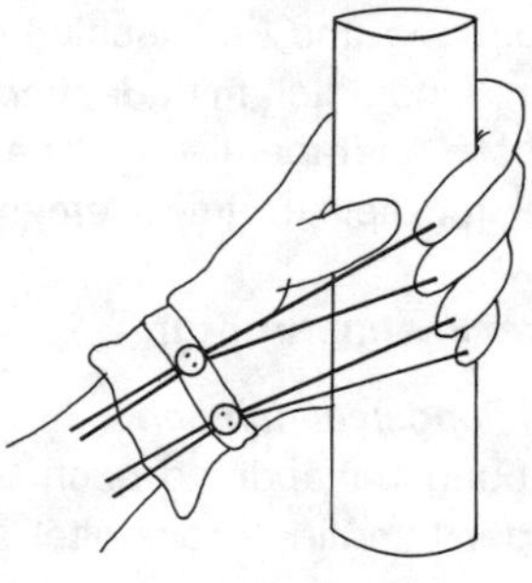

Alle Maßnahmen müssen Flexionsübungen beinhalten.[40]

Aufgaben

- Beschreiben Sie den Funktionsausfall des M. ext. digitorum, des M. flex. dig. prof. und sup. und begründen Sie die Fehlstellungen!
- Zählen Sie therapeutische Hilfen zur Behandlung nach Beugesehnenverletzungen auf und beschreiben Sie ihre Funktion!

Tendolyse

Algemeine Beschreibung

Definition

Bei einer Tendolyse wird die Sehne nach Adhäsion aus dem umliegenden Gebiet herausgelöst.

Behandlungsziele

Ziele

- Erreichen des größtmöglichen physiologischen Bewegungsausmaßes
- Verhindern von Kontrakturen

ETh. Behandlungsmaßnahmen

Praeoperative Maßnahmen

a. *Praeoperativ:*

- Erhalt des erreichten Bewegungsausmaßes
- Aktive Schulung der Greiffunktion
- isolierte aktive Sehnenfunktion gegen Widerstand
- Wurde eine Sehnennaht durchgeführt, so darf die passive Dehnbehandlung nicht innerhalb der Schutzfrist der Naht durchgeführt werden

Behandlungsmedien

Behandlungsmedien

- Funktionelle Spiele
- Handwerkliche Techniken: Ton, Peddigrohr
- Therapeutisches Kneten

Postoperative Maßnahmen

b. *Postop:*

- die aktive Behandlung muß so frühzeitig wie möglich einsetzen, um evtl. neuen Adhäsionen zuvorzukommen

Behandlungsmedien

Behandlungsmedien

- gezielte Knetübungen (Spitzgriff, Faustschluß gegen Widersand bei entsprechenden Narbenverhältnissen)
- Steckspiele mit Widerstandsklammern (in Extension und Flexion)

Konservative u. operative Behandlung

Weitere konservative und operative Maßnahmen

OP-Indikation ist dann gegeben, wenn die Adhäsion durch intensive konservative Behandlung nicht behoben werden kann.[39]

Tenodese

Definition und Beschreibung der Maßnahme

Allgemeine Beschreibung

Bei einer Tenodese wird eine Sehne zur teilweisen oder völligen Aufhebung der Gelenkbeweglichkeit am Knochen fixiert, überwiegend an der oberen Extremität. So wird z. B. die Sehne des M. flex. dig. prof. am Ringfinger verkürzt: der Finger ist im DIP immer leicht gebeugt, wodurch die Handfunktion relativ wenig eingeschränkt wird. Postoperativ wird eine 6-wöchige Ruhigstellung notwendig, die in den angrenzenden Gelenken oft beginnende Kontrakturen verursacht.

4.1 Periphere Nervenverletzungen der oberen Extremität

Daten zum Krankheitsbild

Ursachen

a. *Ursachen*

Mechanische Faktoren wie: Druck — Quetschung — Zerrung — Schnitt.

Je nach Art der Einwirkung hinterlassen die Schäden z. T. bleibende Folgen in unterschiedlichem Ausmaß. Besonders nach Frakturen und Luxationen können Nervenfunktionsstörungen noch nach Monaten durch Callusbildung um den Frakturspalt auftreten oder durch narbige Veränderungen mit Schrumpfungstendenz.

Symptome

b. *Symptome*

Neben der eigentlichen Verletzung des Nerven treten Störungen, der Motorik, der Sensibilität, der Trophik, der Gelenke, der Tiefensensibilität auf.

Die Ausfälle sind abhängig von der Schädigungshöhe: je weiter proximal die Verletzung, um so größere Gebiete werden auch sensorisch nicht mehr ausreichend versorgt.
Die Symptome sind sehr umfassend, so daß fehlende sensorische und motorische Informationen unkoordinierte Bewegungen hervorrufen. Muskelparalysen können Deformitäten verursachen — das bedeutet, daß die Hand als Ausdrucksorgan nur noch beschränkt eingesetzt werden kann.

Folgende Formen der Nervenverletzung sind bekannt:

a. Neuropraxie: eine Nervenquetschung mit vorübergehender Störung, da keine Nervenfasern geschädigt wurden

Neuropraxie

b. Axonotmesis: die teilweise Durchtrennung, bei der Nervenfasern unterbrochen sind

Axonotmesis

c. Neurotmesis: die vollständige Durchtrennung, bei der eine Nervennaht durchgeführt werden muß.[41]

Neurotmesis

Behandlungsziele

Ziele

— Kontrakturprophylaxe
— Erhalt des Tonus und der Kraft der gelähmten Muskeln
— Förderung und Erhalt des normalen Bewegungsumfanges
— Verbessern der sensorischen Funktionen
— Fördern der Koordinationsfähigkeit
— Bei völligem muskulären Funktionsaufall und nachfolgender Operation (der Verlauf einiger Muskeln wird geändert, so daß sie Funktionen der nichtinnervierten übernehmen) Einüben von Trickbewegungen; unter normalen Umständen Verhindern von Trickbewegungen.
— Der Pat. soll angeregt werden, die erkrankte Extremität soviel wie möglich einzusetzen
— Größtmögliche Unabhängigkeit in den Aktivitäten des täglichen Lebens
— Schienenversorgung, um eine korrekte Lagerung zu gewährleisten.

Ergotherapeutische Behandlungsmaßnahmen

Maßnahmen

Befund: Sensibilitätstest, Feststellen von Parästhesien
Überprüfen der Muskel- und Gelenkfunktion
Feststellen dystrophischer Veränderungen

Die Behandlung muß sich an den drei Stadien der Regeneration orientieren (B. Pfenniger)[42]:

Behandlung in den 3 Regenerationsstadien

— Innervation ist ganz unterbrochen
— teilweise Innervation während des Nervenwachstums (Regeneration ca. 1 mm pro Tag)
— Wiederherstellung der Innervation

Um eine optimale Behandlung durchführen zu können, ist eine detaillierte Kenntnis der anatomischen Gegebenheiten im Bereich der Hand und des Unterarmes unerläßlich, da eine falsche Behandlung zu irreversiblen Schäden führen kann.

Grundregeln der Behandlung nach Nervenverletzungen und -operationen

Allgemeine Grundregeln für die Behandlung

— der genähte Nerv darf keinem Zug ausgesetzt sein
— nie über die Schmerzgrenze hinaus arbeiten
— Blasenbildung verhindern, da die Oberflächensensibilität und die Beschaffenheit der Haut verändert sind
— sofortige Schienenversorgung zur Unterstützung der gelähmten Muskulatur, um Überdehnungen zu vermeiden
— da die Behandlung von Nervenverletzungen langwierig ist, muß die Behandlung so abwechslungsreich wie möglich unter Einsatz verschiedenster Techniken durchgeführt werden
— Ausnutzung der Agonisten und Unterstützen der Funktion eines regenerierenden Muskels durch Stabilisierung proximaler Gelenke

Innervationsschulung

— bei vollständiger Unterbrechung der Innervation muß der Patient alle Tätigkeiten unter Augenkontrolle durchführen; dasselbe beibehalten, wenn sich die Sensibilität nicht wieder erholt
— Erlernen von Trickbewegungen zur Innervationsschulung bzw. als Ersatzfunktion
  — Einsatz von Muskeln mit ähnlichem Verlauf und gleicher Funktion
  — ,,Tendon action'': Sehnenverkürzung aufgrund starker Kontraktion des längeren Antagonisten. So ist z. B. bei Läsion der Mm. flex. dig. sup. und prof. die Handgelenksextension mit einer Flexion im PIP und DIP verbunden, da die Flexoren kürzer als die Extensoren sind.
  — ,,Rebound effect'': bei starker Kontraktion des Antagonisten eines gelähmten Muskels und nachfolgender schneller Entspannung kontrahiert sich der gelähmte Muskel (wichtig für die Innervationsschulung).

— Ausnutzen der Schwerkraft[43]

Ergänzende Bemerkungen zu den sensorischen Funktionen

Enge Verbindung von Motorik und Sensorik

Die Verbindung von Motorik und Sensorik ist so eng, daß ein Sensibilitätsverlust eine Verminderung der Muskelkraft nach sich zieht. Schwierigkeiten entstehen dann, wenn das Axon nicht zu seinem ursprünglichen Versorgungsort hin wächst, sondern andere Teile innerviert und es zu Veränderungen der Information kommt. Das bedeutet für den Patienten, daß er z. T. neue Antwortmuster im Gehirn durch Lernprozesse entwickeln muß.
Wichtig sind Tests der Stereognosie und der Funktion der Propriozeptoren.

Stereognosie

a. *Stereognosie*
  — Ertasten täglicher Gebrauchsgegenstände verschiedener Größe und Oberfläche;

dabei darauf achten, daß der Patient ausschließlich mit der Handinnenfläche, nicht mit dem Handrücken tastet oder den Gegenstand in die Hand nimmt und schüttelt

- Zunächst große und bekannte Dinge: Nagelbürste, Streichholzschachtel, im Laufe der Zeit die Größe reduzieren und später Büroklammern, Schlüssel und Gummibänder ertasten lassen. Dabei soll der Patient nach Größe, Form und Oberflächenbeschaffenheit befragt werden. Ist keine korrekte Identifikation möglich, so soll unter Augenkontrolle das, was man sich gedacht hat, mit der Realität verglichen werden, damit ein taktil-visueller Eindruck entsteht.
- Die Trainingseinheiten sollen beendet sein, bevor beim Patienten das Gefühl der Frustration entstehen kann.

Propriozeption

b. Propriozeption (Tiefensensibilität)
Propriozeptive Informationen durch Gewicht, Größe und Umfang der Gegenstände liefern und mit Hilfe einer Stoppuhr die Dauer des Informationsflusses feststellen.

Läsion des N. radialis

Allgemeine Daten zum Krankheitsbild

Sie ist die häufigste Läsion peripherer Nerven und entsteht meist nach Frakturen oder Druckschäden im Bereich des Sulcus N. radialis. In Abhängigkeit von der Schädigungshöhe ist das Ausmaß der motorischen und sensorischen Ausfälle sehr unterschiedlich. Anhand der Defizite kann man die Schädigungshöhe ausmachen.

Es fällt folgende Muskulatur aus:

Motor. Funktionsausfälle

M. triceps, M. anconeus, M. brachio-radialis, M. ext. carpi rad. long., brev., M. supinator, M. ext. dig., M. ext. digiti minimi, M. ext. carpi ulnaris, M. abd. poll. long., M. ext. poll. long., M. ext. poll. brev., M. ext. indicis.

Das motorische Bild sieht bei hoher Läsion folgendermaßen aus:

- Ellbogengelenksflexion
- Pronierter Unterarm, Supination nur bei flektiertem Unterarm möglich
- Handgelenkspalmarflexion, wobei die Hand schlaff herunterhängt
- leichte Fingerflexion in allen Gelenken, da die Flexoren überwiegen

Fallhand

Charakterisiert ist diese Nervenläsion durch die Fallhand.

Sensibilitätsausfall

Abb. 21:
Sensibilitätsausfall

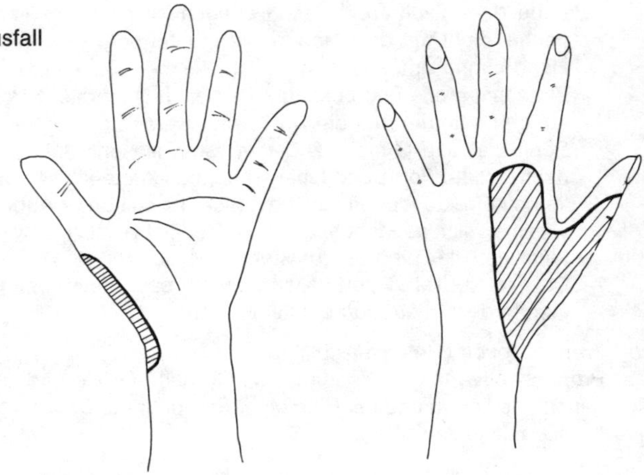

Behandlungsziele:

s.o.

Behandlungsmaßnahmen

Sie richten sich nach den 3 Stadien der Regeneration.

a. Behandlung im Stadium der Nichtinnervation

Schienenversorgung

— Versorgung mit einer Radialis- oder Fallhandschiene zur Unterstützung im Handgelenk und um das Greifen überhaupt zu ermöglichen.

Stimulation

— Stimulation der nicht innvervierten Hautabschnitte

Behandlung ohne Schiene

— Ergoth. Behandlung ohne Schiene:
Kräftige Faustschlußübungen unter Verhinderung der Handgelenksvolarflexion
Bilaterales Arbeiten

Medien: Drucken unter Einsatz adaptierter Stempel
Holzarbeiten, bes. Sägen, Hobeln, wenn nötig Adaptation von Werkzeuggriffen

Behandlung mit Schiene

— Ergoth. Beh. mit Schiene
Beübung der Feinmotorik, des Faustschlusses und der gesamten oberen Extremität

Medien: funktionelle Spiele
Freies Weben

Lederarbeiten, Umriemelungen
Einsatz von Widerstandsklammern
Kette schären
Weben am hochgehängten Webrahmen

Durch den Einsatz verschiedener Materialien und Oberflächen wird die Sensibilität immer mitbeübt.

b. Behandlung im Stadium der Teil- und Reinnervation

Schienenbehandlung
Sensibilitätstraining
Feinmotorik

— weiterhin Schienung
— Steigerung der bisherigen Übungen
— Sensibilitätstraining
— Vermehrtes Training der Feinmotorik, der Fingerextension und bei langsam wiederkehrender Funktion der Daumenmuskulatur besonders Faustschluß- und Oppositionsübungen

Medien

Medien: Peddigrohrflechten
Lederarbeiten
funktionelle Spiele
Linoldrucken mit adaptierten Stempeln
Weben
Einsatz des Handgelenkböcklis
Therapeutische Knetmasse [44 45]

Läsion des N. medianus

Ursachen

Läsionen des N. medianus entstehen besonders bei der supracondylären Humerusfraktur oder bei einem Suizidversuch durch Schnitt in der Handwurzelgegend.

Schwurhand

Die typische Stellung der Hand ist die Schwurhand.
Folgende Muskulatur fällt aus:

Motor. Funktionsausfall

M. pronator teres, M. flex. carpi rad., M. palmaris long., M. flex. dig. prof. (partiell), M. flex. poll. long., M. pronator quadratus, M. abd. poll. brev., M. opponens poll., Mm. lumbricales I u. II.

Daraus ergibt sich folgendes Bild:

— Unterarm in Mittelstellung
— Flexion im Handgelenk ist nur partiell aufgehoben
— Fehlende PIP-Flexion
— Fehlende DIP-Flexion in Daumen, Zeige- und Mittelfinger
— Fehlende MCP-Flexion in Daumen und Zeigefinger
— Fehlende Daumenopposition

Carpaltunnelsyndrom

Eine distale Läsion wird z.T. auch durch Druckschädigung des Lig. carpi volare verursacht — es entsteht das Carpaltunnelsyndrom mit

Störungen der Sensibilität und der Feinmotorik. Nach operativer Spaltung des Längsbandes und nachfolgender konservativer Therapie können die Handfunktionen wiederhergestellt werden.
Bei der Medianusläsion ist die umfassendste Sensibilitätsstörung zu finden, die eine große Behinderung bedeutet. Abb. 22 verdeutlicht die Sensibilitätsstörungen.

Sensibilitätsausfall

Abb. 22:

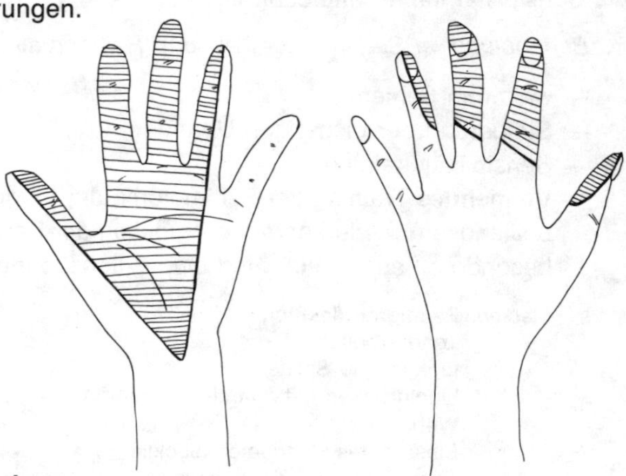

Ziele

Behandlungsziele

s.o.

Maßnahmen

Ergotherapeutische Behandlungsmaßnahmen

a. Behandlung im Stadium der Nichtinnervation

Schienenversorgung
Stimulation

— Schienenversorgung: Opponenssplint, bei hoher Läsion mit Lumbricalesstück
— Sensibilitätsschulung und Stimulation der nichtinnervierten Hautbezirke
— ohne Schiene Durchführen von Faustschlußübungen
— Medien: funktionelle Spiele
Lederarbeiten, Umriemelungen

b. Teil- und Reinnervation

Widerstandsübungen

— Steigerung der Widerstände der vorhergenannten Übungen durch Einsatz von Widerstandsklammern bei der Ausführung der Techniken

Beübung der Daumenopposition

— Gezielte Beübung der Daumenopposition, der Handgelenksextension und -flexion und der Koordination
— Sensibilitätsschulung
Medien: s.o., auch bei Radialisläsion [46 47]

Läsion des N. ulnaris

Verletzung überwiegend im Bereich des Ellbogen- und Handgelenkes. Der N. ulinaris versorgt folgende Muskulatur:

Motor. Funktionsausfälle

M. flex. carpi ulnaris, M. flex. dig. prof. (partiell), M. palmaris brev., M. add. poll., M. flex. poll. brev., M. abd. dig. minimi, M. opponens dig. minimi, M. flex. dig. min., M. lumbricales III, IV, M. interossei dorsales, M. interossei palmares

Handstellung — *Krallenhand*

Krallenhand

— Dorsalflexion u. radiale Abduktion
— MCP-Extension
— PIP und DIP in leichter Flexion
— Finger sind abduziert
— Abduzierter und im CMC gestreckter Daumen

Abb. 23:
Sensibilitätsausfall:

Sensibilitätsausfall

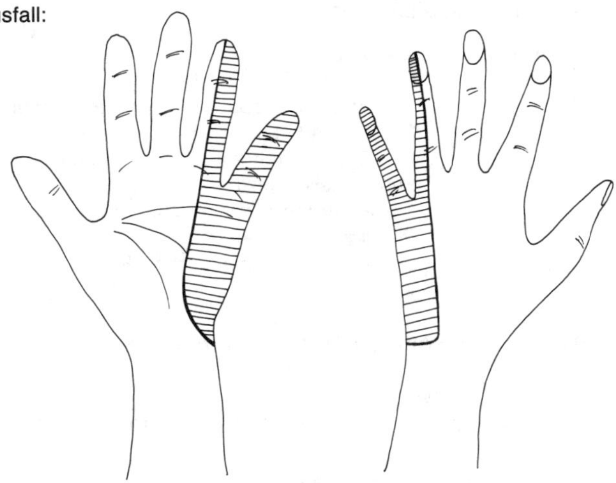

Behandlungsziele

Ziele

s.o.

Ergotherapeutische Behandlungsmaßnahmen

a. Stadium der Nichtinnervation

— Schienenversorgung: Baseler Ulnarisschiene
Knuckle Duster
Lagerungsschiene, nachts anzulegen

Schienenversorgung

— Sensibilitätsschulung, Stimulation
— assistive Bewegungsübungen

Sensibilitätsschulung

— ohne Schiene: Gelenkmobilisation aller Gelenke des gesamten Armes

Motor.-funkt. Beübung

— Öffnen und Schließen der Hand gegen Widerstand zur Innervationsschulung

Medien

Medien: Holzarbeiten (Sägen)
Weben am hochgehängten Webrahmen
Peddigrohrarbeiten
Leder — Umriemelungen
funktionelle Spiele
Widerstandsklammern einsetzen
freies Weben

b. *Teil- und Reinnervation*
— Weiterhin Schienung
— Sensibilitätstraining und Stimulation
— Faustschlußübungen

Feinmotorik

Feinmotorik: Ab-, Adduktion
Extension in PIP und DIP
Flexion MCP, dabei PIP und DIP extendiert
Opposition I zu V

Medien: Linoldrucken mit adaptierten Griffen
Funktionelle Spiele
Einsatz der Spreizschere bei Umriemelungen (Leder)
Peddigrohrarbeiten
Einsatz der therapeutischen Knetmasse

Allgemeine konservative und operative Maßnahmen

Nervennaht

a. *Nervennaht*
— Primärnaht nur bei glatter Durchtrennung und sauberer Verletzung
— Sekundärnaht ist gewöhnlich ca. 3—6 Wochen nach der Verletzung mit guter Prognose möglich

Neurolysen

b. *Neurolysen*
— Lösung eines Nerven aus dem umgebenden Gewebe, in das er hineingewachsen ist.

Verlagerungen

c. *Verlagerungen*

Ersatzoperationen für die Motorik

d. *Ersatzoperationen für die Motorik bei*
irreparabler muskulärer Schädigung, wenn das muskuläre Gleichgewicht nicht durch nichtbetroffene muskuläre Anteile ausgeglichen werden kann und die Gefahr weiterer Muskelatrophien, Kon-

trakturen und Gelenkdestruktionen zu groß ist. Dafür muß aber ein adäquater Kraftspender vorhanden und die passive Gelenkfunktion im vollen Ausmaß möglich sein.

Aufgaben

- Beschreiben Sie die Läsion des N. radialis nach Schädigung im Bereich des Oberarmes!
- Zählen Sie Behandlungsmöglichkeiten für die Radialisläsion auf!
- Beschreiben Sie die Medianusläsion bei proximaler Schädigung!
- Nennen Sie Faktoren, die bei der Behandlung eines Patienten mit einer Medianusverletzung besonders zu beachten sind und begründen Sie Ihre Auswahl!
- Erarbeiten Sie, wie sich die Behandlungsmaßnahmen bei der Ulnarisläsion von denen bei Läsion des N. radialis und N. medianus unterscheiden.

Anmerkungen

36 B. Pfenninger: Ergotherapie in der Handchirurgie; Basel, 1976, S. 11, 21, 32, 33, 54, 55, 56
37 a. a. O., S. 24—29
38 a. a. O., S. 39—49
39 a. a. O., S. 49 f.
40 a. a. O., S. 52
41 a. a. O., S. 58
42 a. a. O., S. 61
43 Matev, Bankov: Die Rehabilitation der Hand, Thieme Verlag Stgt., 1982; S. 76, S. 129, u. a.
44 Pfenninger (s. 36, S. 73 sqq)
45 Shopland: Refer to Occupational Therapy, Churchill Livingstone, Edinbrugh 1979; P. 65 sqq
46 a. a. O., pp. 67 sqq
47 Pfenninger (s. 36), S. 69—71
48 a. a. O., S. 63 sqq
49 Shopland (s. 45), pp. 70—73

Quellen

- W. Parry, C. B.: Rehabilitation of the Hand, Butterworths, London, 1966, 2.nd., ed
- H. Nigst: Einsatzmöglichkeiten der Ergotherapie bei Handverletzungen; Handchirurgie, 4, 3—9, 1971
- Mittelbach, Nusselt: Die verletzte Hand, Springer Verlag
- Buck-Gramcko: Funktionelle Anatomie der Hand; Chir, praxis, 11, 1967, S. 99—105
- Graham Stack: Muscle Function in the Fingers, The journal of bone and joint surgery, Vol. 44, No. 4, Nov. 1962; P. 899—909
- Dick: Die Diagnose der Fingersehnenverletzungen, Chir. praxis, H. 1, 1957; S. 79—84
- Tubiana, Valentin: The Anatomy of the Extensor Apparatus of the Fingers; Surgical Clinic of North America; 44, 1964, S. 897—906
- Jentschura/Janz: Beschäftigungstherapie, Bd. I (S. 5)

4.2 Volkmann'sche Kontraktur

Allgemeine Daten zum Krankheitsbild

Ursachen

a. Ursachen

— Störungen durch Druck auf Nerven und Gefäße, vor allem bei schlecht stehenden Frakturen (besonders bei der supracondylären Humerusfraktur), bei zu engen Gipsverbänden oder bei Überstreckstellung. Durch die Kompression ist die O_2-Versorgung gestört; es kommt zur narbigen Schrumpfung der Flexionsmuskulatur des Unterarmes, des Handgelenkes und der Finger.
— Kompression durch Hämatom

Symptome

b. Symptome

— Anschwellen von Hand und Fingern
— Gefühllosigkeit im Versorgungsgebiet des N. ulnaris und N. medianus mit hochgradigen Schmerzen
— Beugekontraktur in PIP, DIP und Handgelenk.

Ziele

Behandlungsziele

— Gelenkmobilisation
— praeop: größtmögliche Muskeldehnung durch Quengelbehandlung
— Lagerungsschienen für die Nacht
— Postoperative Lagerung
— optimale Wiederherstellung von Arm- und Handfunktion

Behandlungsmaßnahmen, -medien

Ergotherapeutische Behandlung

— Dehnungsübungen
— redressierende Maßnahmen zur Streckquengelung
— zunächst Arbeiten an einer geraden, später an einer schrägen Arbeitsfläche
— Stützübungen wie bei Pat. mit einer Hemiplegie
— Tonarbeiten: Kneten, Aufbaukeramik, Ausrollen
— Papierfalten
— funktionelle Spiele unter Einsatz der paradoxen Zange zur aktiven Fingerstreckung
— Stärkere Griffverdickungen, Greifen und Loslassen größerer Gegenstände
— Gummibänder unter aktiver Fingerstreckung über Nägel legen
— passive Streckung:

Ausrollen therapeutischer Knetmasse, Linoldruck mit adaptierten Stempeln
Selbsthilfebereich:
Schreibhilfen, Griffadaptationen für Gegenstände des tägl. Lebens

Weitere konservative und operative Maßnahmen

Konservative u. operative Therapie

— OP
— Physiotherapie

> **Aufgaben**
> — Ergänzen Sie die genannten ergotherapeutischen Behandlungsmaßnahmen durch weitere Ihnen bekannte Techniken.
> — Beschreiben Sie die verschiedenen Lagerungsmöglichkeiten und begründen Sie diese.
> — Ergänzen Sie die Maßnahmen im Bereich der Aktivitäten des täglichen Lebens und beschreiben Sie evtl. nötige Hilfsmittel oder Adaptationen.

4.3 Frakturen im Bereich der oberen Extremität

Allgemeine Daten zum Krankheitsbild

Daten zum Krankheitsbild

Frakturen sind Folge eines momentanen einmaligen Traumas, längerer rhythmischer Beanspruchung, herabgesetzter Belastungsfähigkeit oder einer Knochenentkalkung.
Ursachen, Symptome und Komplikationen sind in der Literatur über Krankheitsbilder der Orthopädie nachzulesen.
Es sollen kurz die ergotherapeutischen Behandlungsmaßnahmen dargestellt werden, die derzeit überwiegend dann relevant werden, wenn es zu Komplikationen (z. B. Nervenschädigungen, M. Sudeck) gekommen ist, da die krankengymnastische Behandlung gegenwärtig oft eine bessere ambulante Nachsorge bietet.

Allgemeine Behandlungsmaßnahmen

a. *Behandlung mit Gips*

Behandlung mit Gips

— Behandlungsbeginn: 1 Woche nach dem akuten Ereignis
— Aktive Bewegung der gesamten Extremität; geeignet ist bilate-

rales Training zur Zirkulationsförderung und Muskelaktivierung
— Gelenkmobilisation im Bereich der Gliederkette
— Therapie 2—3 mal wöchentlich
— Hochlagerung von Arm und Hand, mehrmals am Tag Strecken des Armes

Behandlung nach Gipsabnahme

b. Behandlung nach Gipsabnahme
— 1. Woche: entspricht der Behandlung wie mit Gips
— 2. Woche: Steigerung der Anforderungen
— bei starken Schwellungen: Auswickeln, Faustschlußübungen gegen langsam steigenden Widerstand
— 4. Woche: ist keine Schwellung mehr vorhanden, aktive und passive sich steigernde Bewegungsübungen
— Tätigkeiten, die Erschütterung erzeugen, frühestens zu diesem Zeitpunkt

I. Trümmerfraktur des Humeruskopfes

Ziele

Behandlungsziele

— Gelenkmobilisation
— Muskelkräftigung
— Vergrößerung des Bewegungsradius und des physiologischen Bewegungsablaufes
— Erhalt der Beweglichkeit angrenzender Gelenke
— Erhalt und Verbesserung der Selbständigkeit

ETh.-Behandlung nach Gipsabnahme

Behandlungsmaßnahmen nach Gipsentfernung

— Ausgleich fehlender Funktionen durch kompensatorische Bewegungen des Schultergürtels erlernen, wenn keine Besserung mehr zu erwarten ist
— Weben am vertikalen Rahmen mit geringem Widerstand, z. B. Schalweben mit Mohairwolle, wobei nur locker angeschlagen werden darf
— Während der Behandlung immer wieder Pendelbewegungen des Armes ausführen, dazu im Stand oder mit Stehhilfe arbeiten
— Weben am Hochwebstuhl
— Schleifen an schräger Ebene
— Selbsthilfe:
Waschen und Anziehen
Gegenstände aus einem Schrank holen

— Knetübungen an schräger Ebene
— **Cave:** keine Stauchbewegungen
— für die Zeit mit Gips, Versorgung mit Einhänderhilfsmitteln, z. B. Frühstücksbrett

II. Navicularfraktur

Behandlungsziele

Ziele

— Lockerung des Handgelenkes, Extension, Flexion, Zirkumduktion
— Verbesserung der Greiffunktionen: Daumenopposition, Spitzgriff und Faustschluß

Behandlungsmaßnahmen

Behandlungsmaßnahmen

— Funktionelle Spiele
— Peddigrohrarbeiten, Knüpfen und Buchbinden zur Kräftigung der Daumenmuskulatur
— Arbeiten mit der Schere

Contraindikation:
Metallarbeiten, da die Erschütterungen zu stark sind

Contraindikationen

III. Frakturen der Mittelhandknochen und der Finger

Kontrakturgefahr

Cave: große Kontrakturneigung
Kontrakturen im Bereich der MCP-Gelenke behindern alle Greiffunktionen des täglichen Lebens. Erhaltene Opposition des Daumens zu allen Fingern kann auch trotz Kontrakturen im MCP Greifen ermöglichen, d. h. PIP und DIP müssen beweglich sein.
Bei Frakturen in diesem Bereich auch große Sudeck-Gefahr.

Behandlungsmaßnahmen

Behandlungsmaßnahmen:
— funktionelle Spiele
— Üben alltäglicher Verrichtungen
— leichte Greifübungen
— Therapeutisches Kneten
— Tonarbeiten, Salzteigformen

Cave: Keine Stauchbewegungen.

4.4 Kontrakturen infolge langer Ruhigstellung

Daten zum Krankheitsbild

Daten zum Krankheitsbild

Kontrakturen sind auf verschiedenem Wege verursachte Gelenksteifen, die nach Art der Gelenkstellung bezeichnet werden (Flexions-, Extensionskontraktur).

Durch lange Ruhigstellung einer Fraktur im zirkulären Gips kommt es zu Bewegungsbehinderungen, die durch vorsichtige Behandlung ohne Gelenkreizung wieder aufgehoben werden können.

Ziele

Behandlungsziele

— Erreichen des ursprünglichen physiologischen Bewegungsausmaßes
— Muskelkräftigung
— Mobilisierung der Gelenke

ETh.-Maßnahmen

Ergoth. Behandlungsmaßnahmen

— Unter Vermeidung zu großer Bewegungsausschläge Weben am Flachwebstuhl, am vertikalen Webrahmen
— Hochwebstuhl oder Flachwebstuhl mit größerer Breite als Steigerung
— Peddigrohrarbeiten
— Holzarbeiten: Hobeln, Schleifen
— zu Behandlungsbeginn möglicherweise Einsatz des Help-Armes
— Versorgung mit Quengelschienen

Aufgaben

— Begründen Sie die ergotherapeutische Behandlung nach einer Fraktur in der Phase, in der der Arm eingegipst ist.
— Beschreiben Sie die ergotherapeutische Behandlung von Kontrakturen.

Fragen

— Welche Behandlungstechniken sind nach Frakturen contraindiziert? Begründen Sie dies.
— Welche Komplikationen können im Rahmen einer Fraktur, i.e. im Rahmen des akuten Traumas oder während der Nachbehandlung auftreten?
— Aus welchen Gründen ist eine frühestmögliche Kontrakturbehandlung indiziert?

Quellen
— Siehe Erkrankungen im Bereich des Ellbogengelenkes und des Schultergelenkes

5. Erkrankungen der Wirbelsäule (WS)

Grundsätze für die Behandlung

Bei der Therapie einzelner WS-Abschnitte muß immer die gesamte WS beachtet werden, da es teilweise kompensatorische WS-Erkrankungen gibt.

Frakturen der WS

Allgemeine Daten zum Krankheitsbild

Ursachen

a. *Ursachen*
   - Insuffizienzerscheinungen durch Leistungsminderung des M. erector spinae und der breiten Rückenmuskulatur
   - Insuffizienz durch längere Ruhigstellung

Behandlungsziele
— Kräftigung der Rücken- und Bauchmuskulatur
— Vermitteln von Gelenkschutzmaßnahmen
— Bücktraining

Postop. ETh.-Behandlung

Ergotherapeutische Behandlung — postoperativ
— Weben am hochgehängten Webrahmen
— hochgestellte Peddigrohrarbeit
— Makramee
Zu Beginn nur kurz arbeiten, langsam steigern und akute plötzliche Belastung vermeiden
— Gelenkschutz

Konservative u. operative Behandlung

Weitere operative und konservative Behandlung
— OP
— KG: Muskelkräftigung, Bücktraining

5.1 Skoliose

Krankheitsbild

Allgemeine Daten zum Krankheitsbild

Die Skoliose ist eine fixierte, nicht reversible, aktiv nicht aufzurichtende Seitverbiegung der WS mit gleichzeitiger Torsion einzelner Wirbelkörper. Die Wirbeltorsion führt im BWS-Bereich zum Rippenbuckel, im LWS-Bereich zum Lendenwulst.
Je nach Schwere der Skoliose zeigen die Wirbelkörper Formveränderungen: Verbreiterung an der konvexen Seite, Verschmälerung an der Konkavseite. Der Skoliosewinkel wird nach der Technik von COBB gemessen.[50]

Die Skoliosen werden nach den Krümmungen eingeteilt:

a. Sk. mit einer Hauptkrümmung (dorsal, lumbal, dorso-lumbal etc.)
b. Sk. mit zwei Hauptkrümmungen (dorsal u. lumbal; dorsal u. zervicodorsal etc.)
c. Sk. mit dreifacher Krümmung (zervico-dorsal und dorsal lumbal)

Der Krümmungsscheitel ist an dem am stärksten seitlich keilförmig deformierten Wirbelkörper oder an dem Wirbel mit der stärksten Rotation zu erkennen.

Ursachen

a. *Ursachen*
- idiopathisch
- neuropathisch (nach Poliomyelitis ant., Meningomyelocele u. a.)
- Osteochondropathische Sk.
- Myopathische Skoliosen, z. B. bei Muskeldystrophie
- Statische Skoliosen, z. B. bei langjährigem Beckenschiefstand, bei Verlagerung des Oberkörpers nach Armamputation

Symptome

b. *Symptome*
Durch die seitliche Verbiegung einschl. der Torsion kommt es zur Einengung des Brustraumes, Lungen und Herzfunktion werden beeinträchtigt. Die Statik des gesamten Körpers ist gestört.

Ziele

Behandlungsziele

- Kräftigung der Rumpfmuskulatur unter Vermeidung pathologischer Haltungen, bes. Kräftigung der Mm. der konkaven Seite
- größtmögliche Aufrichtung der WS
- Verhindern von Ausweichbewegungen
- Vergrößern der Atembreite
- postoperativ vorübergehend oder dauerhaft Hilfsmittelversorgung

Behandlungsmaßnahmen

Behandlungs-
maßnahmen
Weben

Jugendliche und Erwachsene werden am funktionellen Webplatz behandelt, wobei der Patient an einem frontal hochgehängten Webrahmen arbeitet, an dem er den aufgesetzten Kamm bei maximaler Streckung gerade noch erreichen kann.

Arbeitshaltung
beim Weben

Haltung des Patienten vor dem Webrahmen:

— Die *Füße* stehen im rechten Winkel, die Beine sind zur Erhöhung der Standfestigkeit leicht gespreizt
— Nicht maximal durchgestreckte *Knie,* da sich sonst die Lendenlordose verstärkt; das Gewicht muß sich auf beide Beine gleichmäßig verteilen
— Das *Becken* soll horizontal stehen, um für die Aufrichtung der WS die bestmögliche Ausgangsposition herzustellen. Es darf nicht nach vorn kippen (Verstärkung der Lendenlordose). Rotationsbewegungen, die die Torsion der WS und der WK verstärken würden, sind verboten. Beim Vergleich von Becken und Schulter in der Frontalebene kann man Ausweichbewegungen feststellen.
— *WS:* maximale Streckung wird durch Höhe des Kammes angegeben.
Greifen des Kammes:
Anspannen der Rückenmuskulatur,
Entspannen der Bauchmuskulatur
Anschlagen des Kammes:
Anspannen der Bauch-,
Entspannen der Rückenmuskulatur
— *Schultergürtel:* Rotationsbewegungen müssen inhibiert werden
— Gleichzeitiges Arbeiten mit beiden *Armen* ist erforderlich. Schiebt die eine Hand das Schiffchen durch, hält sich die andere ca. auf gleicher Höhe am Webrahmen fest, d. h. gleichseitiges und gleichzeitiges Arbeiten. Es darf nicht über die Mittellinie hinaus gearbeitet werden, wenn das Schiffchen auf die konvexe Seite durchgeschoben wird. Beim Durchziehen des Schiffchens wird die Bauch- und Rückenmuskulatur wechselnd diagonal angespannt. Durch die Behandlung wird die Muskulatur der konkaven Seite gedehnt, die der konvexen Seite verkürzt.

Zu beachten:
— Abstand Webstück — Patient: ist er zu klein, besteht die Gefahr der Hyperlordosierung; ist er zu groß, ist die Möglichkeit der Aufrichtung zu gering
— Die Behandlung ist auch im Sitzen möglich, jedoch sind hier Korrekturen der Ausweichbewegungen schwieriger vorzunehmen.

AdtL

Aktivitäten des täglichen Lebens — Hilfsmittelversorgung
— Selbsthilfetraining:
Kleiderwahl bei bestehenden fixierten Skoliosen
— Postop. bei Gipskorsett und später mit dem Harringtonstab:
Langer Schuhlöffel, helfende Hand, Strumpfanzieher, Toilettensitz, Waschlappen mit 2 Schlaufen, Hilfe zur Intimhygiene

Konservative u. operative Behandlung

Orthesen

Weitere konservative und operative Behandlung

Orthesen:

Milwaukee — Korsett von BLOUNT und SCHMIDT (1946), das heute aus kosmetischen Gründen überwiegend nur noch bei hohen Skoliosen Anwendung findet.

Korsetts aus thermoplastischem Material, die unter der Kleidung getragen werden[51]

Physiotherapie

Physiotherapie:
— Elektrostimulation der konvexen Seite
— Klapp'sches Kriechen

Passive Maßnahmen:

Ausgleich durch eine gegenkrümmende Gipsliegeschale, bes. im Anfangsstadium, nachts

Extension

OP nach HARRINGTON

OP nach HARRINGTON:

Distraktion in der Konkavseite, Kompression auf der Konvexseite durch Stahlstangen, die mit Haken im Bereich des oberen und unteren Neutralwirbels fixiert werden.[52]

Aufgaben

— Nennen Sie Faktoren, die bei der Therapie einer Skoliose besonders beachtet werden müssen!
— Beschreiben Sie die ergotherapeutische Behandlung am hochgehängten Webrahmen und erarbeiten Sie die Muskulatur, die dabei beansprucht wird!
— Erläutern Sie die Bedeutung des Selbsthilfetrainings im Rahmen einer Skoliosebehandlung!

Anmerkungen

50 Kh. Idelberger: Orthopädie; Springer-Verlag, HD, 1984; S. 251 sq
51 a. a. O., S. 256
52 a. a. O., S. 258

Quellen

— Unterrichtsscript von Herrn D. Ufer, Ergotherapeut, Schule für Beschäftigungs- und Arbeitstherapie am Annastift
— Jentschura/Janz: Beschäftigungstherapie Bd. I. (s. 5)
— H. Mau: Die Ätiopathogenese der Skoliose; Bücherei des Orthopäden, Bd. 33, Enke Verlag
— Rehabilitation, Bd. III; Hrsg. K.-A. Jochheim; Thieme Verlag 1975;
H. Mau: Rehabilitation von Patienten mit idiopathischer Skoliose, S. 3—16

5.2 Spondylitis ankylopoetica (Sp. a.)

Allgemeine Daten zum Krankheitsbild

Die Spondylitis ankylopoetica ist ein chronisch entzündliches, teils destruktives Systemleiden, das überwiegend die WS, aber auch periphere Gelenke erfaßt. Sie ist eine Erkrankung des rheumatischen Formenkreises.

a. *Ursachen*

Sie sind relativ unbekannt. Man weiß, daß sich mindestens eines der pathogenen Hauptgene dominant vererbt und daß das HLA-B-27 (human leucocyte alloantigen) als Risikofaktor zählt. Ca. 7% der Gesamtbevölkerung haben dieses Antigen und ca. 93% dieser 7% sind an der Sp. a. erkrankt, überwiegend Männer.

b. *Symptome*

— Rückenschmerzen und Schmerzen über den Kreuzdarmbeingelenken, die in die untere Extremität ausstrahlen
— schmerzhafte Atmung
— Iritiden und Iridozyklitiden
— BKS erhöht
— Fersenschmerz
— schubweiser Verlauf, der schmerzhaft, aber auch relativ schmerzfrei verlaufen kann
— Entzündliche Veränderungen beginnen bei der aufsteigenden Form in den Iliosacralfugen und den Wirbelbogengelenken; der atrophierte Gelenkknorpel wird knöchern durchbaut, der Bandapparat verkalkt und es kommt zur Einsteifung des WS-Abschnittes mit zunehmender Kyphosierung
— Eingeschränkte Rotationsfähigkeit im LWS- und unteren BWS-Bereich

Behandlungsziele

— Kräftigung der Rumpf-, bes. der Rückenmuskulatur
— Aktive Aufrichtung der WS
— Vergrößern der Atembreite
— Vergrößern von Seitneigung und Drehbewegung

Behandlungsmaßnahmen

a. *Befund* **Befund**

FKBA nach vorne, zur Seite
Schobermessungen
Atembreite mit dem Maßband
KBA

Weben

b. Maßnahmen

Sitzposition beim Weben

— *Weben am hochgehängten Rahmen:* der Patient sitzt auf einem Stuhl mit gerader Rückenlehne und 90° Flexion in Hüft-, Knie- und Sprunggelenken. Um eine vermehrte Aufrichtung zu erreichen, kann der Hüftwinkel auf 100° oder mehr vergrößert werden.

Zum Fachwechsel muß die maximale Streckung ohne Hyperlordosierung in der LWS einzusetzen sein. Wichtig ist ein möglichst breites Webstück; re und li des Arbeitsplatzes müssen Ablagekästen sein. Während des Webens wird das Schiffchen weit herausgezogen und günstig ist das Ausführen der selben Bewegung glz. mit dem anderen Arm.

Zur Aufrichtung Ausüben eines Druckes auf den Scheitelpunkt der Kyphose durch ein Hypomochlion.

— *Sitzgelegenheit:* je nach Bewegungseinschränkung und Schmerzen in den Iliosacralfugen und im Bereich der Hüft- und Kniegelenke kann es notwendig werden, den Pat. z.B. auf einer Stehhilfe arbeiten zu lassen; das hat auch den Vorteil, daß Beugekontrakturen in diesen Gelenken verhindert werden können.

Achten auf Fehlstellungen und Kontrakturen

— Bei der Behandlung und bei der Vermittlung des Gelenkschutzes die möglicherweise entstehenden Fehlstellungen und Kontrakturen beachten:

HWS-Hyperlordose, Hüfte-Beugekontrakturen
BWS-Kyphose, Knie-Beugekontrakturen

Um die Fehlstellungen auszugleichen, gehen die Patienten oft mit abduzierten Armen.

Gelenkschutz

c. Gelenkschutz:

— Am Arbeitsplatz Fehlhaltungen, längeres Verweilen in einer Körperhaltung, einseitige Belastungen und Überanstrengungen vermeiden
— Ausreichende Nachtruhe, dazu ein Bett mit harter Unterlage benutzen, ganz flach liegen und einen Teil der Zeit in Bauchlage verbringen
— Ruhepausen einlegen
— Körperhaltung bei den Tätigkeiten beachten
— regelmäßige KG-Behandlung; die Übungen auch zu Hause durchführen
— Rauchen vermeiden, da dadurch die Atemfunktion beeinträchtigt wird

d. *Arbeitsplatz*

— Arbeitsplatzbegehung, -veränderung
— Ermöglichen des Schulbesuches durch Arbeitsplatzgestaltung, Einsatz von Spezialstühlen

Arbeitsplatzadaptation

e. *Hilfsmittelversorgung*

Helfende Hand, Prismenbrille, Veränderungen im Auto, Spezialstühle

Hilfsmittelversorgung

Weitere konservative und operative Maßnahmen

Konservative und operative Behandlung

— KG: Atemtherapie
Bechterew-Gymnastik
Schwimmen
Balneotherapie
— Radiumstollen
— Antirheumatica
— OP: wenn nötig, Hüft-TEP, in schweren Fällen WS-Aufrichtung u. Stabilisierung mit Harrington-Stab

Aufgaben

— Beschreiben Sie den Arbeitsplatz am hochgehängten Rahmen zur Behandlung der Sp. a.
— Welche Gelenke außer den Wirbelbogen- und den Zwischenwirbelgelenken bedürfen im Rahmen der Behandlung der besonderen Beachtung? Begründen Sie Ihre Aussagen!

Adressen:

Adressen

Deutsche Vereinigung M. Bechterew e.V.
Geschäftsstelle des Bundesverbandes
Marktplatz 3—5
8702 Bergtheim b. Würzburg
Tel. (09367) 1829

Dort sind Informationen und auch der Bechterew-Brief erhältlich.

Quellen:

— Ankylosierende Spondylitis, Morbus Strümpell-Marie-Bechterew P. Walter Hartl; Werk-Verlag Dr. E. Banaschewski, München-Gräfelfing, 1982
— Jentschura/Janz: Beschäftigungstherapie Bd. I., Thieme Verlag, Stuttgart, 1979

Weitere Infos:

— Atem- und Krankengymnastik für Bechterew-Patienten, Broschüre und Kassette; Verlag für Medizin, Dr. E. Fischer GmbH, Heidelberg, 3. Aufl. 1981
— Mellenthin-Seemann, U.: Ergotherapie und Hilfsmittel bei Spondylitis ankylopoetica; BT/Reha 23. Jg. Heft 2, Juni 1984, S. 99—101

5.3 M. Scheuermann

Allgemeine Daten zum Krankheitsbild

Ursachen

a. Morbus Scheuermann, dessen *Ursache* unbekannt ist, beruht auf einer Wachstumsstörung im mittleren und unteren BWS-Bereich, durch die es zu einer versteiften Kyphose kommt.
Die Erkrankung tritt überwiegend zwischen dem 11. und 13. Lebensjahr auf.

Symptome

b. Symptome
- zu Beginn wenig Rückenschmerzen; sie nehmen erst nach Abschluß des Wachstums zu und entstehen durch Insuffizienz der Rückenmuskulatur
- Kompensatorisch verstärkte Lordose im HWS- und LWS-Bereich
- Vermehrte Beckenkippung nach vorn
- z. T. gleichzeitig auftretende Skoliose
- Röntgenzeichen:
  - Keilwirbelbildung
  - Feststellen eines pathologischen Kyphosewinkels (über 45 Grad) nach COBB
  - Schmorl'sche Knorpelknötchen[53]
- Ausheilung der Krankheit überwiegend mit 17 Jahren

Ziele

Behandlungsziele

- Kräftigung der Rücken- und Bauchmuskulatur
- Aufrichtung der Wirbelsäule

Maßnahmen / Medien

Ergotherapeutische Behandlungsmaßnahmen und -medien

Arbeitsplatz beim Weben

- Weben am hochgehängten Webrahmen unter Einsatz eines Stuhles mit gerader Rückenlehne; Augenabstand zum Werkstück ca. 30—40 cm; ein vergrößerter Hüftwinkel (ca. 110 Grad) bewirkt eine stärkere Aufrichtung der BWS. Befestigen eines Hypomochlions am Kyphosescheitel, z. B. ein mit Stoff überzogenes Klötzchen, das mit einem Klettverschluß versehen ist; das Flauschband wird am Stuhl befestigt. Ob dieser mechanische Druck nötig ist, bedarf für jeden Patienten der individuellen Entscheidung.
- Peddigrohrarbeiten an einem höhenverstellbaren und hochgestellten Tisch
- Hochgehängte Makrameearbeiten.

Weitere konservative und operative Maßnahmen

Konservative und operative Maßnahmen

Krankengymnastik

Orthesen

- KG: aktive Übungsbehandlung
  Einsatz des Hannover'schen Rückentrainers[54]
- Orthesen: bei progressiven Kyphosen über 35 Grad erhält der Pat. ein Milwaukee-Korsett nach BLOUNT und SCHMIDT mit Korrektur in der Sagittalebene. Es arbeitet nach dem 3-Punkte-Drucksystem; Aufrichtung der Lendenlordose, Druck gegen die Thorakalkyphose und ventral im HWS-Bereich

Operative Maßnahmen

- operative Maßnahmen: sie sind indiziert, wenn die Progredienz nicht aufgehalten werden kann; dazu muß der Kyphosewinkel 70° und mehr betragen und sich unter Extension kaum verändern oder bei 65° versteift sein. Eingriff von ventral, später von dorsal und Einsatz des Harrington-Stabes.

Aufgaben

- Beschreiben Sie die Behandlung einer vermehrten BWS-Kyphose.
- Welche Bedeutung hat die aktive Übungsbehandlung, z. B. beim M. Scheuermann?

Anmerkungen:

53 Idelberger (s. 50); S. 265
54 Eine detaillierte Beschreibung dieses Gerätes ist in der Broschüre, die zum Rückentrainer von der Fa. Meyra (Wilh. Meyer GmbH & Co. KG, Wiesental 4, Postfach 1703, 4925 Kalletal-Kalldorf) mitgeliefert wird, zu finden. Titel: ‚Der Hannover'sche Rückentrainer'.

Quellen

- Hauberg, John: Orthesen; Thieme Verlag, Stgt.

5.4 HWS-Syndrom, Zervikalsyndrom

Der Begriff HWS- oder Zervikalsyndrom umfaßt verschiedene Erkrankungen mit unterschiedlichen Ursachen, aber oft ähnlichen Symptomen, so daß der exakten Diagnosestellung eine sehr differenzierte Anamnese vorangehen muß.

Krankheitsbild

Daten zum Krankheitsbild

Ursachen

a. Ursachen

- arthrogen: degenerative Veränderungen der Zwischenwirbelgelenke, entzündliche Veränderungen
  Discusprolaps, der aber im HWS-Bereich viel seltener als am lumbosacralen Übergang auftritt, wo seine Prädilektionsstelle ist
- myogen: Verspannung der Schulter-Nacken-Muskulatur
- vasal: in Einzelfällen durch Einengung der foramina transversaria
- neurogen: Einengung des foramen intervertebrale durch Osteophyten und Verschmälerung des Zwischenwirbelraumes
- traumatisch: Schleudertrauma beim Autounfall

Symptome

b. Symptome

- Eingeschränkte HWS-Beweglichkeit, z. T. auch des Schultergelenkes
- bei akuten Formen schmerzhafte Bewegungseinschränkung bis zum akuten Schiefhals, fast immer mit muskulären Verspannungen der Nackenmuskulatur
- Kopfschmerz, Schwindel, Sehstörungen
- in die Arme ausstrahlender Schmerz
- durch Wurzelreizungen Hypo- oder Hyperästhesien, im weiteren Verlauf Muskelatrophien, wobei die Segmenthöhe durch die Sensibilitätsausfallsareale bestimmt wird
- Aktualisierung des Syndroms durch bestimmte Bewegungen oder erzwungene Haltungsfixationen (Fernsehen, Theater)
- oft Vorläufer einer Periarthropathia humeroscapularis

Ziele der Behandlung

Behandlungsziele

- Kräftigung der Nacken-Schulter-Muskulatur zur Stabilisierung
- Lockerung der Schulter-Nacken-Muskulatur
- Erreichen des größtmöglichen schmerzfreien, aktiven Bewegungsausmaßes in HWS und Schultergelenk

Ergoth. Behandlung

Befund

Befundaufnahme:

- HWS-Beweglichkeit: KBA, Seitneigung
- Beweglichkeit und Sensibilität des Armes, in den die Schmerzen ausstrahlen, überprüfen
- Überprüfen der Handkraft, Greifkraft

a. *Behandlungsmaßnahmen/-medien*

Maßnahmen / Medien der Behandlung

- Weben am hochgehängten Webrahmen zur Aufrichtung der WS; das Webstück muß sich in Augenhöhe mit ca. 30 cm Augenabstand befinden
- Peddigrohrarbeiten
- Makramee
- Linoldruck mit großflächiger Arbeitsplatzanordnung
- Einsatz des Help-Armes zur Entlastung der Arme und der Schulter-Nacken-Muskulatur
- funktionelle Dübelspiele
- Immer die gesamte obere Extremität beobachten und Ausweichbewegungen verhindern

Bachten:

Zu beachtende Faktoren bei der Behandlung

- im akuten Stadium allenfalls vorsichtige passive Übungen bis zur Schmerzgrenze
- in subakuten Fällen assistierte Übungen unter Beachtung der Schmerzgrenze
- je chronifizierter die Behinderung, desto wichtiger sind aktive Übungen
- Psyche:
  - die Patienten haben eine hohe Anspruchshaltung
  - Überdurchschnittliches Klagen über Schmerzen
  - ‚HWS-Patienten' sind aufgrund dessen nicht einfach zu behandeln

Contraindikationen:

Contraindikationen

- Handarbeiten wie Stricken, Häkeln, Sticken, die eine verkrampfte Haltung der Nackenmuskulatur und vermehrte Konzentration auf sich selbst begünstigen

b. *Aktivitäten des täglichen Lebens*

AdtL

- Am Arbeitsplatz mögliche Veränderungen abklären:
  Einsatz schrägverstellbarer Tische
  Schreibmaschinentisch
  anatomisch-physiologisch geformte Stühle, die adaptierbar sind
- Autofahrer: richtiger Sitz — Nackenstütze
- Lagerung: Zum Schlafen kein hohes Kissen, sondern besser ein flaches, hartes oder eine kleinere Nackenrolle; am besten ist ein Witschi-Kissen, das eine Mulde für den Kopf hat und die HWS unterstützt. Damit es beim Schlafen nicht verrutscht, sollte man es mit einem Band versehen, das unter der Matratze mit einem Klettverschluß geschlossen wird

Lagerung

— Selbsthilfetraining (An-, Ausziehen von Pullovern, Hals-, Rückenwaschen, Kämmen)
— Haushaltstraining

Konservative und operative Behandlung

Allgemeine konservative und operative Behandlung

— Schädigungsabhängige Ruhigstellung mit Schanz'schem Wattekragen, Glisson-Schlinge
— Schmerzbekämpfung mit Analgetika, Muskelrelaxantien
— nach akutem Schmerzbild und bei chronischen Formen ist eine funktionelle Behandlung möglich: Kräftigung der Schulter-Nackenmuskulatur, isometrisches Training der Flexionsmuskulatur und der Mm., die den Kopf zur Seite neigen
— Schwimmen mit Lagenwechsel, am besten Rückenschwimmen
— bei degenerativen Erkrankungen Wärmebehandlung
— nach Abklingen des akuten Schmerzsyndroms: Massagen der Schulter-Nacken-Region
— Extensionsbehandlung: der Kopf des liegenden Patienten wird in leichter Kyphose gestreckt

Übungsmöglichkeiten zu Hause

Wichtig ist, daß der Patient über Übungsmöglichkeiten zu Hause informiert wird:
Übungen zur Lockerung, Kräftigung der Nacken-Schulter-Muskulatur, Trainieren der korrekten Haltung der gesamten WS.

Aufgaben

— Nennen Sie Faktoren, die bei der Behandlung eines Zervikalsyndroms besonders zu beachten sind!
— Zählen Sie Behandlungsmedien und -maßnahmen zur eth. Behandlung eines Zervikalsyndroms auf!
— Setzen Sie die Behandlungsziele zu den Symptomen in eine Beziehung!

Quellen

— Godt, Malin, Wittenborg: Das Schulter-Arm-Syndrom; Thieme Verlag, Stgt. 1981
— Eder, Tilscher: Schmerzsyndrom der WS; Die WS in Forschung und Praxis Bd. 81, 2. Auf.; Hippokrates
— Krayenbühl, Zander: Über lumbale und zervicale Discushernien; documenta rheumatologica Nr. 1; Geigy Basel

5.5 Lumbale Bandscheibensyndrome

Krankheitsbild

Lumbale Bandscheibensyndrome verlaufen in der Regel in 3 Schritten: Kreuzschmerzen — Hexenschußanfälle (akute Lumbago) — Ischialgien.
In vielen Fällen gehen der akuten Lumbago längere Kreuzschmerzen voraus, verursacht durch intradiscale Massenverschiebungen oder Insuffizienzerscheinungen der lumbalen Rückenstrecker.

Daten zum Krankheitsbild

Ursachen

a. *Ursachen für lumbale Diskopathien*
- muskuläre Fehlhaltungen, Überbelastung
- Fehlstatik:
  Abflachung der Wirbelkörper
  Knochenaufweichung
  Randzackenbildung
- Discopathien:
  degenerative Veränderungen der Bandscheibe
  Elastizitäts- und Höhenverlust
  Sequestrierung von Bandscheibenteilen

psycho-somatische Ursachen

weitere Ursachen für Kreuzschmerzen:
- emotionale Störungen
- Konversionsneurose
- larvierte Depression: Lumbago und Ischialgien als Ausdruck eines psychogen oder endogen depressiven Geschehens
- Konflikte im partnerschaftlichen und sexuellen Bereich

Symptome

b. *Symptome*
- dermatogene Schmerzen, die scharf und gut abgrenzbar sind: Parästhesien, Hypästhesien
- Skleratogene Schmerzen, die schlecht lokalisierbar und dumpf sind
- Der Protrusion oder dem Vorfall, besonders im Bereich des lumbosacralen Überganges L5/S1, gehen oft über Jahre Hexenschußattacken voraus. Durch ein Bagatelltrauma ausgelöst kommt es zu folgender radikulärer Symptomatik:
- mehr oder weniger plötzlich ausstrahlender Schmerz entsprechend den Dermatomen L5/S1
- segmental angeordnete Sensibilitätsstörungen
- Reflexausfälle
- Paresen
- Blasen-, Mastdarmstörungen

Funktionelle Anatomie des lumbosacralen Überganges

Anhand der funktionellen Anatomie des lumbosacralen Überganges kann man sich diesen als Prädilektionsstelle für Bandscheibensyndrome erklären.

Auf den Übergang von der Lendenwirbelsäule zum Os sacrum wirken die stärksten Abscherkräfte ein, da in dem Bereich die größte ‚Abknickung' der gesamten WS und oft eine verstärkte Lordose zu finden sind. Durch Zunahme der Beckenneigung und stärkere Neigung der oberen Fläche von S1 werden die Abscherkräfte, die auf den Discus intervertebralis wirken, noch verstärkt. Antagonisten dieser Kräfte sind die Gelenkfortsätze, die Ligg. iliolumbalia und das im Sitzen flachgestellte Becken. Die Hauptaufgabe des lumbosacralen Überganges ist das Erhalten der Stabilität, so daß die Beweglichkeit in diesem WS-Abschnitt auf ein Minimum reduziert ist.

Ziele

Behandlungsziele

- Kräftigung der Rumpfmuskulatur
- Vergrößerung des schmerzfreien Aktionsradius
- Besonders bei schlaffem Grundtonus allgemeine Kräftigung
- Informationen über korrektes Bücken, Heben und Tragen vermitteln, Gelenkschutzinformationen weitergeben
- Erarbeiten von Erleichterungen für Haushalt und Beruf

Ergoth. Behandlungsmaßnahmen

Befundaufnahme

Befundaufnahme, sofern möglich:

- Schobermessungen
- FKBA nach ventral und lateral
- Schmerzlokalisation
- Arbeitssituation und Gewohnheiten bei der Haushaltsführung erfragen, bei denen der Pat. besonders Beschwerden hat

a. *Behandlungsmaßnahmen/-medien*

- Weben am hochgehängten Webrahmen

Kyphosierende Übungen

Zunächst als kyphosierende Behandlung. Um im LWS-Bereich die Lordose auszugleichen und eine Kyphose ‚herzustellen', muß der Hüftwinkel über 90° vergrößert werden, also Flexion von 110° — 130°. Einigen Patienten wird das Sitzen in dieser Position nicht möglich sein; z. T. muß man auf Arthrodesenstuhl oder Stehhilfe ausweichen bzw. im Stand arbeiten.

- hochgehängte Makrameearbeit
- Peddigrohrarbeiten an einem höheren Arbeitsplatz

b. Gelenkschutz

Gelenkschutz

Im Mittelpunkt des Gelenkschutzes stehen die LWS und als Teil eines Bewegungssegmentes primär die Bandscheibe. Sie hat aufgrund ihres Quellungsdruckes eine ‚Stoßdämpferwirkung' und je nach Belastung wird in ihr ein unterschiedlich starker Innendruck erzeugt:

Unterschiedliche Belastung des Discus intervertebralis bei versch. Körperpositionen

a. im Liegen: 24%
b. im Stehen 100%
c. Normales Sitzen 140%
d. Vordere Sitzhaltung, vornübergebeugt: 190%

Belastung der Bandscheibe beim Heben

Eine zunehmende Dehydration findet beim Bücken, Tragen und Heben statt. Nach MÜNCHINGER wird die präsakrale Bandscheibe einer 75 kg schweren Person beim Stehen mit 40 Kp, beim Vorbeugen mit 280 Kp und beim Heben von 50 Kp mit 720 Kp belastet.[55]

Vorgang der Hydration und Dehydration

Unter Belastung findet eine Dehydration des Discus intervertebralis statt, die Bandscheibe wird dünner. Im Liegen, in der Extension oder einer entlastenden Sitzhaltung findet wieder eine Hydration statt. Mit zunehmendem Alter und in Abhängigkeit von der Belastungsgröße nimmt die zyklische Höhenveränderung ab; die Bandscheibe ist nicht mehr so elastisch, so daß es eher zu Subluxationen der Wirbel, zu Protrusionen und zum Prolaps kommt.

Inhalte des Bücktrainings

Um das hinauszuzögern ist es notwendig, daß sowohl die KG, als auch die Eth. mit dem Patienten ein *Bücktraining* durchführt und ihm grundsätzliche Regeln für das Heben und Tragen von Lasten vermittelt:

- Körpernah tragen und die Last auf beide Arme verteilen
- körpernah, nicht ruckartig und mit geradem Oberkörper unter Anspannung der Glutaen und der Bauchmuskulatur heben
- Sitzposition im Auto mit 20 Grad zurückgelegter Lehne, Hüftflexion 105—115 Grad, Knieflexion 110—120 Grad und OSG 85—110 Grad
- Arbeitsplatz im Stehen muß genügend hoch sein
- Sitzen auf einem Stuhl bei der Büroarbeit, der die LWS unterstützt: Stuhl mit verstellbarer Rückenlehne, höhenverstellbar
- Bücken am Waschbecken mit einem Ausfallschritt
- Bügeln im Sitzen oder im Stehen, wenn man ein Bein auf eine Hocker stellt
- Bett mit harter, flacher Unterlage, in dem die WS physiologisch horizontal liegt.[56]

Dieses Training kann durch Photographien oder eine Diaserie mit ‚Richtig' und ‚Falsch' anschaulich gestaltet werden.

Hilfsmittelversorgung

Hilfsmittelversorgung

- *Helfende Hand*
- *Strumpfanzieher*

— *Arthrodesenstuhl*
— *Stehhilfe*
— *,Bandscheibenstuhl'*

Ergotherapeutische Behandlung nach Spondylodese, Nucleotomie

Postop. Versorgung mit zirkulärem Rumpfgips

Training der Belastbarkeit

Der Patient wird postop. mit einem zirkulären Rumpfgips versorgt, den er ca. 6 Monate tragen muß; es erfolgt dann eine Röntgenkontrolle und je nach Ergebnis erneut Gips- oder Korsettversorgung. Zunächst geht es darum, die Belastbarkeit des Patienten im Stehen zu trainieren, da er nicht sitzen darf. Es bieten sich große funktionelle Dübelspiele an und handwerkliche Techniken, die unterbrochen werden können, wenn der Patient nicht mehr stehen kann. Dabei sollte man sich immer — so weit es geht — nach den Wünschen des Patienten richten.

Hilfsmittelversorgung

Dazu wird eine Hilfsmittelversorgung notwendig:
— Schuhanzieher für Schlüpfschuhe
— Strumpfanzieher, -auszieher; mehrere Modelle ausprobieren!
— Helfende Hand
— langes Rundholz mit dem Haken eines Kleiderbügels an einem Ende als Hilfe zum An- und Ausziehen des Schlüpfers
— Toilettensitzerhöhung und möglicherweise
— Haltegriffe
— Hilfe zur Intimhygiene; am billigsten und einfachsten ist der Einsatz einer metallenen gebogenen Gurken- oder Gebäckzange, mit der der Patient das Toilettenpapier halten kann.[57]

Operative und konservative Therapie

Allgemeine konservative und operative Therapie

— OP: Spondylodese
— KG: Kräftigung der Muskulatur, konsequentes Training der Rückenmuskulatur, Schwimmen und Bewegungsbad
— Massagen zur Lockerung der Muskulatur

Cave: Im akuten Stadium: Bettruhe, Analgetika zur Entspannung der reflektorisch angespannten Rückenmuskulatur, Fango, Bäder, Bindegewebsmassage, Extension in einem Spezialbett, Stufenbettlagerung.

Aufgaben

— Erläutern Sie die Behandlung einer Lumbago unter Berücksichtigung der Symptome!
— Nennen Sie Inhalte des Gelenkschutzes bzw. des Bücktrainings und begründen Sie Ihre Aussage!

Anmerkungen

55 S. Kubik: Anatomie der Lumbalregion und des Beckens; Fortbildungsk. Rheumatol. Bd. 6, pp. 1—29 Karger, Basel, 1981
56 I. Bakons: Präventive Maßnahmen bei Lumboischialgie; Fortbildungsk. Rheumatol., Bd. 6, pp. 251—255; Karger, Basel 1981
57 Entwickelt von Fr. Peggy Zertz, Ergotherapeutin, Städt. Krankenhaus Neukölln, Neurolog. Abteilung

Weiterführende Literatur

— Grandjean, E.: Sitzen Sie richtig? Studie, Bayerisches Staatsministerium für Arbeit und Sozialordnung, München, 1977
— Der Rheumatismus, Bd. 44; Hrsg. Prof. Dr. H. W. Hauss; ‚Ursachen für Lumbalsyndrome', Dr. H. Tilscher; Dr. D. Steinkopff Verlag, Darmstadt, 1979
— Landsiedl, Tilscher, Bogner: Zum Problem Fehlstatik und Wirbelsäulenstörungen; Z. Orthop. Grenzgeb. 2, 196, 203; 1977
— Leger, W.: Die Form der Wirbelsäule mit Untersuchungen über ihre Beziehung zum Becken und die Statik der aufrechten Haltung; Z. Orthop. 91, 1959; Beilageheft
— Sollmann: Die gestörte Kinematik der Wirbelsäule; Zbl. Chirg. 85, 1153, 1960
— Struppler: Funktionelle Anatomie des Kreuzschmerzes und der Ischialgie; Münch. Med. Wschr. 36, 1137—1142 (1977)

5.6 Weitere Erkrankungen

Spondylitis tuberculosa

Allgemeine Daten zum Krankheitsbild

Krankheitsbild

Erkrankt sind meist ein oder mehrere Wirbel. Im Röntgenbild zeigt sich eine Verschmälerung des Zwischenwirbelraumes, andere WK sind von den destruktiven Prozessen betroffen.

Behandlungsziele

Ziele

— Positive Unterstützung des Heilungsprozesses durch psychische Betreuung
— Größtmögliche Selbständigkeit in den Aktivitäten des täglichen Lebens

Behandlungsmaßnahmen

Maßnahmen

Unter Beachtung der Persönlichkeit des Patienten ablenken von Verstimmungen, Entspannung; dazu Einsatz handwerklicher Techniken: bildnerisches Gestalten, Modellieren, Leder-, Peddigrohrarbeiten, Spiele.
Wird der Pat. mit einem Gipskorsett versorgt, werden Hilfsmittel zum An- und Ausziehen und zur Durchführung der persönlichen Hygiene notwendig (siehe Lumbago, OP nach Bandscheibenprolaps).

Konservative und operative Behandlung

Weitere konservative und operative Behandlung

— Ruhigstellung im Gipsbett und später im Gipskorsett
— Chemotherapie

Spondylolisthesis

Krankheitsbild

Allgemeine Daten zum Krankheitsbild

Zwei Wirbelkörper sind aufgrund einer Spondylolyse nicht fest miteinander verbunden, so daß sie sich gegeneinander bewegen können; das führt zum Wirbelgleiten. Es kommt zum therapieresistenten Kreuzschmerz und zu Ischiasbeschwerden, z. T. mit partieller Lähmung der unteren Extremitäten.

Ziele

Behandlungsziele

— Hilfsmittelversorgung
— Bücktraining

Maßnahmen

Behandlungsmaßnahmen

siehe Lumbago, postop. nach Bandscheibenentfernung u. Gipskorsettversorgung

Konservative und operative Therapie

Weitere konservative und operative Maßnahmen

— OP: Spondylodese
— KG: Bücktraining, Muskelkräftigung

Aufgabe

— Nennen Sie Hilfsmittel, mit denen ein Patient nach einer Spondylodese oder einer OP nach Harrington versorgt werden muß. Begründen Sie Ihre Aussagen!

Osteoporose

Krankheitsbild

Daten zum Krankheitsbild

Bei der Osteoporose kommt es zu einer Knochenatrophie, da sich normaler Abbau und Anbau nicht die Waage halten.

Man unterscheidet eine pathologische, postmenopausische von einer physiologischen senilen Osteoporose.

a. *Ursachen* **Ursachen**
- Änderungen im Hormonhaushalt
- Inaktivität

b. *Symptome* **Symptome**
- Starke Rückenschmerzen
- z. T. Schmerzen beim Atmen
- Eingeschränkte WS-Beweglichkeit
- Vermehrte BWS-Kyphose durch Keilwirbel
- im LWS-Bereich röntgenologisch sichtbare Fischwirbelformen

c. *Komplikationen* **Komplikationen**
- Spontanfrakturen
- gehäuft Schenkelhals- und Radiusfrakturen mit schlechter Heilungstendenz

Behandlungsziele **Ziele**
- Kräftigung der Rumpfmuskulatur
- Erhalt und Verbesserung des vorhandenen Bewegungsausmaßes
- Verbessern der Aufrichtung
- Vergrößern der Atembreite

Ergoth. Behandlungsmaßnahmen **ETh. Maßnahmen**
- Weben am hochgehängten Webrahmen
- Funktionelle Spiele (hochgehängt)
- Hochgestellte Peddigrohrarbeit
- Hochgehängte Makrameearbeit

Ausweichbewegungen
Da längeres gerades Sitzen sehr anstrengend ist, besteht die Gefahr von Ausweichbewegungen: Sitzen auf der vorderen Stuhl- oder Hockerkante, Anwinkeln eines Beines.

Contraindikationen
Contraindikationen: ruckartige Stauch-, Stoßbewegungen

Weitere operative und konservative Maßnahmen **Konservative und operative Therapie**
- Hormon-, Vitamin D-, Ca^{++}- und Fluorsalzgaben
- Muskeltraining
- Korsett nur vorübergehend bei starken Schmerzen
- Vermeiden langer Immobilisation

Quellen

- Ritter, C.: Bücktraining bei Patienten mit Wirbelsäulenschäden, Beschäftigungsth. u. Rehabilitation, 4, 1981; S. 204—206
- Sauerwein, C.: Selbsthilfetraining mit Patienten nach Wirbelsäulenoperationen; BT u. Reha, 4, 1981, S. 207—211
- Shopland u. a.: Refer to Occupational Therapy; Churchill Livingstone, Edinburgh; 1979
- Idelberger: Lehrbuch der Orthopädie, Springer Verlag, Berlin, 1984
- Stolze, Harms: Wirbelsäulenchirurgie — Indikation und Möglichkeiten; BT/Reha, 4, 1981; S. 199—203
- Tischler, Eder, Die Rehabilitation von Wirbelsäulengestörten; Springer Verlag, Berlin, 1970, 2. Aufl.
- Hrsg. G. Josenhans: Therapeutisches Vorgehen bei chronischen Gelenk- und Wirbelsäulenerkrankungen; Colloquia rheumatol., Werk-Verlag, Dr. E. Banaschewski, München-Gräfelfing, 1982

6. Querschnittlähmung

Allgemeine Daten zum Krankheitsbild

Ursachen

a. *Ursachen*

Trauma:

Frakturen, Luxationen mit direkter oder indirekter Schädigung des Rückenmarks

Posttraumatische Querschnittlähmungen durch subdurale Blutungen

Myelitis, Encephalomyelitis, Meningomyelitis

Gut-, bösartige Tumore

degenerative WS- und Bandscheibenveränderungen

Encephalomyelitis disseminata (Multiple Sklerose)

Syringomyelie

Spina bifida

b. *Symptome*

Man unterscheidet komplette und inkomplette Lähmungen

Es gibt komplette Lähmungen (motorische, sensible, vegetative Lähmung) und inkomplette, bei denen kein einheitliches Lähmungsbild vorhanden ist.

- Blasen- und Darmfunktionsstörungen
- Störungen der Sexualfunktion
- Störungen der Atemfunktion
- Kreislaufstörungen
- Veränderte Thermoregulation
- Spastische Lähmungen

Komplikationen

c. *Komplikationen*

Decubitalgeschwüre

Kontrakturen in allen gelähmten Körperabschnitten

Aufsteigende Niereninfektionen

Behandlungsziele

Ziele

- Wiederherstellung der größtmöglichen Selbständigkeit in den Aktivitäten des täglichen Lebens, besonders Anziehen, Waschen, Essen
- Muskelfunktionstraining: Erhalt und Verbesserung der Restfunktionen, Erlernen von Trickbewegungen
- Größtmögliche Selbständigkeit und Unabhängigkeit im Bereich der Kommunikation (schriftlich, telefonisch)
- größtmögliche Selbständigkeit in der Selbstversorung: Haushalt, Einkaufen
- Wohnungsplanung unter Berücksichtigung der maximal möglichen Unabhängigkeit von fremder Hilfe
- Versorgung mit Handschienen zur Kontrakturprophylaxe und zur Herstellung von Greiffunktionen
- Versorgung mit herkömmlichen oder individuellen Hilfsmitteln
- Rollstuhlversorgung und -training
- Berufliche Rehabilitation
- Beratung beim Führerscheinerwerb
- Angehörigenberatung
- Kontraktur-, Dekubitusprophylaxe
- Kräftigung der Muskulatur der oberen Extremität, bes. für das Rollstuhltraining
- Moralische Unterstützung und psychische Betreuung

Ergotherapeutische Behandlungsmaßnahmen

Behandlung des Paraplegikers

Da bei den Paraplegikern die Funktion der oberen Extremität erhalten ist, werden andere Behandlungsschwerpunkte als beim Tetraplegiker gesetzt, der eine viel umfassendere ergotherapeutische Behandlung benötigt.
Beim Paraplegiker umfaßt die Behandlung das Selbsthilfetraining einschließlich der Hilfsmittelversorgung, Rollstuhlversorgung, der individuellen Wohnungsberatung und des Erwerbs des Führerscheines.

Behandlung des Tetraplegikers

Ein Tetraplegiker wird im Gegensatz dazu sofort nach Einlieferung in die Klinik auch schon ergotherapeutisch behandelt:

Hilfen in der Bettphase

Es müssen für den flach liegenden Patienten Kommunikationsmöglichkeiten geschaffen werden: ein schräger Spiegel wird so über dem Bett angebracht, daß der Patient herein- und herausgehende Personen sehen kann; Installieren einer adaptierten Klingel, die je nach vorhandenen Funktionen auf Druck, Saugen oder Pusten reagiert.
Während der Bettphase muß auf eine korrekte Lagerung zur

Decubitus- und Kontrakturprophylaxe unter Einsatz z. B. des Funktionshandschuhes (zur funktionsgerechten Stellung von Finger- und Handgelenken) geachtet werden.

Maßnahmen in der Bettphase

Weitere Maßnahmen in der Bettphase:
Training der Restbewegungen und Erlernen von Trickbewegungen, um sowohl mit dem Schreib-, als auch mit dem Selbsthilfetraining beginnen zu können. Dazu wird der Einsatz standardisierter und individueller Hilfen nötig: Spiralschiene zur Unterstützung im Handgelenk mit Stifthalterung, Stabilisierung des Handgelenkes durch Manschetten, Herstellen von individuellen Rasierapparat- und Zahnbürstenhalterungen.

Individuelle Hilfen

Aufricht-, Stehphase

Der Patient wird täglich mit seinem Bett aufgerichtet und gleichzeitig beginnt die KG mit dem Stehtraining.

Rollstuhlphase

Je nach Verträglichkeit beginnt die Rollstuhlphase nach 8—14 Tagen mit steigender Belastung von ca. 15 Minuten bis, nach Ablauf einer Woche, 2 mal 1 Std. im Rollstuhl.

Rollstuhlversorgung

Hat der Patient genügend Sitzbalance, dann wird im therapeutischen Team mit ihm zusammen die Rollstuhlversorgung vorgenommen.

Verstärktes Selbsthilfetraining

Das Selbsthilfetraining wird verstärkt weitergeführt und, sofern möglich, beginnt nun auch das Haushaltstraining, ebenfalls unter Einsatz notwendiger Hilfsmittel.

Hilfsmittel

Hilfen sind u. a.:
Helfende Hand, Taschen am Rollstuhl, Langer Schuhlöffel, 2-teilige Kleidung, kurze Hosen, „rollstuhlgerechte" Kleidung, Stretch-Socken, um Faltenbildung zu vermeiden.

Kommunikation

Greifhilfen

Die Kommunikationsmöglichkeiten werden durch vermehrtes Hand- und Maschinenschreibtraining und Üben des Umgangs mit Stenorette und Telefon weiter ausgebaut. Je nach Läsionshöhe können Greifhilfen eingesetzt werden. Der Patient muß in der Lage sein, alle Hilfen, die ihre Funktion so optimal wie möglich erfüllen und pflegeleicht sein sollten, selbständig anzulegen.

Wohnungsplanung

Veränderungen der vorhandenen Wohnung oder Planung einer neuen orientiert sich an den DIN-Normen. Die Wohnungsplanung wird zusammen mit Angehörigen, Patient, Sozialarbeiter und Ergotherapeut durchgeführt.

Führerscheinerwerb

Zur größtmöglichen Selbständigkeit und Unabhänigkeit gehört auch der Führerscheinerwerb. Es gibt inzwischen eine Reihe Fahrschulen, die Versehrtenfahrschulwagen besitzen und eine Ausbildung durchführen.

Behandlungsmedien:

Medien

Muskelfunktions-, Handgeschicklichkeitstraining, Erlernen von Trickbewegungen durch den Einsatz funktioneller Spiele, handwerklicher Techniken, wie Peddigrohrarbeiten, Weben, Tonarbeiten, Drucken, bei mehr Funktionen auch Lederarbeiten, Makramee und Batik.
Bei Paraplegikern z. T. auch Einsatz funktioneller Webgeräte oder der Fahrradsäge zur Beübung der unteren Extremität.
Metall- und Holzarbeiten eignen sich sehr gut zur Kräftigung der Muskulatur der oberen Extremität, um dadurch das Rollstuhlfahren zu erleichtern.
Es ist von großer Notwendigkeit, die Psyche des Patienten immer zu beachten und darauf einzugehen. Durch das plötzliche Behindertsein hat der Einzelne oft seinen Lebensmut verloren und kein Interesse an der Mitarbeit an seiner Rehabilitation. Es muß ihm jedoch immer wieder vor Augen geführt werden, wie wichtig seine eigenen Aktivitäten sind, wieviel mehr dadurch erreicht werden kann. Erfolgserlebnisse stärken das Selbstwertgefühl, so daß ihre Vermittlung unumgänglich ist. Vieles kann auch durch Patienten, die diesen kritischen Punkt schon überwunden haben, erlernt und erfahren werden.

Bedeutung der Eigenaktivität verdeutlichen

Miteinbeziehen der Psyche in die eth. Behandlung

Weitere konservative und operative Maßnahmen

a. Krankengymnastik

Krankengymnastik

- Atemtherapie
- Kontrakturprophylaxe (Lagerung, passives Durchbewegen aller Gelenke)
- Training der nicht gelähmten Muskulatur
- Schulen der Sitzbalance und des richtigen Sitzens im Rollstuhl einschl. der Entlastung
- Positionswechsel, Stütz-, Stemmübungen
- Stehbalance trainieren und darauf folgend Gangschulung
- Sport für Querschnittgelähmte (Schwimmen, Tischtennis, Basketball, Bogenschießen, Leichtathletik, Geschicklichkeitsfahren)

b. Krankenpflege

Krankenpflege

- Lagerung zur Decubitusprophylaxe bzw. -behandlung
- allgem. Pflegemaßnahmen unter Beachtung der möglicherweise auftretenden Komplikationen

c. Sozialdienst

Sozialdienst

- Finanzielle Absicherung des Patienten und seiner Familie

— Beratende Funktion bei der Wohnungsplanung
— Einleiten der Maßnahmen beruflicher Rehabilitation
— Sichern der pflegerischen Betreuung zu Hause

Fragen

— In welcher Weise können Blasen-, Darmfunktions-, Kreislaufstörungen, Störungen der Atemfunktion und veränderte Thermoregulation die ergotherapeutische Behandlung beeinflussen?
— Beschreiben Sie Veränderungen der Wohnung oder die Planung einer neuen behindertengerechten Wohnung für den Tetraplagiker. Was bedarf der besonderen Beachtung?
— Unter Einsatz welcher Behandlungsmaßnahmen und -medien können die einzelnen Behandlungsziele erreicht werden? Begründen Sie Ihre Auswahl!

Quellen

— Kurzbeschreibung des Krankheitsbildes der Querschnittlähmung, Zusammengestellt von Mirjam Dylla, Ergotherapeutin, Werner-Wicker-Klinik, Bad Wildungen
— Paeslack, Schlüter: Physiotherapie in der Rehabilitation Querschnittgelähmter; Rehabilitation und Prävention 9, Springer Verlag, Berlin, 1980
— Shopland u. a.: Refer to Occupational Therapy; 2nd. ed.; Churchill Livingstone, Edinburgh, 1979
— Dr. J. J. Walsh: Abc für Querschnittgelähmte; Thieme Verlag Stgt, 1969

Weiterführende Literatur

— Schöler, L: Sozialtraining bei Querschnittgelähmten; BT u. Reha, 3, 1980; 145—147
— 8th International congress world federation of occupational therapists, 1982; Vortragssammlung, Vol. I
Tierney, N.: The Development of tenodesis or a ‚trick‘ pincer grip by the C6 Quadriplegic; S. 351 sqq
Burt, C.: Splinting the quadriplegic upper Extremity; S. 357 sqq
— BT u. Reha, 20 Jg., H. 3, 1981
Paeslack: Sexualität und Sexualverhalten bei Rückenmarkgeschädigten; S. 127—133
Knöller: Sport bei Querschnittgelähmten; S. 147—153
— Hrsg. Jochheim, K.-A.: Rehabilitation Bd. III; Thieme Verl. 1975
Paeslack: Rehabilitation bei Pat. mit Rückenmarkschäden; S. 145—157

7. Erkrankungen der unteren Extremität

7.1 Hüftgelenke

a. Veränderungen des CCD-Winkels
(Centraler-Collum-Diaphysenwinkel — X-, O-Bein)

Allgemeine Daten zum Krankheitsbild

Coxa vara
Coxa valga

Coxa vara: CCD unter 125°
Coxa valga: CCD über 125°
Veränderungen des Winkels bewirken Fehlbelastungen in Hüfte und Knie, so daß es vorzeitig zu arthrotischen Veränderungen in diesen Gelenken kommen kann.[58]

Behandlungsziele

Ziele

— Wiederherstellung physiologischer Bewegungen
— Kräftigung der Gluteal- und Oberschenkelmuskulatur
— Erlangen der größtmöglichen Selbständigkeit in den Aktivitäten des täglichen Lebens, einschl. Hilfsmittelversorgung

Ergotherapeutische Behandlung nach Gipsentfernung

ETh-Behandlung postop nach Gipsentfernung

— Weben im Übungsbett
— Arbeiten an der Fahrradsäge
— wenn nötig, Hilfsmittelversorgung
— Während der Bett- und Gipsphase ‚ablenkende' Ergotherapie

Weitere konservative und operative Behandlung

Konservative und operative Behandlung

— Umstellungsosteotomie, danach Ruhigstellung im Gips
— Physiotherapie (Atemgymnastik, Gangschulung, Teilbelastung 6—10 Wochen postoperativ)

b. Hüftgelenkstotalendoprothese

Allgemeine Beschreibung

Indikationen für eine TEP

a. *Ursachen, die zur Indikationsstellung führen*
— Coxarthrosen jeglicher Ätiologie jenseits des 60. Lj.
— Chron. Polyarthritis, Sp. a. auch vor dem 60. Lj.
— unspezifische Coxitis

— Hüftkopfnekrosen
— Tumoren

Es gibt verschiedene Modelle der TEP und verschiedene Implantationsformen in Femur und Becken. Als Therapeut muß ich mich beim zuständigen Arzt darüber genau informieren, um zu wissen, welche Bewegungen der Patient postoperativ nicht durchführen darf: ARO und Adduktion oder IRO und Adduktion.

Komplikationen

b. Komplikationen

— Pfannen-, Schaftlockerung
— Spontane Frakturen in Femur und Becken
— Wundheilungsstörungen
— Infektionen
— Luxationen

Ziele

Behandlungsziele

— Verbessern der Gelenkbeweglichkeit
— Muskelkräftigung
— Fehlhaltungen und Kontrakturen vermeiden
— Thromboseprophylaxe
— Korrektur des Gangbildes
— Größtmögliche Unabhängigkeit im täglichen Leben

Ergotherapeutische Behandlung

Befund

Befund:

motorischer Befund der unteren Extremität
Selbsthilfe, AdtL-Befund

Muskelfunktionstraining

a. Muskelfunktionstraining

Luxationsfördernde Bewegungen

— Weben am Knie-Beuger-Strecker etwa in der 3. Woche postoperativ, um die Muskulatur der U. E. zu kräftigen, wobei es keine Möglichkeit gibt, die Glutaen besonders in die Therapie mit einzubeziehen, da bis 6 Wochen postop. die Adduktion nicht ganz bis zur Mittellinie erlaubt ist, Rotationsbewegungen überhaupt nicht. Als therapeutisches Mittel käme noch das Übungsbett in Frage, wobei man beim Einsteigen sehr auf die Position des frisch operierten Beines achten und Adduktions- und Rotationsbewegungen vermeiden muß.
— Bei der Behandlung Schmerzgrenze beachten, um eine Erhöhung des Muskeltonus zu vermeiden.

Selbsthilfetraining

b. Selbsthilfetraining

Es bietet sich an, damit etwas später zu beginnen, da sich die Gelenkbeweglichkeit in der ersten Zeit noch sehr verbessert. Der Schwerpunkt liegt auf der Versorgung der unteren Extremität. Folgende Dinge müssen (z. T. mit Hilfsmitteln) geübt werden:

— Schlüpfer anziehen (langer Schuhlöffel, Anziehhaken)
— Strümpfe, Strumpfhosen anziehen (Strumpfanzieher; das geeignete Modell aussuchen und erproben)
— Schuhe (langer Schuhlöffel)
— Schleife (Slipper, elast. Schnürsenkel)
— Aufheben von Gegenständen (helfende Hand)

Hilfsmittel für Bad/WC

Hilfsmittel für Bad und WC

— Erhöhter Toilettensitz, möglicherweise mit einem Arthrodesenausschnitt; IRO und Adduktion bei der Intimhygiene vermeiden
— Haltegriffe neben der Toilette
— rutschfeste Matte vor und in der Badewanne
— Badebrett und/oder Badewannensitz
Wichtig ist, daß man mit dem Patienten das Einsteigen in die Wanne unter Berücksichtigung der ‚verbotenen' Bewegung übt.
Nach 6 Wochen postop. sollte das Implantat übungsstabil sein, aber der Patient, und besonders ältere Menschen, sollte(n) immer wieder auf seine Bewegungen achten, um Luxationen zu vermeiden.
— Duschklappsitz oder Duschhocker
— Zehenputzer

Küche

Küchenhilfsmittel

— Handfeger und Kehrblech mit verlängertem Stiel
— Zum Feuchtwischen Mop mit langem Stiel, der nicht manuell ausgewrungen werden muß (‚Pudel')
— Lernen, mit einer Unterarmstütze in der Küche zurecht zu kommen

Konservative und operative Behandlung

Weitere konservative und operative Behandlung

OP: Je nach Alter und vorhergehendem Krankheitsbild werden unterschiedliche Prothesen implantiert. Einzementierte Prothesen sind am 1. Tag postop. belastbar, der Patient soll schon vor dem Bett stehen und die aktive Übungsbehandlung kann beginnen. Zementfreie TEPs dürfen 12 Wochen nicht belastet werden. Sie sind primär indiziert bei jüngeren Patienten.

Versch. Implantationstechniken

KG: Kreislaufgymnastik, motorisches Funktionstraining, Gangschule

c. Hüftgelenksarthrodese

Arthrodese als Maßnahme, Schmerzfreiheit zu erreichen

Bevor es den alloarthroplastischen Gelenkersatz gab, wurden Arthrodesen als OP.-Maßnahme eingesetzt, die Schmerzfreiheit im Hüftgelenk auf Dauer versprach, jedoch mit Bewegungseinschränkung einhergeht und durch die starke Beckenkippung nach vorn Kreuzschmerzen und Bandscheibenlockerungen verursacht.

Behandlungsziele

Ziele

— Größtmögliche Selbständigkeit in den Aktivitäten des täglichen Lebens

Ergotherapeutische Behandlung

Selbsthilfe-training und Hilfsmittel-versorgung

Überwiegend Selbsthilfetraining und Hilfsmittelversorgung:

Arthrodesenstuhl, Sitzkoffer, Sitzerhöhungen
Katapultsitz
Toilettensitzerhöhung, Haltegriffe
Badebürste
Helfende Hand
Langer Schuhlöffel
Strumpfanzieher
rutschfeste Matten

d. ‚Sine-Sine'

TEP - Entfernung ohne Ersatz

Kommt es zu Unverträglichkeiten einer TEP und besteht keine andere Möglichkeit mehr, so muß sie entfernt werden. Das heißt, daß es an dieser Extremität keine gelenkige Verbindung von Becken und Femur mehr gibt, allein eine muskuläre.
Im Mittelpunkt der eth. Behandlung steht wie bei der Arthrodese das Selbsthilfetraining und die Hilfsmittelversorgung (s.d.).

Aufgaben

— Nennen Sie Faktoren, die bei der Behandlung nach Implantation einer TEP im Hüftgelenk besonders zu beachten sind!
— Zählen Sie wichtige Punkte des AdtL-Status bei Erkrankungen des Hüftgelenkes auf!
— Erarbeiten Sie die Muskulatur, die bei diesen Erkrankungen besonders gekräftigt werden muß!

Anmerkungen

58 Pschyrembel, Klinisches Wörterbuch, 253. Aufl. De Gruyter Berlin, 1977; S. 220, 221

Quellen

— Jentschura / Janz: Beschäftigungstherapie Bd. I (s. 5)
— Shopland u. a.: Refer to Occupational Therapy, Churchill Livingstone, Edinburgh, 1979
— Hrsg. E. Müller: Operativer Gelenkersatz, Eine Orientierung für den Allgemeinpraktiker; Hans Huber, Bern, 1979
— Bauer: Ersatz von Hüft- und Kniegelenken durch Endoprothesen; Z. f. Allgem. Med. / Landarzt, 1970
— Hesser u. a.: Ergebnisse der totalen Hüftendoprothese; Arch. orthop. Unfallchir. 72, 1972

7.2 Kniegelenk

Funktionelle Anatomie des Kniegelenkes

Das Kniegelenk ist ein Dreh-Scharniergelenk mit einem aktiven Bewegungsausmaß von 0° — 130°. Alle Teilkomponenten können verletzt werden:

- Kreuzbänder
- Menisci
- Seitenbänder
- umgebende Muskulatur, bes. die Sehne des M. quadriceps

a. Achsenfehlstellungen

Achsenfehlstellungen

Wie beim Hüftgelenk gibt es auch am Kniegelenk Achsenfehlstellungen, die durch Umstellungsosteotomien korrigiert werden können. Behandlungsschwerpunkte postoperativ nach Gipsentfernung sind Muskelkräftigung und Gelenkmobilisation.

b. Abakterielle Entzündungen und entzündlicher Gelenkerguß

Allgemeine Daten zum Krankheitsbild

Bei der chron. Polyarthritis kommt es bei starker Beanspruchung der Kniegelenke zum Gelenkerguß und zu entzündlichen Reaktionen.

Behandlungsziele

Ziele

- Schmerz- und größtmögliche Bewegungsfreiheit
- Kräftigung der umgebenden Muskulatur
- größtmögliche Selbständigkeit in den Aktivitäten des täglichen Lebens

Ergotherapeutische Maßnahmen

Befund

Befund
Gelenkstatus nach der Neutral-Null-Methode, AdtL-Status

Behandlungsmaßnahmen

Maßnahmen nach einer Synovektomie

postoperativ nach Synovektomie:

- bei 10 kg Belastung Weben im Übungsbett
- bei 20 kg Belastung Weben am Knie-Beuger-Strecker
- später Fahrrad- oder Nähmaschinensäge

Selbsthilfetraining

Selbsthilfetraining
Überwiegend ist ein Selbsthilfetraining ohne Hilfsmitteleinsatz und -verordnung möglich, es sei denn, die Hüftgelenke sind durch die chron. Polyarthritis stark bewegungseingeschränkt.

Operative und konservative Maßnahmen

Weitere konservative und operative Maßnahmen

OP- Tag: Lagerung des Knies im 4-stündlichen Wechsel zwischen 70° —80° Flexion und Extension
Dann bis zum 5. Tag täglich 2 x für 2 Std. in voller Extension lagern.

KG: Atemtherapie, isometrische Spannungsübungen, ab 7. Tag postop. Sitzen an der Bettkante, Gehschule ohne Belastung; bei 90° Flexion Beginn mit der Teilbelastung

c. Alloarthroplastischer Gelenkersatz

Allgemeine Daten

Bei Kniegelenken ist aufgrund der großen Beanspruchung (es ist zwischen den längsten Hebelarmen des Körpers eingelagert) mit mehr Komplikationen zu rechnen als am Hüftgelenk.

GSB-Prothese

Von den verschiedenen Prothesenarten wird am häufigsten die G-S-B-Prothese, benannt nach den ‚Erfindern' Gschwend-Scheier-Baehler, eingesetzt; es ist eine Scharnierprothese, die ähnlich den physiologischen Verhältnissen eine Verschiebung der Gelenkachse zuläßt. Ein weiterer Vorteil ist die minimale intraoperative Knochenresektion, die ein Auswechseln der Prothese ermöglicht.[59]

Indikationen für den alloarthroplastischen Gelenkersatz

Indikation für den prothetischen Gelenksersatz:
- Arthrosen
- chron. Polyarthritis
- schmerzhaft deformierte Kniegelenke

Ziele

Behandlungsziele

- Erreichen des größtmöglichen Bewegungsausmaßes
- Kräftigung der Muskulatur des Ober- und Unterschenkels
- größtmögliche Selbständigkeit in den Aktivitäten des täglichen Lebens

Ergotherapeutische Behandlung

Postop. ETh-Behandlung

Postoperativ:
- bei 10 kg Belastung Weben im Übungsbett
- bei 20 kg Belastung Weben am Knie-Beuger-Strecker
- Hilfsmittelabklärung
- Gelenkschutzinformationen[60]

Weitere konservative und operative Behandlung

Konservative und operative Behandlung

— postop. Lagerung (siehe Synovektomie)
— Lagerung des Beines in der Bewegungsschiene (Frankfurter Schiene), die das Knie langsam in Flexion und wieder in Extension bringt
— KG: Gangschulung, Muskelfunktionstraining, Bewegungsbad

d. Sprunggelenk

Behandlung bei Erkrankungen im OSG

Bei Erkrankungen des oberen Sprunggelenkes werden im Rahmen der Ergotherapie der Plantar- und Dorsalflektator (funkt. Webgerät) und die Nähmaschine, bzw. Nähmaschinensäge eingesetzt.

Fragen

— In welche Maßnahmen gliedert sich die ergotherapeutische Behandlung bei Erkrankungen des Kniegelenkes auf?
— Welche ergotherapeutischen Medien zur Behandlung der unteren Extremitäten kennen Sie?

Anmerkungen

59 M. E. Müller: Operativer Gelenkersatz, Eine Orientierung f. den Allgemeinpraktiker; Hans Huber, Bern 1979
60 siehe unter Gonarthrose

Quellen

— Jentschura / Janz:(s. 5)
— Shopland: Refer to Occupational Therapy; Churchill Livingstone, Edinburgh; 1979
— Bauer: Ersatz von Hüft- und Kniegelenken durch Endoprothesen; Z. f. Allgemeinmed. / Landarzt; 1970

7.3 Frakturen der unteren Extremität

Daten zum Krankheitsbild

siehe Frakturen im Bereich der oberen Extremität

Behandlungsziele

Ziele

— Gelenkmobilisation
— Muskelkräftigung
— Training, Steigerung der Belastbarkeit

Behandlungs-maßnahmen, -medien

Ergotherapeutische Behandlungsmaßnahmen

a. Behandlungsmaßnahmen/-medien

- Arbeiten wechselweise im Stehen und im Sitzen
- nach Frakturen in Knienähe:
  - Weben am Knie-Beuger-Strecker
  - Sägen an der Fahrradsäge
  - Weben am Hochwebstuhl
  - Holzarbeiten zur Belastungssteigerung
- nach Frakturen in Hüftnähe: Weben am Hochwebstuhl
- nach Frakturen im Bereich des oberen Sprunggelenkes:
  Weben am Dorsal- und Plantar-Flektator
  Sägen an der Nähmaschinensäge

Diese Behandlungsmaßnahmen werden auch zur Kontrakturbehandlung nach langer Ruhigstellung im zirkulären Gips eingesetzt, um das physiologische Bewegungsausmaß wiederzuerlangen.

8. Amputation

Amputationen der unteren Extremität

Es werden in diesem Kapitel nur die Amputationen der unteren Extremität behandelt. Informationen über die Amputationen der oberen Extremität gibt das Kapitel Prothesentraining.

Daten zum Krankheitsbild

Indikationen für eine Amputation

a. Ursachen, Indikationen für Amputationen

- Traumen:
  umfangreiche Weichteilverletzungen mit lebensbedrohlicher Wundinfektion
  offene Trümmerfrakturen
- maligne Tumoren
- periphere Gefäßinsuffizienz, arterielle Verschlußkrankheit (AVK)

Komplikationen am Stumpf

b. Komplikationen am Stumpf

- Druckstellen, Wundscheuern, Durchblutungsstörungen durch eine schlecht sitzende Prothese
- Neurome
- Kausalgien, brennende Schmerzen als Folge der iatrogenen Schädigung peripherer Nerven
- Kontrakturen durch falsche Lagerung und mangelnde Mobilisation als Beuge- und Abduktionskontraktur im Hüftgelenk
- Phantomschmerz, eine Sensation im Bereich des amputierten Körperteiles. Die Schmerzen sprechen selbst auf stärkste Analgetika und Sedativa schlecht an.

— Wundheilungsstörungen, Infektionen
— Exostosen am Stumpfende

c. *Prothesenversorgung*
Die Prothesenversorgung soll so schnell wie möglich erfolgen, wenn der Stumpf schmerzfrei, gut durchblutet, frei beweglich ist und eine gut verschiebliche Haut aufweist. Vorbereitende Krankengymnastik muß stattgefunden haben.

Prothesenversorgung

Prothesenarten

a. *Unterschenkelprothese*
Je nach Amputationshöhe erhält der Patient ein Unterschenkelkunstbein mit oder ohne Fußgelenk; ersteres wird mit Hilfe einer Ledermanschette am Oberschenkel fixiert.

Unterschenkelprothese

b. *Oberschenkelprothese*
Die Oberschenkelprothesen sind Gangprothesen, die entweder mit Umkehrstrumpf oder Zugstrumpf angezogen werden. Das Kniegelenk kann arretierbar oder beweglich sein, es muß während des Standes absolute Stabilität geben und während der Schwungphase dem Bein freie Beweglichkeit garantieren.
Je nach Amputationshöhe ist ein Becken- oder Tragegurt notwendig.

Oberschenkelprothese

Da Körperersatzstücke — wie Prothesen — in medizinischer Hinsicht immer dem Ausgleich von Behinderungen dienen, fallen sie unter die Kategorie Hilfsmittel, deren Kosten die Krankenkasse trägt. Dazu gehören: Übungs-, Sofortprothesen, die endgültige Prothese und Zubehör, wie der Amputations-Stumpfstrumpf. Badeprothesen werden nicht von allen Kassen übernommen.

Prothesen sind i.S. der KK Hilfsmittel

Erstprothese nach der Amputation: Es wird ein Gipsschaft mit der behelfsmäßigen Prothese anmodelliert, damit sofort trainiert werden kann, was für die Psyche des Patienten von großer Bedeutung ist.
Der Zeitpunkt für die definitive Prothese ist gekommen, wenn durch die Behelfsprothese während etwa 1—2 Wochen keine weitere Atrophie des Stumpfes mehr herbeigeführt werden konnte.

Erstprothese

Vorteile des Sofortprothese:

Vorteile der Sofortprothese

— Raschere Wundheilung
— Geringere postoperative Stumpfschmerzen, geringe Phantomschmerzen
— raschere Belastbarkeit und schnellere Gehfähigkeit
— Verminderung der Dauer der Arbeitsunfähigkeit

Behandlungsziele

Ziele

— Stumpfabhärtung
— Verhindern von Kontrakturen
— Kräftigung der oberen Extremität

— Gleichgewichtsschulung
— physische und psychische Bewältigung der Amputation
— Der Patient soll seine Prothese in funktioneller und kosmetischer Hinsicht akzeptieren
— größtmögliche Selbständigkeit und Unabhängigkeit von fremder Hilfe
— Umgang mit dem Rollstuhl erlernen (bei Amputation bds.)
— Berufliche und soziale Wiedereingliederung

Ergotherapeutische Behandlung

Motorisch-funktionelle Behandlung

a. *Motorisch-funkionelle Therapie*

— Gleichgewichtsschulung mit und ohne Prothese

Sitzen auf der Bettkante, Stuhl, Hocker, bis zum freien Sitz; Weben am hochgehängten Webrahmen: beidbeinig stehend mit Möglichkeit zum Festhalten in der Nähe, z. B. Stuhl, im freien Stand, im freien Sitz mit und ohne Prothese

— Ballspiele stehend
— Steckspiele mit Gewichtsverlagerung, provoziert durch das Anreichen von Gegenständen aus verschiedenen Richtungen, Ablegen auf verschieden hohe und unterschiedlich angeordnete Ablagen.
— Holzarbeiten zur Gleichgewichtsschulung und zur Muskelkräftigung der oberen Extremität
— Peddigrohr
— Kräftigung der Abduktoren des gesunden Beines am Ab- und Adduktor
— Beuger-Strecker: Hüftstreckung mit einer speziellen Manschette üben
— Metallarbeiten

Lagerung, Mobilisation

b. *Lagerung, Mobilisation*

Lagerung in normaler Streckstellung, um Beugekontrakturen in der Hüfte zu verhindern.

Stumpfpflege

c. *Stumpfpflege — Stumpfwickeln*

Der Stumpf wird erst mit lockerem, dann mit festem Verband aus elastischen Binden dicht, straff und konisch zur Förderung des venösen Rückstromes, zur Verhütung von Ödemen und Schwellungen und zur Förderung der Muskelatrophie gewickelt, damit er eine konische Form erhält und in den Prothesenschaft paßt. Der Druck muß von distal nach proximal abnehmen.

Abb. 24[61]

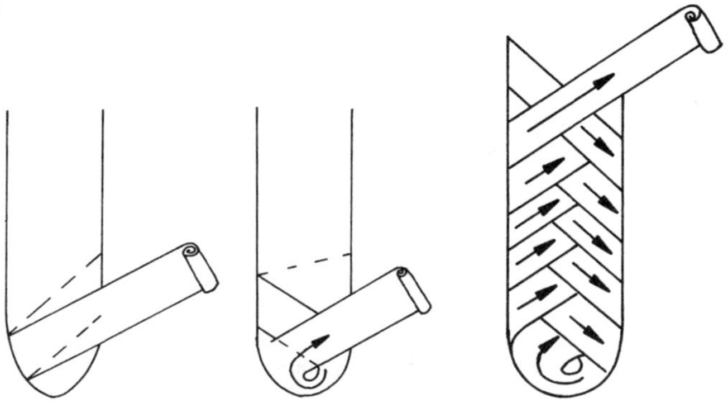

Eine einmal angelegte Bandage sollte den ganzen Tag halten. Zu Beginn wird das Wickeln des Stumpfes von dem Pflegepersonal, den Ergotherapeuten und KGs durchgeführt, aber im Laufe der Zeit sollte der Patient es selber lernen.

Stumpfwickeln

Auch die Stumpfabhärtung sollte nach Erlernen der spezifischen Methoden (z. B. Bürsten) vom Patienten teilweise übernommen werden.

d. Selbsthilfetraining — Hilfsmittelversorgung

— Anziehtraining/Hilfen

Anziehtraining unter Einsatz von Hilfsmitteln

Schlauchstrumpf aus Trikotgewebe, der über den gepuderten Stumpf gezogen wird. Das Band kann an seinem Ende mit einer Kugel beschwert werden, um das Einfädeln durch das Ventilloch nach außen zu erleichtern. Das Hereinziehen des Stumpfes unter Pumpbewegungen erfordert einige Kraft, so daß ein verlängerter Hebelarm (Anziehhaken, Unterarmstütze, Kleiderbügel) Entlastung bietet. Ist der Stumpf im Schaft, Ventil schließen, ein Vakuum durch Druck auf die Ventilmitte schaffen. Zum Ausziehen den Ventildeckel öffnen.

Zur Erleichterung des An- und Ausziehens der Kleidung dem Patienten Vorschläge zu Kleidungsänderungen für die untere Extremität machen.

Hilfen: Langer Schuhlöffel, helfende Hand

— Waschtraining/Hilfen

Waschtraining, Hilfsmittel

Die Art des Waschens, die der Patient für sich wählt, wird bestimmt durch seine Beweglichkeit und seine Sicherheit bzw. die Qualität des Gleichgewichtes:

- Fuß auf die Kante des Stuhles oder Duschhockers setzen (sitzender Patient)
- eine Notlösung wäre das Waschen des Fußes in einer Waschschüssel oder in einem Eimer, den der Patient sich selber füllen kann, wenn keine Duschmöglichkeit vorhanden ist.
- Abtrocknen des Fußes, indem er entweder über das Handtuch gezogen oder mit dem Handtuch trocken geschlagen wird.

— Hilfsmittel:
  Duschklappsitz
  Haltegriffe
  Rutschfeste Unterlagen auf Fußboden und in der Badewanne
  Zehenputzer
  Lifter für bds. Amputierte oder Strickleiter

— *Stumpfpflege*
— *Prothesenpflege*

Gehhilfen

— *Gehhilfen:* Rollator, Delta-Gehrad,
Unterarmstützen:
sie bieten, doppelseitig eingesetzt, gute Sicherheit. Schultergürtel, Schulter-, Hand- und Fingergelenke müssen intakt sein
Achselstützen:
maximale Sicherheit und Freihändigkeit im Stand werden bei gutem Gleichgewicht ermöglicht, z. B. beim Rasieren. Zwischen den Streben kann eine kleine Tasche für notwendige Utensilien angebracht werden.

Rollstuhlversorgung

— *Rollstuhlversorgung/Training (s. d.)*
Bei bds. Amputierten ist sie notwendig. Die Räder müssen, um ein Umkippen zu verhindern, nach hinten versetzt sein. Gute Lagerungsmöglichkeit für den Stumpf schaffen, Gel-Kissen zur Dekubitusprophylaxe einsetzen. Umsetzen vom Rollstuhl ins Bett, auf den Stuhl etc. üben.

Haushaltstraining

— *Haushaltstraining*
Es kann durchgeführt werden, wenn der Patient ohne Unterarmstützen stehen kann bzw. mit einer Stütze sicher geht. Üben des Zurücklegens einer Wegstrecke, des Tragens verschiedener Gegenstände, z. B. Taschen, Schieben eines Teewagens. Eine Hilfe kann eine Schürze mit einer großen Tasche vorn sein.

Berufliche und soziale Rehabilitation

— *Berufliche und soziale Rehabilitation*
  — Ist eine Wiedereingliederung in den alten Arbeitsplatz möglich?
  — Kann der Patient in seine Wohnung zurück?
    Benötigt er eine temporäre Haushaltshilfe, die Gemeindeschwester, oder sind Verwandte da, die helfen?
  — Gang nach draußen: Einkauf, Museum, Zoo, Kino

— *Angehörigenberatung*

Instruktionsblatt

Zur Erleichterung sollte man ein Instruktionsblatt über Stumpf- und Prothesenpflege mit Illustrationen für Pflegepersonal, Patient und Angehörige erarbeiten.

Allgemeine konservative Behandlung

Krankengymnastik

a. *Krankengymnastik:*
  — Mobilisation des Gelenkes, das dem Stumpf am nächsten ist
  — Stumpfabhärtung

— Muskelkräftigung
— Gleichgewichtsschulung
— Gehschule mit und ohne Prothese/Unterarmstützen auf ebenem und unebenem Gelände, Treppensteigen auf-, dann abwärts, Ein- und Aussteigen aus Verkehrsmitteln (Bus, Zug, Auto, Straßenbahn)
— Atem- und Kreislaufgymnastik
— Gruppenbehandlung
— Bewegungsbad
— Narbenmassage

b. Pflegepersonal **Pflege**

— Stumpfpflege
— Stumpfwickeln

c. Elektrotherapie

d. Physiotherapie

— Eisbehandlung
— Warmwasserbäder
— Bürstenmassage

e. Medikation

— Schmerzmed.
— Psychopharmaka und Sedativa für die Nacht, wenn nötig

Aufgaben

— Beschreiben Sie die möglicherweise auftretenden Komplikationen am Stumpf und erarbeiten Sie die Prophylaxe!
— Begründen Sie die ergotherapeutische Behandlung!
— Erarbeiten Sie ein Selbsthilfeprogramm für einen Patienten mit einseitiger Amputation!

Anmerkung

61 Baumgartner, R.: Beinamputationen und Prothesenversorgung bei arteriellen Durchblutungsstörungen; Bücherei des Orthopäden Bd. 11; Enke-Verlag, 1973

Quellen:

— Exner, Kleine Orthopädie, Thieme Verlag, 1977
— Schädlich, Heinz: Gangschulung Amputierter und Beinverletzter; 2. Aufl. Stgt., Hippokrates, 1976
— Medizinisch-orthop. Technik, 2/1980
F. Rexing, Eichler: Frühversorgung Unterschenkelamputierter; S. 60—63
Winkler, Fitzlaff: Ein Frühversorgungskonzept für Unterschenkelamputierte; S. 64—66
Neff: Übungsprothesen mit Kunststoffschäften; S. 67—72
Botta, Baumgartner: Die Unterschenkel-Kurzprothese; S. 73—77
— W. Humm: Rehabilitation of the Lower Limp Amputee; 2nd. ed. London, Baillière, Tindall and Cassell, 1969

9. Arthrodesen

Definition

Unter einer Arthrodese versteht man die künstliche Versteifung eines Gelenkes, im Gegensatz zur Ankylose, einer knöchernen Gelenkversteifung, bei der z. B. als Folge einer destruierende Gelenkentzündung der Gelenkspalt partiell oder total knöchern überbrückt ist. In beiden Fällen kommt es zur Aufhebung der Gelenkbeweglichkeit.

Indikation für eine Arthrodese:

— chronisch destruierende Entzündungen (chron. Polyarthritis)
— Tbc
— Verschleißerscheinungen, Arthrosis deformans

Ziele

Ziele einer Arthrodese:

— bessere Gelenkstabilität
— Schmerzausschaltung

Komplikationen postop

Postoperative Komplikationen:

— Wundheilungsstörungen
— allergische Reaktionen
— Infektionen
— Lockerung der Arthrodese

Arthrodesen werden hauptsächlich an Finger-, Hand-, Schulter-, Hüft- und Sprunggelenken durchgeführt. Es ist wichtig, daß die Arthrodese in der optimalen Stellung, also in der Gebrauchsstellung, durchgeführt wird, um dem Patienten für die Aktivitäten des täglichen Lebens so viel Selbständigkeit wie möglich zu gewährleisten.

Finger-arthrodesen

Fingerarthrodesen

Arthrodesen im PIP, DIP und CMC-Gelenk.

Ziele

Ergotherapeutische Ziele:

— Verbessern der Geschicklichkeit
— bei PIP und DIP trainieren des Faustschlusses
— Mobilisation der frei beweglichen Gelenke

Behandlungs-medien, -maßnahmen

Behandlungsmedien / -maßnahmen:

— Einsatz funktioneller Spiele
— Peddigrohrarbeiten
— Makramee
— freies Weben
— Einsatz therapeutischer Knetmasse unter Beachtung der Belastungsgrenzen

Arthrodese im Schultergelenk

Gebrauchsstellung: **Gebrauchsstellung**

Abduktion von 40°, Anteversion und gleichzeitig
ARO von 20°—40°

Eth.-Ziele: **Ziele**

praeoperativ:

Kräftigung der Muskulatur

postoperativ:

Wiederherstellung des Bewegungsablaufes des gesamten Armes

Behandlungsmaßnahmen/-medien **Maßnahmen, Medien**

a. *praeoperativ* **praeop**

Weben am Hochwebstuhl oder am hochgehängten Webrahmen
Peddigrohrarbeiten, große Werkstücke, Ränderflechten

b. *postoperativ:* **postop**

Weben am hochgehängten Webrahmen
Peddigrohrarbeiten
Makramee
Hand-, Maschinenschreiben
Abklären der beruflichen Situation
Haushalts-, Küchentraining
Anziehtraining, Hilfsmittelversorgung
funktionelle Spiele
Umlernen auf die andere Seite

Arthrodese des Ellbogengelenkes

Versteifung in ca. 90°, so daß eine Selbstversorgung des Patienten gewährleistet ist.

Ziel: **Ziele**

Größtmögliche Selbständigkeit in den Aktivitäten des täglichen Lebens

Behandlungsmaßnahmen/-medien: **Maßnahmen, Medien**

— Anziehtraining
— Haushaltstraining
— Eßtraining
— Einsatz handwerklicher Techniken:
Peddigrohr, Weben, Makramee
— Funktionelle Spiele

Arthrodesen im Hüftgelenk

Gebrauchsstellung

Optimale Gebrauchsstellung: Flexion 15°, Mittelstellung zwischen Ab- und Adduktion, Außenrotation von 10°.

Ziele

Ziele:
Größtmögliche Selbständigkeit
Erhalt der Beweglichkeit im Kniegelenk

Maßnahmen, Medien

Behandlungsmaßnahmen / -medien:

— Arbeiten im Stehen am hochgehängten Webrahmen an der Hobelbank
— Auswahl geeigneter Sitzgelegenheiten, Stehhilfen Arthrodesenstuhl
— Selbsthilfetraining

Hilfsmittel

Hilfsmittelversorgung:
Strumpfanzieher
langer Schuhlöffel (keine KK-Leistung)
helfende Hand
Toilettensitzerhöhung mit Arthrodesenausschnitt, bei einigen Pat. ohne — Erprobung ist wichtig!
Möglicherweise Haltegriffe

ETh.-Ganzbehandlung

Da alle Patienten, bei denen eine Arthrodese vorgenommen wurde, einen langen Klinikaufenthalt haben, wird es in der Regel notwendig, sie von Anfang an zu behandeln und zunächst psychische Betreuung in den Vordergrund zu stellen, um eine positive Beeinflussung des Heilungsprozesses zu bewirken. In dieser Phase sollte man sich nach den Wünschen und Interessen des Patienten richten.

Aufgaben

— Nennen Sie Gelenke, an denen häufig eine Arthrodese durchgeführt wird!
— Zählen Sie Maßnahmen auf, die das Selbsthilfetraining nach einer Arthrodese im Schultergelenk umfassen muß!
— Beschreiben Sie das Training zum Erlernen des selbständigen An- und Ausziehens von Schlüpfer, Strümpfen oder Strumpfhosen und Schuhen nach einer Arthrodese im Hüftgelenk unter Berücksichtigung der notwendigen Hilfsmittel!

Quellen

— Jentschura / Janz (s. 5)
— Idelberger, Kh.: Lehrbuch der Orthopädie; Springer-Verlag, Berlin, 1984

10. Arthrosis deformans

Die Arthrosis deformans ist eine chronisch-degenerative Erkrankung eines oder mehrere Gelenke, die im allgemeinen im höheren Alter auftritt.

Definition

Daten zum Krankheitsbild

Ursachen

a. Ursachen:

- physiologische Alterungsprozesse
- entzündliche Vorerkrankung
- dysplastische Vorgänge (Flachpfanne, Stellung des Schenkelhalses)
- statisches Ungleichgewicht (Coxa valga, vara)
- nekrotische Veränderungen
- Traumata, Frakturen, Luxationen
- generalisierte Arthrosen aufgrund von Knorpelminderwertigkeit
- Adipositas

Symptome

b. Symptome:

- Anlauf-, Bewegungsschmerz, z. T. Projektion des Schmerzes vom Gelenk weg
- Bewegungseinschränkungen
- erhöhter Muskeltonus
- Knorpelverschleiß
- Verkleinerung des Gelenkspaltes
- Kapselschrumpfung
- Krepitationen, Reibegeräusche bei Bewegung
- röntgenologisch sichtbare schwere destruktive Veränderungen

Verlauf

c. Verlauf

- Fehlbelastung führt zu vermehrter Abnutzung der Knorpelzellen
- pathologische Veränderung der Knorpelfläche
- Reizerguß
- völliger Verschleiß
- herabgesetzte Zirkulation, durch Schmerz reflektorisch erhöhter Muskeltonus
- Knochenveränderungen, Randzackenbildung (Osteophyten)
- Bewegungseinschränkungen
- Kapselschwund
- Muskelatrophie
- Kontrakturen

Ziele

Behandlungsziele

- Erhalt der Beweglichkeit, Gelenkmobilisation
- Muskelkräftigung zur Gelenkstabilisierung
- Erhalt oder, wenn möglich, Steigerung der Belastbarkeit
- Bei Ankylose oder Arthrose Bewegung der anschließenden Gelenke

— Größtmögliche Selbständigkeit in den Aktivitäten des täglichen Lebens unter Berücksichtigung des Gelenkschutzes

Ergotherapeutische Behandlung

Maßnahmen, Medien

a. *Behandlungsmaßnahmen/-medien*
- Gelenkmobilisation und Muskelkräftigung durch Einsatz handwerklicher Techniken wie:
  Peddigrohr-, Makramee-, Tonarbeiten, freies Weben, Weben an funktionellen Geräten
- Informieren des Patienten über den Gelenkschutz der betroffenen Gelenke anhand von Broschüren der Krankenkassen oder Dias
- Praktisches Üben des Gelenkschutzes bei allen Tätigkeiten des täglichen Lebens.

Gelenkschutz

Zum Gelenkschutz gehören:
- richtge Lagerung
- Ausgewogenheit zwischen Belastung und Pausen, bei akuten Reizzuständen Ruhigstellung
- Vermeiden von Überbelastung und statischen Fehlbelastungen durch Einsatz von Orthesen
- Gewichtsreduktion (von ärztlicher Seite aus veranlaßt)

Cave:

Vorsicht!

Keine massive Behandlung und keine Behandlung bei akuten Reizzuständen; bei subakuten Reizzuständen mit Vorsicht behandeln

AdtL
Anziehen

b. *Aktivitäten des täglichen Lebens/Hilfsmittelversorgung*
- *Anziehtraining:*
  besonders wichtig bei Arthrosen der unteren Extremität, die nachfolgend noch detaillierter beschrieben werden

Haushalt

- *Haushaltstraining*
  Durchführen der Hausarbeit im Sitzen
  Vermeiden des Tragens schwerer Lasten (Stockroller zum Einkaufen)
  gleichmäßige Verteilung der Lasten

Patienteninstruktion

c. *Patienteninstruktionen*
- auch bei erreichter Schmerzfreiheit darf ein Gelenk nicht wieder voll belastet werden, d.h., das vorher unter Schmerzen mögliche Bewegungsausmaß sollte auch ohne Schmerzen nicht wesentlich überschritten werden.
- Medikamente lindern Schmerz und begleitende Entzündungen, bewirken aber keine Heilung der Arthrose. Auch deshalb darf das Gelenk schmerzfrei nicht wieder voll belastet werden.

— Wärme lindert Gelenk- und Muskelschmerzen. Bei starken Reizzuständen mit Ruheschmerz wird Wärme schlecht vertragen, daher dann Kälte und Eisbeutel versuchen.
— Bewegung ist zum Erhalt der Gelenkfunktion notwendig, darf das Gelenk aber nicht überlasten, so daß Bewegung unter Entlastung oberstes Behandlungsprinzip ist. Bewegungsübungen sollten unter Anleitung erlernt und täglich selbständig durchgeführt werden. Im Alltag ist ein ausreichender Wechsel von Belastung und Ruhepausen — Ruhigstellung nur kurzfristig bei stärkeren Reizzuständen — anzustreben.
— Bäder verkürzen Anlaufbeschwerden und wirken schmerzlindernd durch Wärme; Massagen lockern die Muskulatur und sind dadurch schmerzvermindernd.

Allgemeine konservative und operative Therapie

Konservative und operative Therapie allgem. konservativ

a. Allgemein konservativ:
— Entlastung
— Kontrakturprophylaxe
— Schmerzlindernde Physiotherapie (Fango, Moorbäder, Elektroth.)
— KG: Manuelle Therapie, Traktion

Medikation

b. Medikation
— Antirheumatika
— Schmerzlindernde und entzündungshemmende Medikamente
— bei stärkeren Reizzuständen intraartikuläre Injektionen

Operativ

c. Operativ
— Alloarthroplastik
— Arthrodesen
— Osteotomien bei Fehlstellungen

Aufgaben

— Differenzieren Sie zwischen Arthrosis deformans und der chronischen Polyarthritis!
— Zählen Sie die Ursachen der Arthrosis deformans auf!
— Begründen Sie die Aussagen der Patienteninstruktion in Verbindung mit den Symptomen und dem Verlauf der Erkrankung!

Fingerpolyarthrosen

Versch. Formen

Es gibt verschiedene Formen der Fingerpolyarthrosen, die teilweise nur bestimmte Fingergelenke betreffen, wie z. B. die Heberden-Arthrose, die nur die DIP-Gelenke der II.—V. Phalanx befällt.
Es treten akut, oft nachts, Veränderungen im Gelenkbereich auf: paarige Knoten, z. T. auch wasserhelle Bläschen, die gerötet und sehr schmerzhaft sind. Die Knoten bilden sich teilweise zurück. Im Laufe der Erkrankung bilden sich starke Deformierungen mit Abweichungen der Endglieder und starke Bewegungseinschränkungen.

ETh.-Behandlung

Ergotherapeutische Behandlung:

- Gelenkschutzinformationen weitergeben
- Haushaltstraining, Arbeitsmethoden verändern, Einsatz von Hilfsmitteln, elektrischen Haushaltsgeräten
- Erhalten der Gelenkbeweglichkeit durch Einsatz handwerklicher Techniken (Makramee, Peddigrohr, freies Weben, Tonarbeiten)
- Therapeutisches Kneten
- Schreibtraining
- Üben von Schleifebinden, Zuknöpfen etc., Einfädeln einer Nadel; Nähen ist mit der Maschine gelenkschonender.

Gonarthrose

Ursachen und Krankheitsverlauf siehe Arthrosis deformans

Ziele

Behandlungsziele:

- Erhalt bzw. Erweiterung des Bewegungsausmaßes im Kniegelenk
- Erreichen der größtmöglichen Selbständigkeit und Unabhängigkeit von fremder Hilfe

Ergotherapeutische Behandlung

Behandlungsmaßnahmen, -medien

a. *Behandlungsmaßnahmen/-medien*
   - Weben am Knie-Beuger-Strecker unter Ausnutzung der Steigerungsmöglichkeiten, die die Technik und die der funktionelle Webplatz bieten (s. d.)
   - Sägen mit der Fahrradsäge

AdtL

b. *Aktivitäten des täglichen Lebens — Gelenkschutz*
   - Weder Beine, noch Unterschenkel beim Sitzen überkreuzen, da das Gelenk dabei nicht achsengerecht geführt wird; der Band-

apparat wird ungleichmäßig belastet, woraus ein Wackelknie entstehen kann
— Beine hochlagern, die Knie nicht durchhängen lassen, das ganze Bein unterlagern

Allgemeine konservative und operative Behandlung

Konservative und operative Therapie

— Analgetika
— Alloarthroplastischer Gelenkersatz, z. B. GSB-Prothese
— Krankengymnastik

Frage

— Welche Gelenkschutzmaßnahmen müssen diesen Patienten vermittelt werden?

Coxarthrose

Daten zum Krankheitsbild

a. *Ursachen*

Ursachen

— primäre, idiopathische Coxarthrose
Minderwertiger Gelenkknorpel
Malum coxae senile
— sekundäre Coxarthrose
präarthrotische Deformierung des Hüftkopfes, kongenitale Mißbildung, statische Störung, Trauma

b. *Symptome und Verlauf*

Symptome Frühstadium

Das Frühstadium

— über Jahre symptomlos
— erste subjektive Symptome: Eine zunächst nicht näher definierbare Müdigkeit im betroffenen Bein, Ermüdungsschmerzen, morgendl. Steifheitsgefühl in dem erkrankten Gelenk und typ. Anlaufbeschwerden
— nicht selten Schmerzausstrahlung bis in die Knieregion
— Gehleistung vermindert sich durch die bei längerer Belastung auftretenden Beschwerden, die zunächst in Ruhe noch verschwinden
— mit zunehmendem Verschleiß werden die schmerzfreien Intervalle immer kürzer
— endgradige, meist schmerzhafte Einschränkung des Gelenks
— Rotations- und Überstreckungsbewegungen sind eingeschränkt
— Schonhinken

Fortgeschrittenes Stadium

Das fortgeschrittene Stadium

- — fast unmerkliche Zunahme der Belastungsbeschwerden, auch in Ruhe selten Beschwerdefreiheit
- — kalte und nasse Witterung hat negativen Einfluß — Schmerzzunahme
- — Behinderung beim An- und Ausziehen, Schuhanziehen, Treppensteigen
- — Gestörtes Gangbild. Pat. benötigt eine Stockhilfe

Endstadium

Das Endstadium

- — zunehmende Beschwerden, Schmerzen mit Kontrakturen, der Patient benötigt 2 Gehhilfen
- — stark herabgesetzte Mobilität
- — An- und Ausziehen meist nur mit fremder Hilfe

Ziele

Behandlungsziele

- — siehe Arthrosis deformans
- — Maximum an Stabilität im Gelenk erhalten

Ergotherapeutische Behandlung

Behandlungs-maßnahmen, -medien

a. *Behandlungsmaßnahmen/-medien*

- — Weben am Ab- und Adduktor mit großen Vorbehalten, da die Bewegungen nicht nur achsengerecht in einer Ebene durchgeführt werden, sondern eine Mischbewegung gefordert wird
- — Weben im Übungsbett

AdtL Gelenkschutz

b. *Aktivitäten des täglichen Lebens*

Gelenkschutz

- — Überkreuzen der Beine zur Entlastung der verkürzten Muskulatur
- — Alle Tätigkeiten im Sitzen durchführen, um den Gelenkknorpel zu entlasten
- — lotrechte Haltung im Stehen
- — Mehrbelastung des gesunden Beines vermeiden und den Patienten auf einen Belastungswechsel hinweisen
- — korrektes Gehen und Stehen: feste Schuhe, Schuhe mit dicker Kreppsohle, die das Stauchen abfangen, die Belastung von Vor- auf Rückfuß wechseln
- — Ermüdende Märsche und das Gehen auf unebenem Gelände vermeiden
- — Tragen schwerer Taschen vermeiden

Gut ist Fahrradfahren, wobei auch Herren ein Damenrad mit kleiner Übersetzung benutzen sollten. Ein großes Dreirad bietet mehr Sicherheit. Anstrengende Steigungen und lange Fahrstrecken sollten vermieden werden.

Beruf

Beruf

Einsatz einer Stehhilfe,
Berufswechsel diskutieren bzw. Veränderungen am Arbeitsplatz und ihre Realisierbarkeit

Selbsthilfetraining/Hilfsmittelversorgung

Selbsthilfe Hilfsmittel

- Anziehen von Schuhen und Stümpfen (Strumpfanzieher, Schuhlöffel, helfende Hand)
- Erhöhter Toilettensitz
- Haltegriffe
- Badebrett, Badewannensitz, Antirutschunterlage in der Wanne
- möglicherweise Arthrodesenstuhl und Fußbank
- Haushaltstraining
- Angehörigenberatung

Allgemeine konservative und operative Therapie

Konservative und operative Therapie

- Schmerzlindernde Medikamente
- Physikalische Maßnahmen
- Krankengymnastik
- Konservative orthopädische Maßnahmen

  z.B. Hohmannsche Rotationsbandage, die eine schmerzhafte Rotations- sowie Ab- und Adduktionsbewegung verbietet, Flexion und Extension bleiben möglich
- Operative Therapie

  Ziele: Schmerzfreiheit, Verbesserung der Gelenkmechanik und weitgehende Wiederherstellung der Beweglichkeit
  Maßnahmen:
  - Hüftnahe Femurosteotomien, um Coxarthrosen zu verhindern
  - Alloarthroplastischer Gelekersatz
  - seltener Hüftgelenkarthrodesen
  - heute noch seltener, nur im Falle von Komplikationen mit dem alloarthroplastischen Gelenkersatz, wenn es keine andere Möglichkeit gibt: sine-sine

Fragen

- Wie unterscheiden sich die Inhalte des Gelenkschutzes bei Cox- von denen bei Gonarthrose?
- Welche Hilfsmittel werden möglicherweise notwendig? Begründen Sie Ihre Auswahl!

Quellen — Arthrosis deformans, Cox-, Gonarthrose

- Dr. med. Heimstädt: Arthrosen; Verlag f. Medizin, E. Fischer, 1977; Heidelberg; Schriftenreihe der DT. Rheuma-Liga e.V.
- François, Françon: Coxarthrose; documenta rheumatol. geigy, Nr. 9 Aix-les-Bains; 1956
- Jentschura/Janz: (s. 5)
- weitere Literatur beim Kapitel: ‚Gelenkschutz'

11. Chronische Polyarthritis

Daten zum Krankheitsbild

Definition

Die chron. Polyarthritis ist eine häufig auftretende Allgemeinerkrankung, vorwiegend einhergehend mit der Entzündung einzelner oder zahlreicher Gelenke, Sehnenscheiden und Bursen unter wechselndem schubweisen Verlauf.

Epidemiologie

Epidemiologie

— Morbidität zwischen 1 und 3%
— die Erkrankung kann grundsätzlich in jedem Lebensalter (zu ca. 6% bei Kindern) auftreten
— Geschlechtsverteilung schwankt im Manifestationsalter von 50—70 Jahren Männer : Frauen 1 : 2
— man findet eine familiäre Häufung ohne Nachweis eines genauen Erbganges
— Häufigeres Auftreten in Regionen feuchten, gemäßigten Klimas
— Erste Krankheitserscheinungen daher auch vor allem im Frühjahr und Herbst

Ursachen

a. *Ursachen*

Sie sind unbekannt, es existieren nur Vermutungen.

— genetische Prädisposition
— eine nicht näher definierte Noxe trifft die Synovialmembran von Gelenken, Sehnenscheiden und Bursen
— Körpereigene Gewebsanteile wandeln sich zu Antigenen um: Autoimmunprozeß mit nachfolgender Entzündung der Synovialmembran von Gelenken, Sehnenscheiden und Bursen

b. *Diagnostik*

Kriterien der ARA

(Kriterien der American Rheumatism Association = ARA)

1. Morgensteifigkeit der Gelenke
2. Schmerzen bei Bewegung oder Empfindlichkeit (Druckschmerz) in mindestens einem Gelenk; Symptomfreies Intervall nicht länger als 3 Monate
4. Symmetrische Gelenkschwellung
5. Subcutane Knoten über Knochenvorsprüngen, auf den Strecksehnen oder im Gelenkbereich
6. Typisches Röntgenbild: gelenknahe Osteoporose und nicht nur degenerative Veränderungen
7. Rheumafaktor ist nachweisbar
8. Veränderungen der Synovialflüssigkeit
9. Histologische Veränderungen der Synovialmembran

Die Erkrankung kann in 4 Stadien, Phasen, verlaufen:

I. Proliferative Phase

Zunahme von Gewebe und Gelenkflüssigkeit, sowie gesteigerte Fibrinabsonderung verursachen primär Kapseldehnung, sekundär Schmerzen und Funktionseinschränkungen. Das Pannusgewebe bildet sich, schiebt sich als dünne Membran über die Knorpel — Knochen — Grenze und bewirkt die Gelenkdestruktion.

Pannusbildung, Schmerz, Funktionseinschränkung

Schädigung der kleinen Gefäße der Synovialmembran
↓
Entzündung (Überwärmte Gelenke, oft ohne Hautrötung)
↓
Exsudation
↓
Gewebsproliferation

Ergotherapie

Therapie

— Deformitäten vorbeugen
— Erhalt des vorhandenen Bewegungsausmaßes
— Erhalt bzw. Verbesserung der Muskelfunktion
— Gelenkschutz

Problem:
Der Patient sieht die Gefahren noch nicht, ist z. T. noch nicht ausführlich genug über das Krankheitsgeschehen inkl. der Progredienz informiert und nimmt die Therapieinhalte und Gelenkschutzinformationen noch nicht für sein eigenes tägliches Leben an.

II. Destruktive Phase

Durch die Proliferation entstehen:
Knorpel- und Knochenschäden, sowie Destruktionen der angrenzenden Gelenkteile. Ursachen der Knorpeldestruktion: Ernährungsstörungen — durch den Pannus, der die Diffusion verhindert — verusacht; gleichzeitig Einwachsen des Pannus in den Knorpel.

Destruktion von Gelenkteilen

— Synovitisches Gewebe kann durch die Defekte in den Knochen eindringen
— Ausdehnung innerhalb des Knochens, Beginn der Zerstörung von innen
— Am Kniegelenk umschließt der Pannus oft die Menisci; im Laufe der Erkrankung werden so Rupturen verursacht
— Baker's Cyste: Im Kniegelenksbereich nehmen synovitisches Gewebe, Synovialflüssigkeit und Fibrin an Menge zu, es entsteht eine permanente Druckbelastung, die eine Überdehnung der Kapsel verursacht. Eine Aussackung der Synovialmembran bis in die Wade ist möglich.

In der destruktiven Phase beginnt die Entstehung der Deformitäten der Hand, die z. T. einzeln, oft aber in unterschiedlicher Weise kombiniert auftreten.

Manuelles Befallmuster

a. *Subluxation der MCP-Gelenke* mit nachfolgender Luxation aufgrund zunehmender Zerstörung der Gelenkflächen

Subluxation

b. *Ulnardeviation* in den Fingergrundgelenken durch die ulnare Zugtendenz

Ulnardeviation

der langen Fingerflexoren und -extensoren bei Destruktion der MCP-Gelenke und Schädigung des Kapsel-Band-Apparates; die Strecksehnen luxieren in die ulnaren Interdigitalräume. Die Ulnardeviation kann jedoch auch durch die Handskoliose entstehen (wichtig für die Schienenherstellung). Pathologische Veränderungen im Bereich des Handgelenkes: die ulnare Verschiebung der Handwurzelknochen bewirkt eine Verlagerung der Mittelhandknochen nach radial. Daraus ergibt sich ein kompensatorischer Ulnardrift der Phalangen.

Schwanenhals

c. *Schwanenhalsdeformität:* Verursacht durch die Retraktion der Mm. Interossei palmares: Überstreckung der PIP-Gelenke und sekundär durch Zug des M. flex. dig. prof. Beugung des DIP-Gelenkes. Mitursache ist oft eine Subluxation nach palmar im MCP-Bereich.

Knopfloch

d. *Knopflochdeformität (Button-Hole-Deformity)*
Zerstörung des Mittelzügels der Dorsalaponeurose über den PIP-Gelenken durch die Gelenksynovitis. Dehnung der zentralen Sehne, Abgleiten der Seitenzügel seitlich nach volar; sie fungieren dann als Flexoren. Es kann auch zur Ruptur der Extensorensehne über dem PIP-Gelenk kommen, die Lateralbänder der Intrinsicmuskulatur luxieren nach volar und wirken als Flexoren. Kompensatorisch: Überstreckung im DIP.

Schuhmacherdaumen

e. *Extrinsic-minus-Daumen, Ninety-to-Ninety-Deformity, Schuhmacherdaumen*
Die Sehne des M. ext. poll. brev. wird am Ansatz (am Daumengrundglied) synovitisch zerstört und gedehnt. Folge: Flexionskontraktur im MCP von ca. 90°, im IP-Gelenk im Laufe der Zeit eine kompensatorische Hyperextension und reflektorische Spannung der Adduktoren; das Daumengrundgelenk verliert die aktive Streckfähigkeit und der Spitzgriff kann nur mit geringer Präzision durchgeführt werden.

f. *Faustdiastase* — Mangelnder Faustschluß

Faustdiastase

Strecksehnenruptur

g. *Strecksehnenruptur* in erster Linie der Sehnen des IV und V. Fingers im Handgelenksbereich; die Streckung ist nur noch assistiv oder passiv ausführbar.

Caput-ulnae-Syndrom

h. *Caput-ulnae-Syndrom:* das Ulnarköpfchen springt vermehrt nach dorsal vor. Ursache ist eine durch die Entzündung des distalen Radio-ulnar-Gelenkes bedingte Insuffizienz. Die Sehne des M. extensor carpi ulnaris gleitet am Ulnarköpfchen vorbei auf die Beugeseite des Handgelenkes.

Rheumaknoten

i. Ausbildung von *Rheumaknoten*

Carpaltunnelsyndrom

j. *Carpaltunnel-Syndrom:* durch Tenosynovitis der carpalen Sehnenscheiden an der Palma manus kommt es zur Kompression des N. medianus, was nachfolgende Symptome hervorruft:
Parästhesien, Hypo-, Anästhesie, nächtlicher Schmerz, Thenaratrophie, Verlust der taktilen Gnosis. Das C. ist an frühmorgendlichen mechanischen Bewegungsbehinderungen erkennbar. Oft als erstes Anzeichen der chron. Polyarthritis zu finden.

Tenosynovitis

k. *Tenosynovitis:* Entzündung des Sehnengleitgewebes. An der Hand sind überwiegend die Beugesehnen betroffen, es entsteht teilweise der „schnellende Finger".

Bursitis

l. *Bursitis:* Befall der Synovialis der Schleimbeutel, vorwiegend im Bereich der Ellbogengelenkstreckseite

Die Deformitäten sind zunächst relativ gering und können korrigiert werden, Bewegungseinschränkungen sind aber in jedem Falle vorhanden. Schmerzen besonders im Bereich des CMC- und des Handgelenkes.

Therapie

Ergotherapie

- Muskelkräftigung und Gelenkmobilisation unter besonderer Berücksichtigung der MCP-Gelenke
- Verminderte Kraftanwendung vor allem an den Fingergelenken. Vorsicht bei Instabilität — es besteht Luxationsgefahr
- Schienen zur Prophylaxe und Korrektur
- Hilfsmitteleinsatz zum Gelenkschutz

III. Degenerative Phase

Sekundärarthrose

Die nachfolgenden Faktoren bewirken die Sekundärarthrose; sie nehmen unabhängig von der chron. Polyarthritis an Schwere und Ausmaß zu:

- Destruktion der Gelenkflächen
- Inkongruenz
- Instabilität
- Varus-, Valgusfehlstellungen
- Subluxation
- Zerstörung des Ulnarköpfchens

Erweichte Knorpelabschnitte lösen sich spontan ab, freie Körper behindern die Gelenkfunktion. Reaktive Veränderungen am Knochen zeigen sich in Randwulstbildungen.

Symptome

Symptome

- Ausgeprägte, passiv korrigierbare Deformitäten
- es sind nicht mehr als 5 Gelenke der Hand bewegungseingeschränkt
- Zerstörung des transversalen Handgewölbes
- Schädigung des Bänderapparates
- Kontrakturentstehung

Therapie

Ergotherapie

- Korrektur des transversalen Handgewölbes durch Schienen
- Kraftübungen an kugelförmigen Gegenständen, z. B. Schaumstoffbällen
- Faustschlußübung mit einem Schaumgummiball, gleichzeitig Training der Greifkraft; knetende Bewegungen zur Kräftigung der Fingerflexoren (Halten mit maximal möglichem Kompressionsdruck 3—5 sec.) im Handbad (36—38°) oder ohne Wasser
- Einsatz des Volon-Fingerfertigkeits-Sets; es müssen verschiedene Übungen mit unterschiedlich starken Gummibändern durchgeführt

werden; primäres Ziel: Vergrößern des Bewegungsausmaßes.
— Grundlagen des Gelenkschutzes mit in die Therapie übernehmen
— die Familie anlernen und den Patienten unter Berücksichtigung des Gelenkschutzes zur Selbständigkeit anhalten

IV. Stabilisierte Phase

Ankylosen keine Entzündungsprozesse mehr

Ankylose: — keine oder nur minimale aktive Gelenkbeweglichkeit
Es finden keine Entzündungsprozesse mehr statt, die Synovialmembran bildet sich zurück und jede Form der „Defektheilung", d. h. eine Ankylose in einer ungünstigen Stellung, behindert den Patienten. Die Deformitäten sind weder aktiv noch passiv korrigierbar, teilweise durch operativen Gelenkersatz oder Arthrodesen in Funktionsstellung.

Ergotherapie

Therapie

— Verbesserung der Öffnung, der Greiffähigkeit und der Kraft der Hand, sofern möglich
— Versorgung mit Schienen

Ziele

Behandlungsziele

— Gelenkmobilisation
— Muskelkräftigung
— Verbessern der Feinmotorik, insbesondere der Koordination und Geschicklichkeit
— Verhindern von Ausweichbewegungen
— Verhindern von Schonstellungen, Deformitäten und pathologischen Bewegungsabläufen
— Erhalt der bedrohten, gestörten oder verlorengegangenen Funktionen bzw. deren Besserung oder Wiederherstellung
— Schienenversorgung mit dem Ziel, eine Funktionsstellung der Gelenke zu erhalten
— Selbsthilfetraining, Gelenkschutz und Hilfsmittelversorgung zur Wiedergewinnung bzw. zum Erhalt der größtmöglichen Selbständigkeit in allen Aktivitäten des täglichen Lebens
— Arbeitsplatzadaptation unter Berücksichtigung gelenkschonender Maßnahmen

Ergotherapeutische Behandlung

Befundaufnahme

Detailierte Befundaufnahme:
— Motorischer Befund einschl. der Deformitätenbeschreibung
— Greifkraft

— Sensorik
— Selbsthilfebereich
— Schmerzbefund

Behandlungs-grundsätze

Grundsätze der Behandlung
— keine ruckartigen Bewegungen ausführen lassen
— Auf korrekte Arbeitshaltung achten, um Ausweichbewegungen oder Hineinarbeiten in Deformitäten zu vermeiden
— Jeder Patient muß individuell mit seiner Behinderung behandelt werden, so daß die Maßnahmen und Techniken nur aufgezählt, aber nicht ausführlich erklärt werden.
— Dosierung der Behandlung, um Überforderungen, die einen Schub auslösen können, zu vermeiden
— Die Behandlung eines Patienten mit chronischer Polyarthritis muß eine ergotherapeutische Ganzbehandlung sein, die nachstehende Inhalte umfaßt:
  — Motorisch-funktionelle Übungen
  — Selbsthilfetraining, Hilfsmittelversorgung einschl. Hausbesuch
  — Gelenkschutztraining
  — Schienenherstellung
  — Arbeitsplatzgestaltung, -adaptationen, -veränderung, um frühe Berentung zu vermeiden
  — Psychische Aufhellung
  — Weitergabe von Informationsmaterial

Maßnahmen, Medien motorisch funktionell

a. Behandlungsmaßnahmen/-medien

Motorisch-funktionelle Behandlung:
Einsatz handwerklicher Techniken unter Berücksichtigung der Fähigkeiten des Patienten. Die Technik muß vom Patienten durchführbar sein und soll Erfolgserlebnisse vermitteln, nicht durch zu hohe Anforderungen frustrieren.
— Weben an den funktionellen Geräten
— Weben am Tischwebrahmen
— freies Weben
— Makrameearbeiten (weiches Material)
— Peddigrohr
— Umriemelungsarbeiten in Leder
— Einsatz funktioneller Spiele, um differenziert Greiffunktionen zu üben
— Drucken mit adaptierten Stempeln
— Salzteigarbeiten
— Tonarbeiten
— Therapeutisches Kneten (siehe dort)
Zur Lockerung kann es notwendig sein, daß der Patient vor der Behandlung die Finger im warmen Sand durchbewegt.

Es ist unerläßlich, eine große Auswahl verschiedenster Techniken zu haben, da chron. Polyarthritiker Dauerpatienten sind, die in unterschiedlichen Abständen immer wieder zur stationären konservativen und operativen Behandlung kommen.

Contraindikationen:

Metall-, Holzarbeiten, Sticken, Perlen aufziehen, Stricken; alle Techniken, die eine verkrampfte Sitzhaltung, einen kraftvollen Spitzgriff und langdauernde feine Bewegungen erfordern.

AdtL

b. Aktivitäten des täglichen Lebens — Hilfsmittelversorgung

Es sollen so wenig Hilfsmittel wie möglich, jedoch genügend eingesetzt werden, um einen umfassenden, effektiven Gelenkschutz zu gewährleisten.
Das Selbsthilfetraining beginnt schon vor den operativen Maßnahmen und wird danach intensiver und anhand der neuen Gegebenheiten fortgeführt. Erst nach einer Operation, einer Synovektomie oder einem alloarthroplastischen Gelenksersatz, kann die endgültige Hilfsmittelerprobung vorgenommen und entschieden werden, welche Hilfen notwendig sind. Im Bereich des Haushaltes oder der Küche ist es erstrebenswert, so viele Geräte wie möglich, die auch eine gesunde Hausfrau besitzt, zu benutzen:

— Sparschäler zum Kartoffel- und Gurkenschälen
— 1/2 Siebdeckel zum Abgießen von Kartoffeln
— Verlängerte Hebelarme zum Öffnen von Gläsern und Flaschen
— Elektrischer Mixer

Weitere Informationen enthält das Kapitel über den Gelenkschutz.

Im Badezimmer und der Toilette werden in der Regel folgende Hilfen benötigt:

— Haltegriffe
— Toilettensitzerhöhung
— Badewannenbrett, -sitz
— Duschklappensitz
— Anti-Rutsch-Unterlage

An-, Ausziehen

— Strumpfanzieher
— langer Schuhlöffel
— Helfende Hand
— Rundholz mit einem Kleiderbügelhaken
— Kleiderbügel

c. Gelenkschutztraining (Näheres siehe dort)

Gelenkschutz

Es muß alle Bereiche des täglichen Lebens einschließlich der korrekten Lagerung umfassen und dem Patienten anhand von Demonstrationen oder Photos deutlich gemacht werden.

d. Schienenherstellung

— Lagerungsschiene für nachts, um die Funktionsstellung zu erhalten und eine Ulnardeviation zu vermeiden
— Antiulnardeviationshandspange als Funktionsschiene bei den täglichen Verrichtungen, um beim Zufassen die Ulnardeviation in den MCP-Gelenken zu verhindern.
— Kleine Fingerschienen gegen die speziellen Deformitäten

e. Arbeitsplatzadaptation

Arbeitsplatz-adaption

f. Psychische Aufhellung

Psych. Behandlung

Für den Patienten sind soziale Kontakte und Eigenaktivitäten von großer Bedeutung. Regression darf nicht unterstützt werden. Schwererkrankte Patienten mit einer hohen BKS und einer Reihe entzündeter Gelenke sind eher depressiv. Desgleichen auch Patienten mit geringem Wissen über ihre Krankheit.
Hier hat die ETh. Möglichkeiten, das Krankheitswissen im Rahmen der Therapie zu vergrößern, ihn mit dem veränderten Aussehen, der sich ändernden Bewegungsgestalt vertraut zu machen, mit ihm seine Angst vor weiteren Verkrüppelungen zu bearbeiten. Das positive Äußere bedarf einer Verstärkung. Der Erkrankte muß für sich die Einstellung gewinnen, daß trotz der Behinderung, trotz des Schmerzes, der nicht immer vollständig beseitigt werden kann, in den meisten Fällen ein weitgehend normales, zumindest aber lebenswertes Leben möglich ist, wozu auch Hobbyfindung und Freizeitgestaltung gehören.

g. Weitergabe von Informationen

Patienten-informationen

— welche Selbsthilfeorganisationen gibt es?
— wo sind Ortsgruppen der Deutschen Rheuma-Liga (DRL) und was wird dort angeboten?
— Scripte und Broschüren der DRL verteilen
— ein Gelenkschutzprogramm für den häuslichen Bereich erarbeiten
— Anleitung für gymnastische Übungen und therapeutisches Kneten zu Hause

Weitere operative und konservative Behandlung

Konservative u. operative Behandlung

Operativ

Alloarthroplastischer Gelenksersatz
Synovektomie
Arthrodesen

Konservativ:

Physiotherapie (u. a. Balneo, Cryo-, manuelle Therapie)

Fragen

— Aus welchen Gründen ist bei einem chron. Polyarthritiker eine ergotherapeutische Ganzbehandlung indiziert?
— Warum ist es unerläßlich, einen an chron. Polyarthritis erkrankten Menschen im Gelenkschutz zu unterweisen?

Aufgaben

— Zählen Sie die bei der chron. Polyarthritis entstehenden Deformitäten auf und beschreiben Sie sie kurz!
— Erarbeiten Sie die Behandlungsmaßnahmen bei einer chron. Polyarthritis und begründen Sie Ihre Auswahl!

Quellen:

— Gelenkschutz bei progredient chronischer Polyarthritis, M. Brattström, 1973; Printed in Sweden, Lund, 1979
— M. Brattström, Zinn: Gelenkschutz und Rehabilitation bei chron. Polyarthritis, Fischer, Stgt., 1984
— Dikemann, Mathies u. a.: Die Hand, MSD, Sharp & Dohme, München
— Schmidt, K. L.: Physikalische und Ergotherapie bei rheumatischen Erkrankungen; Rheuma Forum 7; G. Braun GmbH, 1979
— Slatosch: Aufgaben der Ergotherapie bei der postoperativen Behandlung von pcP-Patienten, Z. KG, 33, 1981, Nr. 11; S. 705—722
— Rheuma — Orthopädie, (Perimed-Verlag), 1982
D. -U. Slatosch: Ergotherapie bei chron. Polyarthritis; S. 115—150
— Schaer, H.: Krankengymnastik der rheumatoiden Arthritis; Therapiewoche 29, 1469—6471; 1979
— Stack: The Zig Zag Deformity in the Rheumatoid Hand; The Hand, Vol. 3, No. 1, 1971; S. 67 sqq
— Souter: Splintage of the Rheumatoid Hand; The Hand, Vol. 3, No. 2, 1971; S. 146 sqq
— Stack: Buttonhole Deformity; The Hand, Vol. 3, No. 2, 1971; S. 152 sqq

Weiterführende Literatur

— Belart, Pap de: Ratgeber für Rheumakranke; Aesopus Verlag Lugano
— Mannerfeldt: The effect of commercial Orthosis on Rheumatically deformed Hands; S. T. U. Report 47, 1976; S. 1976 sqq
— Swanson: Silicone rubber implants for replacement of Arthritic of destroyed joints of the hand; Surg. Clin. of North. Am. Vol. 18, No. 5, 1968; P. 1113—1127
— Kommunikation zwischen Partnern, Teil II: Praxis der Behindertenarbeit, Heft 3: Rheumatiker; Schriftenreihe Bd. X; Hrsg. BAG Hilfe für Behinderte e. V., Düsseldorf
— Schriftenreihe Gesundheitserziehung der LVA Baden, Gartenstr. 103, Postfach 4142, 7500 Karlsruhe 1; Nr. 1 Was ist Rheuma?
— Schweizerische Rheuma-Liga, Lavaterstr. 4, CH 8002 Zürich
  — Bewegungsübungen für Rheumakranke, 1978

— Gelenkschutz im täglichen Leben, D. U. Slatosch
— Wenn Ihr Kind Arthritis hat, 1980
— Schriften, Hrsg. Deutsche Rheuma-Liga, Am Büschel 51 c, 5300 Bonn 2
— Gelenkschutz bei rheumatischen Krankheiten, E. Scharffenberg, 1983
— Merkblätter zur Rheuma-Prophylaxe, 1982
— Funktionshilfen für Rheumakranke. E. Strüwe-Bazzanello, E. Peter, 1981
— Zeitschirft MOBIL
— Außerdem allgem. Infos über die Ortsgruppen der DRL und ihre Aktivitäten
— Hrsg. in Verbindung mit dem Bundesverband der Ortskrankenkassen von: Wirtschaftsdienst Verlag und Druckerei GmbH, Lange Str. 13, 6000 Frankfurt/M.
AOK-Informationsreihe
Nr. 8 — Rheuma Bewegung ist das A und O
Nr. 7 — Rheuma Ursachen, Wirkungen, Hilfen

12. Systemerkrankungen

12.1 Enchondrale Dysostosen

Allgemeine Daten zum Krankheitsbild

Ursachen

a. *Ursachen*
— Vererbung
— konstitutionelle Skelettentwicklungsstörungen

Symptome

b. *Symptome*
Alle Epiphysenfugen des embryonalen Knorpelskelettes sind von der Erkrankung betroffen; das Knochenwachstum ist gestört.

Eine Form ist die Chondrodystrophie, eine polyepiphysäre Dysostose. Die erkrankten Personen sind sogen. „Sitzriesen", die im Sitzen den Eindruck eines normal gewachsenen Menschen machen, stehend sind sie aber viel kleiner.

Fehlbildungen:
Übergroßer Kopf mit Schädelbasisverkürzung u. Sattelnase
Stark nach vorn abgekipptes Becken
Hohlkreuz
Coxa vara

Wichtig: keine cerebralen Einschränkungen

Ziele

Behandlungsziele
— größtmögliche Unabhängigkeit in den Aktivitäten des täglichen Lebens
— beim Auftreten arthrotischer Veränderungen Muskelkräftigung und Gelenkmobilisation

Ergoth. Behandlung

Ergotherapeutische Behandlung
- postoperativ Gelenkmobilisation der unteren Extremität im Übungsbett oder am Beuger-Strecker-Webstuhl
- Selbsthilfetraining
- Informieren über Schneiderkurse für Behinderte und Literatur über behindertengerechte Kleidung
- Wohnungseinrichtung

Konservative u. operative Behandlung

Weitere konservative und operative Behandlung
- Umstellungsosteotomien
- Orthesenversorgung
- Physiotherapie — Gangschulung

12.2 Osteogenesis imperfecta — Glasknochenkrankheit

Krankheitsbild

Allgemeine Daten zum Krankheitsbild

Angeborene, manchmal familiär gehäuft auftretende Systemerkrankung, charakterisiert durch eine außerordentliche Knochenbrüchigkeit.

Ursachen

a. *Ursachen:*
- Störungen in der Kollagensynthese

Symptome

b. *Symptome:*
- blaue Skleren
- Röntgenologisch sichtbare Knochenveränderungen
- Innenohrschwerhörigkeit
- Spontanfrakturen, die in Pseudarthrosen übergehen können
- schwere Wachstumsstörungen

Ziele

Behandlungsziele
- Verhindern von Frakturen
- Angleichen an die normale Entwicklung
- Muskelkräftigung
- Gelenkmobilisation

Ergotherapie

Ergotherapeutische Behandlung
- Einsatz handwerklicher Techniken und funktioneller Geräte zur Beübung der oberen und unteren Extremität
- Schienenversorgung
- sehr individuelle Behandlung

Weitere konservative und operative Therapie
— Orthesen
— multiple Osteotomien nach der Pubertät

Konservative u. operative Behandlung

Quellen
— Exner, G.: Kleine Orthopädie; Thieme Verlag, Stgt., 9. Aufl. 1977
— Jentschura, Janz (s. 5)

12.3 Osteomyelitis

Allgemeine Daten zum Krankheitsbild

Daten zum Krankheitsbild

Sie ist eine bakterielle Infektion des Knochens, verursacht durch hämatogene Aussaat, septische Metastasen oder direkte Infektion offener Wunden.

akute O.:
sie wird hämatogen verursacht, betrifft Säuglinge und Kinder; es kommt zu einem septischen Allgemeinzustand. Massive Wachstumsstörungen entstehen durch den Befall eines oder — seltener — mehrerer langer Röhrenknochen im Bereich der Metaphyse.

chron. O.:
Sie betrifft Erwachsene, verursacht durch Mischinfektionen nach Traumen oder Operationen; schlechtere Prognose der Erkrankung.

Behandlungsziele

Ziele

— größtmögliche Beweglichkeit
— Muskelkräftigung
— Gelenkmobilisation
— Verhindern oder Behandeln von Kontrakturen
— Orthesenversorgung, wenn die Heilung ausbleibt

Ergoth. Behandlungsmaßnahmen

ETh.-Behandlung

— während der Phase der langen Bettruhe: psychische Aufhellung
— Muskelkräftigende Maßnahmen der unteren Extremität unter Einsatz funktioneller Webgeräte
— obere Extremität: diverse handwerkliche Techniken
— Hilfsmittelversorgung
— Selbsthilfetraining

Weitere konservative und operative Maßnahmen

Konservative u. operative Behandlung

— OP
— Orthesen- und Apparateversorgung

Quellen

— Exner, G.: Kleine Orthopädie, Thieme Verlag Stgt. 1977, 9. Aufl.
— Jentschura, Janz (s. 5)

12.4 Arthrogryposis multiplex congenita

Guérin-Stern-Syndrom; angeborene Gliederstarre, nicht progredient.

Allgemeine Daten zum Krankheitsbild

Ursachen

a. *Ursachen*

Sie sind bisher ungeklärt. Man nimmt eine primäre zentralnervöse Störung (z. B. chron. Meningitis) mit sekundären Muskelveränderungen an, die eine Verkürzung von Gelenkkapsel und Bandapparat nach sich ziehen. Eine andere Vermutung besagt, es handle sich um eine frühembryonale Ganglienzelldegeneration.

Symptome

b. *Symptome*

— Mono-, di-, tri-, oder tetraplegische Gelenksteifen
— Streckkontrakturen der Arme und Beine
— Hüftgelenksluxation
— Klumpfuß und -hand
— es liegen weichteilbedingte konzentrische Bewegungseinschränkungen der Extremitätengelenke aufgrund einer muskulären Hypoplasie vor
— Beteiligung der mimischen Muskulatur: es entsteht das charakteristische Puppengesicht
— herabgesetzte Muskelkraft
— geringe aktive Gelenkbeweglichkeit
— *keine* geistige Behinderung

Ziele

Behandlungsziele

Motor.-funkt.

a. *motorisch funktionell*

— frühzeitige Kontrakturbeseitigung
— Mobilisation aller Gelenke
— Erlernen von Ersatzfunktionen und Trickbewegungen, Ausnutzen von Klemm-, Halte- und Greiffunktionen der Extremitäten, sowie Kopf, Mund, Kinn und Rumpf
— praeoperativ: optimale Funktionen erreichen

Geistig-funkt.

b. *geistig*

— Voraussetzungen schaffen, die eine Angleichung an die altersentsprechende Entwicklung bewirkt und zwar sowohl in entwicklungspsychologischer wie -physiologischer Hinsicht
— geistige, emotionale u. soziale Förderung

Ergotherapeutische Behandlung

ETh.-Behandlung

— Langzeittherapie, die von folgenden Faktoren abhängig ist:
  Ausmaß der Behinderung
  Alter des Kindes
  Stand der Eingliederungsmaßnahmen
— Berücksichtigen der psychischen Situation von Eltern und Kindern; wichtig: die Eltern mit in die Therapie einbeziehen
— Funktionelles Spiel, das entwicklungs- und altersentsprechend sein soll. Im Spiel ist das möglichst unbewußte Üben der psychomotorischen Fähigkeiten von großer Bedeutung. Gleichzeitig freies, kratives Spiel, Auseinandersetzung mit anderen Kindern in Gruppen
— Handwerkliche Techniken zum Training der Grob- und Feinmotorik: Peddigrohrarbeiten, Makramee, Leder
— Selbsthilfetraining: größtmögliche Unabhängigkeit in den Bereichen: Körperpflege, Toilette, An- und Ausziehen, Essen, Trinken
— Umgang mit Orthesen und Hilfsmitteln üben (Toilettenhilfen, WC-o-matic, Anziehhaken, Strumpfanzieher, adaptierte Griffe, Besteckhalter, Schreibhilfen)
— Rollstuhlversorgung: individuell mit besonderen Lenkvorrichtungen
— Ausbildung: Schule, Beruf
  Spezialstühle und -tische, um den Besuch einer Normalschule oder Körperbehindertenschule zu ermöglichen
— Schreibmaschinentraining (Hand und/oder Fuß)
— Schienenversorgung: kleine Hand- und Fingerschienen zur Stabilisierung oder Redression, kombiniert mit Klemm- und Einspannvorrichtungen für Besteck und/oder Schreibgerät

Weitere konservative und operative Maßnahmen

Konservative u. operative Behandlung

— frühzeitig redressierende, korrigierende Behandlung
— KG: Funktionsschulung und Muskelkräftigung
— Quengelmaßnahmen
— Apparateversorgung, Orthesen
— OP:
  Arthrolysen
  Korrekturosteotomien, um ausreichende Steh- und Gehfähigkeit zu erzielen

Aufgaben

- Nennen Sie allgemeine Behandlungsziele und -grundsätze aller Systemerkrankungen.
- Erörtern Sie die Bedeutung der psychischen Betreuung des Patienten!
- Nennen Sie Faktoren, die bei vererbten, von Geburt an bestehenden Systemerkrankungen zu beachten sind. Zeigen Sie — tabellarisch aufgeführt — die Behandlungsschwerpunkte in den einzelnen Entwicklungsphasen auf und begründen Sie Ihre Aussagen!

Quellen

- Jentschura, Janz (s. 5)
- Rompe, G.: Die Arthrogryposis multiplex congenita und ihre Differentialdiagnose; Thieme Verlag, Stgt., 1968

12.5 M. Sudeck

Das Sudeck-Syndrom ist eine ätiologisch ungeklärte Erkrankung meist nur einer Extremität nach Verletzungen, Nervenläsionen oder Operationen. Voraussetzung für die zunächst akute, später chronische Entzündung ist eine individuelle vegetative Reaktionsbereitschaft.

Ursachen

Ursachen

- Mechanische Faktoren (Traumen, wie z. B. Frakturen, OP-Insulte, periphere Nervenverletzungen, Strahlenschäden, Venentrhombosen)
- Reflektorische Faktoren (Neurovertebragene und neurovaskuläre Prozesse)
- Humorale Faktoren (spezifische und unspezifische Entzündungen)

Dazu vermutet man psychosomatische Zusammenhänge, wie z. B. ängstliche, übervorsichtige, monotone Zwangshaltung, Angst vor Defektheilung, wodurch sich der Muskeltonus erhöht, Gelenkstellung und Stoffwechselfunktionen sich verändern und der Entzündungsprozeß beginnt.[62]

Symptome

Symptome
Verlauf der Erkrankung in 3 Phasen:

Akute Entzündung

Stadium I — akute Entzündung
- gesteigerte Stoffwechselfunktion
- Entzündungszeichen: Rubor, Tumor (teigige Ödeme),
- Hyperhidrosis

— normale oder hypotone Muskulatur
— RÖ.: Herdförmige und fleckige Knochenentkalkung
— Gelenkbeweglichkeit durch Spontan- und Belastungsschmerz, Ergüsse und Synovitis eingeschränkt

Stadium II — chronische Entzündung

Chron. Entzündung

— der Stoffwechsel ist zeitweise gesteigert, zeitweise herabgesetzt
— die Haut ist geringer durchblutet, abgekühlt, es bilden sich Ödeme, es kommt zur Hypertrichosis und zur Glanzhaut
— Aufgrund der trophischen Störungen langsam wachsende rissige Nägel
— Muskulatur: atrophischer Muskelschwund mit herabgesetzter elektrischer Erregbarkeit
— Rö. des Knochens: diffus — fleckige, streifige Corticalisentkalkung
— Zum Belastungs- und Spontanschmerz kommen reparable Gelenksteifen

Stadium III — Atrophie

Atrophie

— Stoffwechselminderung
— die Haut ist normal gefärbt oder blaß, die Veränderungen an den Nägeln verschwinden
— Dauermuskelatrophie ohne Atonie
— Rö.: die Knochen sind zart, aber normal gezeichnet
— es kann durch Kapselschrumpfung und Knorpelatrophie zu starken Bewegungseinschränkungen bis zur Ankylose kommen[63]

Behandlungsziele

Ziele

— Wiederherstellung der Greiffunktion
— Kräftigung der Muskulatur, Verhindern von Atrophien
— Verhindern von Kontrakturen und Fehlstellungen
— Fördern der Zirkulation, um die Rückbildung der Ödeme zu beschleunigen
— Kontrakturprophylaxe

Behandlungsmaßnahmen

Maßnahmen Stadium I

Stadium I

— sofern möglich Lagerung in der Funktionsstellung; die Schiene darf keinen Druck ausüben oder die Zirkulation behindern; Lagerung in der Position, die dem Pat. die geringsten Schmerzen verursacht
— Versorgung mit Einhänderhilfsmitteln
— Schützen der Hand vor starken Wärme- und Kälteeinwirkungen, was bei der persönlichen Hygiene beachtet werden muß
— Zirkulationsförderung durch großflächige, grobmotorische und bilaterale Bewegungen mit Elevation, Ab-, Adduktion, IRO und ARO; bilaterales Malen an der Tafel, wenn nötig mit Adaptationen
— Pinseln zur Förderung des venösen Abflusses und zur Stimulation der neuromuskulären Einheit
— keine passive Beübung; aktiv ohne motorische Überforderung
— strenges Beachten der Schmerzgrenze

— psychische Betreuung, da Pat. mit einem M. Sudeck eher dazu neigen, sich sehr stark auf die erkrankte Extremität zu fixieren

Befund

Zu Beginn der Behandlung ist in dieser Phase nur eine vorsichtige *Befundaufnahme* möglich:
— Sichtbefund
— Bewegung nur im aktiven freien Radius überprüfen, da durch das Ödem Gelenkmessungen unmöglich werden
— Schmerzbeschreibung
— Bewegungsbefund in den angrenzenden Gelenken

Stadium II

Stadium II

— Aktive Mobilisation ohne zusätzliche Schmerzreize an der schrägen Ebene
— großflächiges bilaterales Arbeiten zur Stimulierung und Zirkulationsförderung
— Alle Greifformen der Hand üben, zunächst gegen geringen Widerstand, der aber langsam gesteigert werden muß
— alle Steine bei funktionellen Spielen, alle Griffe bei adaptierten Druckstempeln mit Armaflex oder Moosgummi verdicken
— zunächst Öffnen und Schließen der Hand trainieren, dann dynamische Faustschlußübungen, zum Schluß isoliertes Greifen: MCP-Extension und Ab- und Adduktion der Finger, um so die Mm. lumbricales und intersossei zu trainieren
— Isolierte Bewegungsübungen für das Handgelenk

Medien

Medien:

— Funktionelle Spiele
— therapeutische Knetmasse
— Handwerkliche Techniken: Ton, Peddigrohr mit Greifhilfe, Leder-Umriemelungen; Weben: die erkrankte Hand führt beim Anschlagen nur mit, Fachwechsel geschieht durch die andere Hand
— Bilaterales Malen
— Schwämme, die im Wasser ausgedrückt werden
— Medien mit unterschiedlichen Oberflächen zur Sensibilitätsschulung (Übungen ohne Augenkontrolle)

Stadium III

Stadium III

— es können die selben Übungen wie im Stadium II, aber unter verstärktem Einsatz von Widerständen und Verlängerung der Therapiezeiten eingesetzt werden
— Wärmebehandlung vor passiven Maßnahmen: arbeiten in erwärmtem Sand oder mit einem Plastik-Einmalhandschuh Knetübungen durchführen (in ihm staut sich die Wärme)
— Linoldrucktechniken, bes. zur Beübung der Dorsalextension
— Schmirgeln mit einem Holzklotz, auf dem die Hand flach aufliegt
— Einsatz des Flexionshandschuhes
— Adaptierte Griffe zur Beübung des Faustschlusses
— Quengelschienen die einer ständigen Kontrolle unterliegen müssen, die individuell angepaßt werden
— Berufliche Rehabilitation:
Arbeitsplatzadaptationen

Arbeitserleichterungen
Umschulungsaspekte beachten[64] [65]

Weitere konservative und operative Behandlung

Konservative u. operative Behandlung

Stadium I:

medikamentös, Ruhigstellung, KG-Behandlung zur Beseitigung des Bewegungsschmerzes und zur Verhinderung bzw. Behandlung der Ödembildung, z. B. durch Eisapplikation

Stadium II:

med., physikalisch, Ruhigstellung nur bei Schmerz und vermehrter Schwellung; Behandlung nur bis zur Schmerzgrenze, keine übermäßige Wärmeanwendung

Stadium III:

Physiotherapie, redressierende Maßnahmen

Aufgaben

— Beschreiben Sie die Stadien, in denen die Erkrankung abläuft.
— Listen Sie die ergotherapeutischen Maßnahmen, die für jedes Stadium spezifisch sind, auf!
— Nennen und begründen Sie passive Behandlungsmaßnahmen im Vergleich zur aktiven Behandlung des M. Sudeck!

Anmerkungen

62 Hertel, E.: Sudeck — Entstehung, Klinik und Therapie, BT und Reha, 2, 1975; S. 80
63 a. a. O. S. 81
64 Sebbl, J.: Sudeck-Syndrom — Beschäftigungstherapeutische Maßnahmen; BT u. Reha, 4, 1975; S. 196—197
65 B. Pfenninger (s. 36); S. 7—9

Weiterführende Literatur

— Ch. Mucha: Funktionelle Behandlungsmethoden beim posttraumatischen Sudeck-Syndrom; Z. S. Phys. Med. 2/80, 119—130
— Carstensen, Giebel: Senkt aktive Bewegungstherapie die Häufigkeit der Sudeckschen Dystrophie nach Extremitätenfrakturen? Dtsch. med. Wsch., 86. Jg., 1961, Nr. 44; S. 2114—2116

12.6 Encephalomyelitis disseminata

Daten zum Krankheitsbild

Krankheitsbild

Die E. d. ist eine der häufigsten organischen Nervenkrankheiten, deren Häufigkeit mit wachsender Entfernung vom Äquator zunimmt. Das Erkrankungsalter liegt vorwiegend zwischen dem 20. und 40. Lebensjahr. Die E. d. verläuft chronisch oder schubweise, z. T. mit Spontanremissionen. Krankheitsverläufe über 25 Jahre sind bekannt.

Ursachen

a. Ursachen

Die genauen Ursachen sind unbekannt; man vermutet eine virale Infektion mit langer Inkubationszeit, eine Autoimmunkrankheit, Ernährungsstörungen oder Intoxikationen.

Symptome Pathologie

b. Symptome — Pathologie

Im Bereich des ZNS kommt es zu herdförmigen Entzündungen, die eine Demyelinisation der Nervenfasern, den Zerfall der Markscheiden, bewirkt und Veränderungen der Erregungsleitung nach sich zieht.
Die Symptomatik ist sehr umfassend und es gibt kein einzelnes Symptom oder Labordatum, das für E. d. spezifisch ist.
Als Erstsymptome treten häufig Mißempfindungen wie Kribbelparästhesien oder Sehstörungen auf.
Weitere Symptomatik:
Ataxie, Spastik, Koordinationsstörungen, skandierende und dysarthrische Sprache, Läsion der mimischen Muskulatur, Nystagmus, Blasenstörungen (Retention, Inkontinenz);
zu den psychischen Symdromen gehören Affektlabilität, Euphorie und Depression;
Nachlassen geistiger Fähigkeiten wie Konzentration, Merkfähigkeit, Entscheidungsfähigkeit.

Behandlungsziele

Obwohl sich das Zustandsbild immer wieder schnell verändern kann und man vor eine neue Situation gestellt wird, muß man sich genaue Ziele setzen.

— Erarbeiten einer Basis für die Behandlung durch Vertrauensgewinn, Kontaktaufnahme mit Patient und Angehörigen
— Erhalt der vorhandenen Funktionen
— Erarbeiten der verlorengegangenen Funktionen
— Größtmögliche Unabhängigkeit von fremder Hilfe
— Muskelkräftigung
— Hilfsmittel-, Rollstuhlversorgung und trainieren des Umganges damit
— Herausfinden der optimalen Unterbringung, am besten zu Hause unter Berücksichtigung von Veränderungen in der Wohnung
— Berufliche Rehabilitation, Veränderungen am Arbeitsplatz
— Freizeitgestaltung, Hobbyfindung, soziale Kontakte fördern
— psychische Unterstützung

Ergotherapeutische Behandlung

a. *Behandlungsmaßnahmen/-medien*

Maßnahmen, Medien

Zur Muskelkräftigung, der Beübung der Fein- und Grobmotorik und der Koordination Einsatz handwerklicher Techniken:
Peddigrohrarbeiten, Leder, Drucken mit adaptierten Stempeln, Tonarbeiten, Arbeiten mit therapeutischer Knetmasse, Weben, funktionelle Spiele. Durch die Anwendung verschiedener Materialien wird gleichzeitig die Sensibilität mit angesprochen.
Schreibtraining, bei Ataxie Schwungübungen großflächig durchführen, wenn nötig Schreibmaschinentraining mit elektrischer Maschine.
Hirnleistungstraining, um Konzentration, Ausdauer, Merkfähigkeit, produktives Denken und Handeln zu fördern.

b. *Aktivitäten des täglichen Lebens*

AdtL

Selbsthilfetraining in allen Bereichen; verlorengegangene Funktionen zunächst an Übungsbrettern üben: Knöpfen, Schleife binden, Druckknöpfe schließen etc.; erst, wenn es unumgänglich ist, die Hilfsmittelversorgung einleiten.
Haushalts-, Eßtraining. Bei Hausfrauen vermehrt elektrische Haushaltsgeräte einsetzen lassen und den Umgang üben; Erleichterungen für die Hausarbeit und individuelle Arbeitsmethoden erarbeiten .

Beachten der psychischen Situation

Von großer Bedeutung ist die psychische Situation des Patienten, die ständig beachtet werden muß. Damit geht auch die Erarbeitung von sozialen Kontakten außerhalb der Klinik, der beruflichen Situation weiterhin einher.

Wichtig: Hausbesuch, Arbeitsplatzbesuch, Arbeitsplanung

Informieren über Selbsthilfeorganisationen:
— Deutsche Multiple Sklerose Gesellschaft, die das MS-Blatt herausgibt

Contraindizierte Behandlung:

Contra-indikationen

— In der Spätphase Aktivitäten, die feinmotorische Fähigkeiten erfordern
— Tragen von heißem Geschirr
— Bei Tremor und Ataxie Kochen unter Vorbehalt

Allgemeine konservative und operative Behandlung

Konservative u. operative Behandlung

— Symptomatisch

- im akuten Schub Bettruhe
- medikamentös Therapie
- Krankengymnastik:
  - wohldosierte Gehübungen unter der Anstrengungsgrenze
  - aktive und passive Lockerungsübungen
  - Erhalt des Muskeltonus
- Lockerungsmassagen
- Unterwasserdruckstrahlbehandlung
- Bewegungsbäder

Aufgaben

- Zählen Sie die Cardinalsymptome der E. d. auf!
- Erarbeiten Sie anhand der angegebenen Literatur und der Inhalte des Kapitels „Therapeutisches Kneten" ein Übungsprogramm unter Berücksichtigung des Einsatzes herkömmlicher Knetmasse (z. B. Therapiekitt von Fa. Ortopedia)!
- Erarbeiten Sie ein Selbsthilfetrainings-Programm!
- Nennen Sie Behandlungsmaßnahmen, die bei E. d. indiziert sind!

Quellen

- Prollius, S.: Aufgaben, Möglichkeiten und Grenzen des Ergotherapeuten bei der Behandlung von Multiple-Sklerose-Patienten BT u. Reha,, 4, 1975; S. 198—208
- Multiple-Sklerose; Hrsg. Office of Health Economics, London Dtschl. Übers. v. G. Keppler, Stgt, F. K. Schattauer Verlag, Stgt, 1977
- Einfaches Übungsprogramm für Multiple-Sklerose-Kranke; Hrsg. 1960 von der norwegischen MS.-Gesellschaft e. V. Ffm.
- Henschel, H.: Wie können Beschäftigungstherapeuten, Krankengymnasten und Sozialstationen das spezielle Wissen und die prakt. Erfahrung zur Behandlung und Versorgung MS-Kranker erwerben? BT. u. Reha, 3, 1982; S. 176—177
- Münz, D.: Ergotherapeutische Behandlungstechniken bei Encephalomyelitis disseminata — Multiple Sklerose; BT u. Reha, 5, 1983; S. 196—197
- Münz, D., Harsch, H.: Übungsteig für die Finger- und Handmuskulatur; BT u. Reha, 2, 1984; S. 102—103
- Jentschura, Janz (s. 5)

Adresse

Deutsche Multiple Sklerose Gesellschaft e. V.
Rosental 5
8000 München 2

12.7 Dysmelien

Krankheitsbild

Daten zum Krankheitsbild

Dysmelie bezeichnet eine Störung der Extremitätenentwicklung zwischen dem 29. und 46. Schwangerschaftstag. Je nach einwirkender Noxe sehen die Schäden unterschiedlich aus.

Amelie: es fehlt eine ganze Extremität, Arm oder Bein
Peromelie: Sie hat Ähnlichkeit mit glatten Amputationsstümpfen
Phokomelie: Robbengliedrigkeit; Hypo- und Aplasie von einzelnen oder einer Reihe von Röhrenknochen mit Gliedmaßenfehlstellung.
Polydaktylie: Vielfingrigkeit
Mikromelie: unvollständig angelegte Gliedmaßen
Hypoplasie

Formen der Mißbildung

In den Geburtsjahrgängen 1960—1962 sind sehr viele Kinder intrauterin durch Thalidomideinnahme der Mutter geschädigt worden.
Für diese Kinder, die jetzt junge Erwachsene sind, wurden so schnell wie möglich ein umfassendes Rehabilitationsprogramm erarbeitet, spezielle Hilfsmittel entwickelt, spezielle Prothesen gebaut.
Da es heute relativ wenig Kinder mit Dysmelien gibt und Erwachsene überwiegend zum Prothesentraining zur ambulanten Ergotherapie kommen, wird im Rahmen dieses Buches nur das Prothesentraining später differenzierter dargestellt. Zur Behandlung von dysmelen Kleinkindern, Kindern und Jugendlichen gibt es umfassende Literatur für den Interessierten (s. u.).
Im folgenden werden nur exemplarisch Behandlungsziele und Maßnahmen kurz aufgezählt.

Behandlungsziele

Ziele

— Erlernen von Ersatzfunktionen und Trickbewegungen
— Trainieren der Geschicklichkeit der mißgebildeten Extremität
— Erreichen größtmöglicher Selbständigkeit im Selbsthilfebereich und in den weiteren Aktivitäten des täglichen Lebens
— Rollstuhl- und Hilfsmittelversorgung, um die größtmögliche Unabhängigkeit von fremder Hilfe zu gewährleisten
— Vorbereitung auf Schule und Beruf
— Erlernen des Hand- und/oder Maschinenschreibens

Behandlungsmaßnahmen/-medien

Maßnahmen, Medien

— Geschicklichkeitstraining mit funktionellen Spielen, handwerklichen Tätigkeiten
— Prothesentraining mit Vorläufer der Prothese oder angepaßter myoelektrischer oder pneumatischer Prothese
— Selbsthilfetraining und gleichzeitig Hilfsmittelentwicklung, -erprobung und -versorgung; oft ist die individuelle Herstellung von Hilfsmitteln unumgänglich
— Rollstuhlversorgung, -training, Einsatz von E-Rollstühlen mit besonderen Lenkungen

— Schreib-, Schreibmaschinentraining mit Hand, Mund, Fuß oder Prothese als Schul- oder Berufsvorbereitung
— Anpassen von Spezialarbeitsplätzen
— Kraftfahrzeugversorgung mit behinderungsgerechten Veränderungen
— soziale und berufliche (Wieder)Eingliederung

Konservative u. operative Behandlung

Allgemeine konservative und operative Maßnahmen

— Funktionsverbessernde oder -erhaltende Operationen
— Prothesenversorgung
— psychologische Betreuung

Aufgaben

— Erarbeiten Sie Einzelheiten der Behandlungsmaßnahmen anhand der ,,Allgemeinen Daten zum Krankheitsbild" und der sich daraus ergebenden Behandlungsziele.
— Erläutern Sie die Bedeutung der beruflichen und sozialen Rehabilitation für Patienten mit Dysmelien!
— Stellen Sie unter Zuhilfenahme des Kapitels ,,Prothesen, -training" die Planung einer Ohnarmerprothesenschulung für einen dysmelen Jugendlichen zusammen.

Quellen

— Beschäftigungstherapie, Jentschura/Janz; Thieme Verlag, Stuttgart 1979
— Siehe Prothesentraining
— BT/Reha, 3/1977; Schnedler: Selbständigkeitstest als ein Schritt zur Durchführung der Berufsfindung bei dysmelen Jugendlichen.
— BT/Reha 4/1977; S. 215—220; Ruffing u. a.: Die Anwendung des Ruward-Testes bei thalidomid-geschädigten Patienten
— BT/Reha, 2/1982, S. 68—80; G. G. Kuhn: Eß- und Schreibhilfen für Kinder mit Fehlbildungen der oberen Extremitäten

12.8 Poliomyelitis

Allgemeine Daten zum Krankheitsbild

Ursachen

a. Ursachen

Die Poliomyelitis ist eine Viruserkrankung, bei der es zu entzündlichen Prozessen im Bereich der Vorderhörner des Rückenmarks kommt.

b. Symptome **Symptome**

— Schlaffe Muskellähmung durch Ausfall des motorischen Neurons
— irreversible Schäden durch zerstörte Ganglienzellen
— reversible Schäden, wenn das entzündliche Ödem, das Druck auf die Ganglienzellen ausübt, abschwillt
— vegetative Ganglienzellen werden in das Krankheitsgeschehen mit einbezogen und es entstehen trophische Störungen mit den typischen Veränderungen einer Sudeck'schen Dystrophie
— Kontrakturen durch Dystrophien und asymmetrischen Muskelzug

Behandlungsziele **Ziele**

— größtmögliche Gelenk- und Muskelfunktion
— größtmögliche Selbständigkeit in den Aktivitäten des täglichen Lebens
— Kontrakturprophylaxe

Behandlungsmaßnahmen

Früher Einsatz der Behandlungsmaßnahmen

Die Behandlung sollte so früh wie möglich in der Bettphase beginnen, wenn ein geringes aktives Bewegungsausmaß vorhanden ist. Neben der motorisch-funktionellen Behandlung steht von vornherein das Selbsthilfegrundtraining.

Wichtig: Beachten der leichten allgemeinen und lokalen Ermüdbarkeit; bei der Behandlung immer wieder Pausen einlegen.

a. Rumpflähmungen
Sie treten selten isoliert, zumeist mit Paresen an den Extremitäten auf.

Behandlungsmedien: **Medien**

— bei Bewegungsmöglichkeit der oberen Extremität weben im Bett
— Später weben am hochgehängten Webrahmen oder Hochwebstuhl, wenn notwendig, Einsatz des Help-armes
— Dynamisches Training der Rumpfmuskulatur durch Einsatz der Fahrradsäge

b. Lähmungen der oberen Extremität **Motor. Ausfälle**

Es liegen Paresen des Schultergürtels vor und bei der Behandlung besteht die Gefahr der Überdehnung des M. deltoideus und des M. trapezius. Entscheidend für die Wahl der Technik ist die Kraft der distalen Extremitätenabschnitte. An der Hand kommt es häufig zu Opponensläsionen und in der Therapie oft zu der als ,,Affenhand" bezeichneten Ausweichbewegung: der Patient greift mit adduziertem Daumen.

Greifübungen

Greifübungen:

Webrahmen mit adaptierten Griffen
Drucken mit adaptierten Stempeln
Von gröberen Techniken zu feinen überwechseln (Peddigrohr, Leder)

Schienen

Einsatz von unterstützenden Schienen zur Behandlung, z. B. die Radialisschiene, oder zur Lagerung, um Kontrakturen vorzubeugen.
Gleichzeitig Durchführen eines, den Fähigkeiten des Patienten angemessenen, Selbsthilfetrainings und einer dementsprechenden Hilfsmittelversorgung.

Krankheitsbild

c. *Lähmungen der unteren Extremität*

Training der Standsicherheit, u. U. Einsatz von Orthesen, besonders Kräftigung des M. iliopsoas und der Glutaen, darauf folgend der Ab- und Adduktoren.
Einsatz von Beuger-Strecker, Ab- und Adductor und der Fahrradsäge.

Konservative u. operative Behandlung

Weitere operative und konservative Behandlung

- im akuten Stadium Gipsliegeschale zur Ruhigstellung und Entlastung des entzündeten Rückenmarks
- Elektrotherapie
- aktive isometrische und isotonische Übungen durch die KG
- Bewegungsbad
- Orthesen
- Operationen: Tenotomien, Tenodesen, Arthrodesen, Muskel- und Sehnenverlagerungen, Osteotomien

Aufgaben

- Begründen Sie die ergotherapeutische Ganzbehandlung bei Patienten mit einer Poliomyelitis!
- Setzen Sie Symptome und Behandlungsziele zueinander in Beziehung und erläutern Sie die Zusammenhänge!

Quellen

- Jentschura, Janz (s. 5)

12.9 Progressive Muskeldystrophie

Allgemeine Daten zum Krankheitsbild

Unter der Gruppe ‚primäre Myopathien' wird eine Reihe erblicher Muskelerkrankungen zusammengefaßt, die klinisch durch progressiven Muskelschwund und zunehmende Muskelschwäche gekennzeichnet sind.

Weitere gemeinsame Merkmale sind:

- Abnahme der elektrischen Erregbarkeit
- charakteristische EMG-Veränderungen
- Stoffwechselstörungen als Ausdruck eines stark erhöhten Abbaues von Muskelsubstanz
- Verlust der Querstreifung der Muskulatur
- Muskelschwund trifft die stammnahen Muskeln der Extremitäten

Die Erkrankung teilt sich in Schulter- und Beckengürtelformen auf.

Typ Erb
Symptome

Schultergürtelform — Dystrophia muscularis progressiva, Typ Erb (autosomal-dominate Vererbung)

Symptome:

- Beginn gewöhnlich nach der Pubertät
- Die Gesichtsmuskulatur ist mit betroffen
- Lähmung des M. articularis, M. trapezius, M. pectoralis, M. lat. dorsi, M. deltoideus
- primäre Schwäche beim Heben des Armes
- lose Schulter (scapula alata)
- der Muskelschwund greift dann auf die Oberarmbeuger und den M. triceps über
- am Unterarm überwiegen die Strecker
- Es folgt die Lähmung der Becken-, Rücken- und Oberschenkelmuskeln, die Gehfähigkeit kann bis in die 2. Lebenshälfte erhalten bleiben.

Beckengürtelformen

Typ Duchenne
Symptome, Verlauf

a. *Typ Duchenne* — X-chromosomal-rezessive, maligne Beckengürtelform
   - Beginn im 3.—5. Lebensjahr
   - Bei dieser Form sind nur Kinder männlichen Geschlechts betroffen.
     Die Erkrankung wird erst bemerkt, wenn die Kinder beginnen zu laufen, da zunächst die Muskulatur des Beckengürtels, erst später Stamm- und Schultergürtelmuskulatur betroffen sind.

— Typisch sind der watschelnde Gang und die sog. ‚Gnomenwaden', die durch eine Pseudohypertrophie der Wadenmuskulatur entstehen
— Beim Aufstehen dreht sich das Kind im Liegen zunächst auf die Seite oder auf den Bauch, geht dann in den 4-Füßler-Stand und klettert zum Schluß an seinen eigenen Beinen hoch, indem es sich, mit den Händen am Oberschenkel abstützend, aufrichtet.
— Tiefe Lordose im Stand, das Becken ist nach vorn gekippt, der Bauch hängt ebenfalls nach ventral
— Bis zur Pubertät ist die Gehunfähigkeit erreicht, der Exitus letalis tritt zwischen dem 20. und 30. Lebensjahr ein.
— Die Erkrankung kann allein durch genetische Beratung verhindert werden.

Typ Becker-Kiener Symptome, Verlauf

c. *Typ Becker-Kiener* — X-chromosomale, benigne Form
Der Verlauf entspricht dem des Typ Duchenne, ist insgesamt milder, beginnt erst während der Pubertät; die Funktionen bleiben länger erhalten, die Gehfähigkeit bis in die 2. Lebenshälfte.

Typ Leyden Symptome, Verlauf

d. *Typ Leyden* — rezessiv-autosomale Beckengürtelform
Die zwischen dem 2. und 4. Lebensjahr beginnende Erkrankung betrifft sowohl Jungen, als auch Mädchen. Der Verlauf ist unterschiedlich und nur ein Teil der Patienten wird gehunfähig.

Ziele

Behandlungsziele

— so lange wie möglich Erhalt des Status quo der Muskelfunktion
— Hobbyfindung, Freizeitgestaltung
— größtmögliche Unabhängigkeit in den Aktivitäten des täglichen Lebens
— Kontrakturprophylaxe

Maßnahmen

Behandlungsmaßnahmen

Bei der Auswahl der Behandlungsmedien muß man sich nach den Interessen des Patienten und nach seinem derzeitigen Funktionsstatus richten. Dieses umfassende Krankheitsbild bedingt eine ergotherapeutische Ganzbehandlung unter Berücksichtigung folgender Faktoren:

Motor.-funkt.

a. motorisch-funktionelles Training: freie Wahl im Einsatz der handwerklichen Techniken

b. Schienenversorgung / Lagerungshilfen: zur Kontrakturprophylaxe; Lagerungsschienen für die Hände, Nachtlagerungsschalen, wenn bereits Kontrakturen vorhanden sind. **Schienen**

c. Hilfsmittel- und Rollstuhlversorgung: Primär sind Hilfsmittel, die den Eltern die häusliche Pflege erleichtern, notwendig, z. B. ein Badelifter. **Hilfsmittel**

Die *Rollstuhlversorgung* muß rechtzeitig stattfinden. Einem Patienten mit progressiver Muskeldystrophie stehen 2 Elektrofahrer zu (siehe Gerichtsurteil, Aktenzeichen Bundessozialgericht 5 RKN 19177).[66] **Rollstuhl**
Die Lenkung soll mit minimaler Muskelkraft bedient werden können und muß sich daher in der Mitte der Rollstuhltischplatte befinden und versenkbar sein.
Anpassen einer *Sitzschale* nach Maß, um den Patienten mit Schale herausheben zu können — dadurch werden Dehnungsreize vermieden. **Sitzschale**
Nach langem *Sitzen,* z. B. in der Schule, ist das Aufstehen nicht spontan möglich, die Kniestrecker versagen vorübergehend. Dem kann vorgebeugt werden, indem die Unterschenkel im Wechsel von 15—20 Minuten waagrecht hochgelagert werden. Das Sitzen mit 90 Grad gebeugte Knien sollte möglichst vermieden werden. Auch im Rollstuhl die Unterschenkel wechselseitig hochlagern. **Sitzen**

d. Schreibmaschinentraining auf einer elektrischen Maschine mit leichtem Anschlag **Schreiben**

e. Schulbildung: die Kinder gehen in Körperbehinderten-Schulen

f. Elternberatung und -anleitung im Umgang mit ihren Kindern und der Erkrankung

g. Aktivitäten des täglichen Lebens — Hilfsmittel **AdtL**
Essen: Einsatz von Help-arm-Schlingen, hohen Tischflächen; Besteck und Geschirr sollten leichtgewichtig sein, die Messer scharf; um Besteck mit verdickten Griffen zu halten benötigt man weniger Kraft.
Durchführen eines Eßtrainings unter Einsatz der Hilfen.
Körperpflege: Universalgriffe, Schienen zum Halten von Zahnbürste, Rasierapparat etc; alle Griffe verdicken
Baden: Badebrett, -wannensitz, Haltegriffe, Wasserhahn in Reichweite und leicht zu bedienen, Seife an einer Schnur und ein großes Badetuch einsetzen.
WC-Benutzung: die Hosen schon im Sitzen im Rollstuhl herunterziehen;
Hilfe für das Pflegepersonal, die Eltern: ein Rollstuhl mit Reißverschluß in der Rückenlehne;
Haltegriffe bds. des Toilettenbeckens
Erhöhte Toilettensitze benutzen
An- und Ausziehen: Anziehstab, Strumpfanzieher, Knöpfhilfe, Ändern der Bekleidung, Klettverschlüsse, Vergrößern des Reißverschlußgriffes durch ein Lederband

Konservative u. operative Behandlung

KG

Weitere konservative und operative Maßnahmen

Krankengymnastik:

— isometrische Muskelarbeit und Klopf-Druck-Behandlung (nach TEIRICH-LEUBE) unter Beachtung, daß Dehnung zu Funktionsschwäche und Funktionsversagen führen kann.

— Korrekte Lagerung, primär Verhindern von Spitzfußkontrakturen

Orthopäd. Hilfen

Orthopädische Hilfen:

— Leichtes Korsett, wenn Fehlstellungen (Hyperlordosierung) entstehen

— Apparateversorgung zur Unterstützung der Gehfähigkeit

OP

Operative Maßnahmen:

— Indikation zur wiederherstellenden Chirurgie nur, wenn das statische und dynamische Gleichgewicht nicht beeinträchtigt werden

Allgem. Med. Maßnahmen

Allgemeine medizinische Maßnahmen:

— Verhindern von Traumata

— Verhindern von Infektionen der Atemorgane

— Behandeln der Cardio-vaskulären Insuffizienz

Aufgaben

— Zeigen Sie die unterschiedliche Behandlung von Patienten, die am Typ Erb und der, die am Typ Duchenne erkrankt sind, indem Sie die Maßnahmen einzeln aufzählen und beim Vergleich die Abweichungen begründen!

— Beschreiben Sie das Selbsthilfetraining für einen am Typ Becker-Kiener erkrankten Jugendlichen!

— Erörtern Sie die Bedeutung, die Ihrer Meinung nach bei der Therapie eines Muskeldystrophikers das Einbeziehen der Eltern in die Behandlung hat!

Anmerkungen

66 Hilfsmittelversorgung bei spinaler Muskeldystrophie, U. Grabbert; Z. KG, 32/1980, Nr. 7; S. 395—398

Informationsadresse — Selbsthilfeorganisation

Deutsche Gesellschaft ‚Bekämpfung der Muskelkrankheiten e. V.' Hohenzollernstr. 11; **7800 Freiburg i. Brsg.**; Tel. (0761) 277932

13. Verbrennungen

Krankheitsbild

Allgemeine Daten

Verbrennungen können oberflächlich und tief sein, sie werden je nach Schweregrad in Verbrennungen 1., 2., oder 3. Grades eingeteilt.

Gliederung der Brandwunden

Zur Gliederung der Brandwunden gibt es die 9er Regel:

Abb. 25

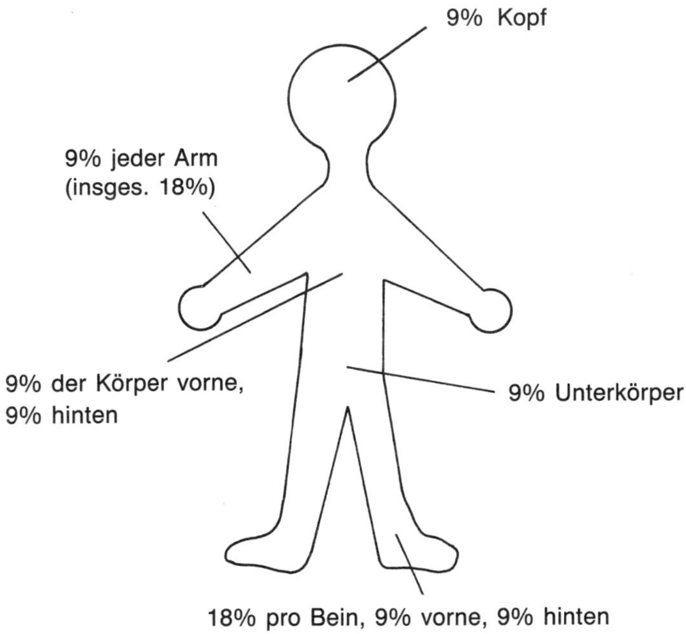

Sind die Verbrennungen so verteilt, besteht noch eine Überlebenschance; dazu muß man das Alter des Patienten rechnen. Hat ein 30jähriger 70% Verletzungen, so ergibt das 100%; d. h., daß er diese Verletzung nicht überlebt.

Ursachen

a. *Ursachen*
- Einwirken von Chemikalien
- Extreme Hitze

Symptome

b. *Symptome*
- Schock
- Flüssigkeitsverlust
- Schmerz
- Sensibilitätsverlust

Folgen

c. Verletzungsfolgen

— Gelenksteifen durch Inaktivität und schmerzbedingte Schonhaltung

Komplikationen

d. Komplikationen

— Verbrennungsschock
— Inhalationsverbrennungen verursachen oft ein Lungenödem
— massive Hämolyse
— nicht beherrschbare Infektionen
— Auswuchernde Narbenbildung
— Curling ulcera
— Schrumpfende Narbenbildung, in die tieferliegende Gewebe mit einbezogen werden und somit Bewegungseinschränkungen verursachen

Ziele

Behandlungsziele

— Verhindern von Infektionen (Sterilität muß immer gewährleistet sein)
— Erhalt der Funktionen durch Schienung
— Verhindern von Narben durch entsprechende Verbände
— Ödemreduktion
— Sensibilitätstraining, Desensibilisierung, Abhärten der Haut
— Verhindern von traumatischen Einflüssen im Bereich der neugebildeten Haut
— Langsame Kräftigung des gesamten Körpers
— Verbessern von Handfunktionen und Geschicklichkeit
— Steigerung der Ausdauer
— Entwickeln von Unabhängigkeit in den Aktivitäten des täglichen Lebens
— Unterstützen des Patienten bei psychogenen Reaktionen auf Schmerz, Immobilität, Isolation

Ergotherapeutische Behandlungsmaßnahmen

Befund

Befund: motorischer Befund
Sensibilitätsbefund
AdtL

Behandlungsgrundsätze

Grundsätze der Behandlung:

— Keimarme Arbeitsbedingungen
— gut desinfiziertes Arbeitsmaterial
— Kein Druck von außen auf die Verbände
— nach Abschluß der Wundheilung Schutzverbände zur Übungsbehandlung anlegen
— frühzeitige Mobilisation, schon mit Verband leichte (!!!) Übungen
— die Haut bleibt oft lange berührungsempfindlich und ist unelastisch: vorsichtige Behandlung!

Behandlungsmaßnahmen und -medien

Maßnahmen, Medien

Die ETh sollte den Patienten so früh wie möglich auch schon auf der Intensivstation aufsuchen und ihn möglicherweise mit Radio oder Fernsehen, Spiegeln etc. versorgen, um ihm einen Kontakt zur Außenwelt zu ermöglichen und ihn, wenigstens zeitweise, auf andere Gedanken zu bringen.

Lagerung, Schienung

Nach Überstehen der Zeit der Lebensgefahr muß man beginnen, durch *Lagerung und Schienung* Kontrakturen vorzubeugen: es besteht besonders bei Verbrennungen im Bereich der Achselhöhle die Gefahr der Adduktionskontraktur, im EG die der Flexionskontraktur. An der Hand findet man häufig folgende Fehlstellung:

Handgelenksflexion
MCP-Extension
PIP-Flexion
Daumenadduktion.

Daraus ergibt sich folgende Lagerungsposition:

Handgelenk: 30—35° Dorsalextension
MCP: 50—60° Flexion
PIP: 30—45° Flexion
DIP in Extension
Daumen in Abduktion.

Weiterhin, wenn nötig:

Hyperextensionslagerung der HWS
Halsmanschette
Schulterabduktionslagerungsschalen nachts

Die Schienen werden zur Behandlung und zum Essen entfernt. Parallel zur Lagerung wird ein aktives Übungsprogramm durchgeführt, um Gelenkbeweglichkeit und Muskelkraft zu erhalten. Die Behandlung sollte in mehrere kurze Einheiten täglich aufgeteilt sein, wenn möglich zu den Zeiten durchgeführt werden, in denen der Patient entspannt ist und sich wohlfühlt; auf diese Weise kann man auch der Hospitalisierung vorbeugen.
Jedes Gelenk muß in seinem vollen Bewegungsausmaß mindestens 1x täglich durchbewegt werden.
Ist die Haut so weit geheilt, daß die ersten Narben übungsstabil sind, kann man mit dem Sensibilitätstraining der Muskelkräftigung und der Gelenkmobilisation beginnen.

Einsatz handwerklicher Techniken:

Handwerkliche Techniken

— Drucken mit adaptierten Stempeln, z. B. eigenes Briefpapier
— Textile Techniken erst nach vollständiger Wundheilung

— verschiedene Holzarbeiten
— Peddigrohrarbeiten
— Einsatz der funktionellen Webgeräte
— Adaptationen von Werkzeug und Gegenständen mit scharfen Kanten

Weitere Medien

Weitere Techniken:
— Therapeutisches Kneten
— Einsatz funktioneller Spiele mit unterschiedlichen Oberflächen und Widerständen
— Pumpfußball

Das Behandlungsprogramm wird ständig durch den Heilungsprozeß oder auftretende Komplikationen beeinflußt.

Belastungs-, Krafttraining

Im Laufe der Behandlung Belastungssteigerung und gezieltes Krafttraining:

— Steigerung von Anforderungen und Belastung
— Metallarbeiten
— Beachten der arbeitstherapeutischen Aspekte

Psychische Situation

Während der ganzen Behandlung muß der Therapeut die psychische Situation des Patienten beachten:

— seine Angst vor bleibender Behinderung, Entstellung und vor dem Tod
— das Vorhandensein starker Schmerzen
— auf der Intensivstation fühlt sich der Patient einsam und unsicher, ist oft depressiv und resigniert.

Behandlung der gestörten Sensibilität

Sensibilitätstraining — Desensibilisierung

Abhärtung der Haut, ohne Sekundärverletzung der neugebildeten Hautschicht, die sehr empfindlich ist. Dazu kommen oft auch Sensibilitätsstörungen aufgrund zusätzlicher Nervenverletzungen.
Steigerung im Laufe der Behandlung zur Desensibilisierung:

— weiches, nachgiebiges Material mit glatter Oberfläche
— Steigerung der Rauhigkeit der Oberfläche des Werkmateriales oder der Spielsteine funktioneller Spiele

Bei der Sensibilisierung wählt man den umgekehrten Weg: man beginnt mit Materialien, deren Oberfläche grob, rauh und unregelmäßig ist, um dann zu glatten und feinen Gegenständen überzugehen.

Medien

Medien:
— Heraussuchen von Gegenständen aus Sand, Bohnen, Linsen
— Einbeziehen von Werkzeuggriffen in das Sensibilitätstraining, in dem sie mit verschiedenem Material umwickelt werden
— unterschiedliche Materialien über die verletzten Hautbezirke streichen
— Funktionelle Spiele: Spielsteine mit differierenden Materialien umwickelt und aus verschiedenen Materialien hergestellt

Aktivitäten des täglichen Lebens — Hilfsmittel

AdtL

1. Persönliche Hygiene

- Verlängerte Zahnbürste
- Verlängerte Kämme und Bürsten
- Verlängerte Badebürste
- Griffadaptationen
- Adaptationen für Lippenstift und Rasierapparat

Wichtig ist, daß die äußere Erscheinung positiv beeinflußt wird, z. B. durch die Art der Frisur, Anwendung von Make up etc.

2. WC: Hilfen zur Intimhygiene

3. Anziehen:

- Knöpfhilfe
- Reißverschlüsse mit vergrößerten Ösen
- Klettverschlüsse

4. Essen:

- Adaptiertes Besteck oder Besteckhalterungen
- Abknickbare Strohhalme u. a. m.

Einige Hilfen werden oft nur vorübergehend nötig. Bei bleibenden Bewegungseinschränkungen muß der Patient mit den nötigen Hilfen versorgt werden.

Beruf:
Abklären der Arbeitssituation, -möglichkeiten, -veränderungen, möglicherweise Einleiten einer Umschulung

Weitere konservative und operative Maßnahmen

Konservative u. operative Behandlung

OP: Wundverschluß, Hauttransplantationen, Hautplastiken
KG: Atemtherapie zum Erhalt und zur Verbesserung der Vitalfunktionen, Muskelfunktionstraining
Allgemein Med.: Versorgung mit Elastik-, Druckbandagen, die eine hypertrophierende Narbenbildung verhindern sollen.

Psychische Behandlung:

Psychosomatische Konsiliardienste in Anspruch nehmen, um eine Hilfe bei der Verarbeitung des Schocks, der Ängste zu haben, um das Selbstwertgefühl zu stärken, trotz möglicherweise massiver Entstellung.

Aufgaben

- Begründen Sie die ergotherapeutische Ganzbehandlung nach Verbrennungen.
- Nennen Sie Grundsätze der Behandlung nach Verbrennungen und begründen Sie diese.
- Beschreiben Sie das Sensibilitätstraining und zählen Sie die Medien der Behandlung auf.
- Welche Gelenke der oberen Extremität müssen bei der Lagerung besonders beachtet werden? Wie sieht die korrekte Lagerung aus?

Quellen:

- Refer to Occupational Therapy, Shopland u. a. Churchill Livingstone, Edinburgh, London and New York, 1979
- Rehabilitation of the Hand 2nd ed.; W. Parry; Butterworths London, 1966
- Occupational Therapy for Physical Dysfunction; Trombly, Scott; The Williams & Wilkins Co. Baltimore
- 8 th International Congress world federation of occupational therapists; Vortragssamlung Vol. I;
  K. Blumental: Die beschäftigungstherapeutische Nachbehandlung bei Verbrennungen, S. 374—382

Weiterführende Literatur:

- 8 th Intern. Congress WFOT; Vortragssammlung Vol. I
  Rousso, Ben-Porath: Soft splint-dressing with Aloxan for hand treatment; S. 383—386
  Ben-Porath, Rousso: Elastic dressing for hand treatment; S. 387—388

Zusammenfassung

- Anhand der medizinischen Daten der einzelnen Krankheitsbilder werden die sich aus den Symptomen ergebenden Behandlungsziele, -medien und -maßnahmen entwickelt. Zur Ergänzung sind weitere konservative und operative Behandlungsmaßnahmen aufgeführt.
- Es treten oft Überschneidungen mit anderen Fachbereichen, wie z. B. der Handchirurgie, Neurologie und der Traumatologie auf.
- Einige Krankheitsbilder der Geriatrie, u. a. die Amputation der unteren Extremität, treten auch mit unterschiedlicher Häufigkeit in den Orthopädischen Kliniken auf.

IV. Fachspezifische Behandlungstechniken

1.	Grundsätze der Arbeitsplatzgestaltung	215
2.	Klärung von Grundbegriffen	217
3.	Funktionelle Webgeräte	217
3.1	Webgeräte zur Beübung der oberen Extremität	218
3.1.1	Hochgehängter Webrahmen	218
3.1.2	Hochwebstuhl	221
3.1.3	FEPS	222
3.2	Webgeräte zur Beübung der unteren Extremität	225
3.2.1	Ab- und Adduktor	225
3.2.2	Knie — Beuger — Strecker	229
3.2.3	Übungsbett	232
3.3	Anmerkungen zu den funktionellen Geräten ..	235
4.	Adaptierte Hobelbänke	236
5.	Adaptierte Sägen	237
6.	Adaptierte Druckpressen	238
7.	Helparm	241
8.	Einsatz handwerklicher Techniken	243
8.1	Batik	244
8.2	Bildnerisches Gestalten	246
8.3	Drahtbiegen/Silberdraht	249
8.4	Emaille	251
8.5	Holz	252
8.6	Leder	257
8.7	Linoldruck	260
8.8	Löten	266
8.9	Makramee	267
8.10	Metallarbeiten	270
8.11	Peddigrohr	272
8.12	Ton	276
8.13	Weben	278
8.14	Freies Weben	280
9.	Weitere therapeutische Medien	281
9.1	Knetübungen	281
9.2	Theraband	289
9.3	Schaumstoffbälle, -platten	290
9.4	Rasierschaum	291
10.	Funktionelle Spiele	292

11.	Aktivitäten des täglichen Lebens	296
11.1	Allgemeine Inhalte	297
11.2	Hilfsmittelversorgung	311
11.3	Kostenträger der Hilfsmittel	312
11.4	Hilfsmittelherstellung	313
12.	Gelenkschutz	317
12.1	Inhalte des Gelenkschutztrainings und des täglichen Gelenkschutzes	318
13.	Schienen	323
13.1	Grundlagen der Schienenherstellung, des Ablaufes der Schienenversorgung	323
13.2	Physikalische Grundlagen der Schienenherstellung	325
13.3	Schienenarten	326
13.4	Kostenfrage	329
14.	Prothesen	331
14.1	Verschiedene Prothesenarten	331
14.2	Anforderungen an eine gute Prothese	333
14.3	Prothesenversorgung	333
14.4	Inhalte der Einhänderprothesenschulung	333
14.5	Aktivitäten des täglichen Lebens	334
14.6	Ohnhänderprothesenschulung	336
14.7	Situation und Probleme des Patienten	338
14.8	Aufgaben des Therapeuten	339
14.9	Allgemeine Daten	339
15.	Rollstühle	341
15.1	Kriterien für die Auswahl	341
15.2	Aufbau eines Rollstuhles	342
15.3	Kurze Beschreibung verschiedener Rollstuhlarten	344
15.4	Rollstuhlverordnung	348
15.5	Architektonische Barrieren	348
15.6	Weitere Hilfen für Rollstuhlfahrer	349
15.7	Rollstuhltraining	349
16.	Berufliche Rehabilitation	352
16.1	Voraussetzungen für die Rehabiltation	352
16.2	Anforderungen an den Ergotherapeuten	353
16.3	Abklären des Status quo	354
16.4	Ergotherapeutische Inhalte der beruflichen Rehabilitation	355
16.5	Weiteres	355

IV. FACHSPEZIFISCHE BEHANDLUNGSTECHNIKEN

1. Grundsätze der Arbeitsplatzgestaltung

Lernziele

Der Schüler soll Grundsätze der Arbeitsplatzgestaltung für die Ausübung der handwerklichen Techniken in der Abteilung und in der Bettphase kennenlernen:

— ausgehend von der Anthropometrie Erfassen der Höhe von Tischen und Stühlen
— mögliche Ausgangslagen bei der Behandlung in der Bettphase und welche Faktoren dabei Beachtung finden müssen.

Stühle

Stühle nach DIN

Entsprechend DIN 33402 gibt es für Frauen und Männer durchschnittliche Körpermaße, aus denen ich im folgenden wiederum die Durchschnittswerte angegeben habe:

— Sitztiefe: 47—49 cm; der Oberschenkel muß aufliegen, die Kante vorne abgerundet sein, um die Blutzirkulation nicht zu behindern.
— Sitzflächenhöhe: ca. 40—45 cm, was der durchschnittlichen Unterschenkellänge entspricht.[67]
— Die Rückenlehne ist als Stütze etwas nach hinten geneigt; sie sollte an den Beckenkämmen beginnen und möglichst verstellbar sein
— Drehstühle müssen mit 5 Rollen ausgestattet sein
— Stühle mit Rollen müssen arretierbar sein
— Bei nicht adaptierbaren Stühlen kann der Einsatz einer Fußbank notwendig werden
— Am günstigsten ist ein stufenlos höhenverstellbarer Stuhl, bei dem auch Arm- und Rückenlehnen variabel sind.

Tische

Tische
Anthropometrie
Adaptierbarkeit

— Die übliche Tischhöhe beträgt 70—75 cm
— Sitzt man am Tisch, muß die Tischplatte ca. 10—15 cm über dem im Ellbogen 90° gebeugten Arm liegen
— Arbeiten im Stand: Tischplatte ca. 30 cm unter der Augenhöhe
— Höhen- und neigungsverstellbare Tische, die mit dem Rollstuhl unterfahrbar sind (Ropox, Leuowico)
— Unterfahrbare Gruppentische[68]

Lichteinfall

Lichteinfall

— bei Rechtshändern Lichteinfall von links, bei Linkshändern von rechts

— möglichst fensternah arbeiten
— Neonlicht mit ,gelblichem' Licht mischen

Raum

Raum

— großflächig
— gut belüftbar
— gut belichtet
— rutschfeste Fußböden
— Erst-Hilfe-Kasten muß vorhanden sein

Grundarbeitshaltungen in der Bettphase[69]

Allgemeines zum Patienten und zur Technik

a. *Allgemeines*

— eingeschränkte physische und psychische Beweglichkeit und Belastbarkeit des Patienten.
— Beachten, daß der Patient alle Dinge, die er nötig braucht, in erreichbarer Nähe hat.
— Es besteht die Gefahr von Inaktivitätsatrophien und vermindertem Muskeltonus.
— Bei einigen Techniken, z. B. Makramee und Peddigrohr, kann es nötig werden, das Bett abzudecken.
— In jedem Fall muß eine feste Ablage für notwendige Materialien und Werkzeuge da sein.

Flach liegender Patient

b. *Flach liegender Patient*

— Unterstützende Lagerung der Arme beim Arbeiten
— Hilfen für den Patienten: Verstellbarer Bettspiegel, Bettlesegestell, Buchständer, Prismenbrille, automatische Umblätterhilfe, Klingel in Reichweite (bei Tetraplegikern und Schwerstbehinderten mit Adaptationen).

Halbhohe Lagerung

c. *Halbhohe Lagerung*

— Hochgestelltes Kopfteil, Kissen zur Unterstützung
— Arbeitsplatte in einem Augenabstand von ca. 30 cm
— Bett- oder Nachttisch, der schräg- und höhenverstellbar ist
— Bettwebrahmengestell

Langsitz

d. *Langsitz im Bett*

— diese Position ist ohne Unterstützung der WS, im Bereich der Kniegelenke (z. B. Knierolle) und am Fußende durch einen Bettkasten sehr ermüdend.

Sitz an der Bettkante

e. *Sitz an der Bettkante*

— nach langer Liegezeit vorsichtig beginnen, da der Kreislauf stärker beansprucht wird

— besser ist das Sitzen auf einem Stuhl, da die WS unterstützt wird

Anmerkungen

67 Menschengerechte Arbeitsgestaltung; Red. R. Birkwald; Köln Bund-Verlag; Informationsschrift 2., 1. Aufl. 1978
68 Jentschura/Janz (s. 5); S. 250
69 a.a.O. S. 245—249

Aufgaben

— Nennen Sie die Durchschnittsmaße von Tischen und Stühlen!
— Beschreiben Sie die Grundarbeitshaltungen, in denen man mit dem Patienten arbeiten kann!
— Nennen Sie Faktoren, die bei der Behandlung im Bett besonders zu beachten sind!

2. Klärung von Grundbegriffen

Grobmotorik

Grobmotorik
Unter Grobmotorik versteht man die Koordination zwischen den Extremitäten, z. B. bimanuelle Tätigkeit, gezielte Muskelkräftigung, Gelenkmobilisation zur Vergrößerung des Bewegungsausmaßes.

Feinmotorik

Feinmotorik
Darunter versteht man das Beherrschen fließender Bewegungen im Bereich der Arme und Hände, Koordination der Finger untereinander, Arm-Hand-, Auge-Hand-Koordination.

3. Funktionelle Webgeräte

Lernziele

— Erfassen der grundsätzlichen Anforderungen an einen funktionellen Webstuhl
— Kennenlernen der verschiedenen Webgeräte unter Berücksichtigung der Steigerungsmöglichkeiten, Indikationen und Zielsetzungen

3.1 Webgeräte zur Beübung der oberen Extremität

Hochgehängter Webrahmen

3.1.1 Hochgehängter Webrahmen

Aufbau des Platzes

Aufbau des Webplatzes

— Gestänge, an dem der Webrahmen vertikal befestigt werden kann, entweder selbst hergestellt oder von Fa. NITZBON (Hamburg)
— Die NITZBON-Webrahmenhalterung ermöglicht mit Hilfe einer Kurbel eine stufenlose Höhenverstellbarkeit des Webrahmens

Unterschiedliche Sitzgelegenheiten

— je nach Krankheitsbild Einsatz unterschiedlicher Sitzgelegenheiten:
  — Stuhl mit gerader Rückenlehne und Armausschnitten
  — Hocker ohne Lehne
  — Stehhilfe
  — Kniehocker

Damit der Patient während der Behandlung fest sitzt und nicht auf dem Stuhl hin- und herrutscht, eine Antirutschunterlage oder Noppengummi auf die Sitzfläche legen.

Webvorgang Arbeiten im Stehen

Webvorgang

a. *Arbeiten im Stehen*
— Füße im 90° Winkel, Beine leicht gespreizt, um die Standfestigkeit zu erhöhen
— die Knie werden nicht maximal durchgestreckt, da sich sonst die Lendenlordose verstärkt
— gleichmäßige Gewichtsverteilung auf beide Beine
— WS: die maximale Streckung wird durch die Höhe des Kammes erreicht
— Arme: gleichzeitiges Arbeiten mit beiden Armen: während eine Hand das Schiffchen durch das Fach schiebt, hält sich die andere ca. in gleicher Höhe am Webrahmen fest

Muskelarbeit Bauch- und Rückenmuskulatur

— Wirkung auf die Muskulatur:
Während des Webvorganges wechselnde diagonale Anspannung der Bauch- und Rückenmuskulatur;
Greifen des Kammes: Kontraktion der Rücken-, Entspannung der Bauchmuskulatur;
Anschlagen des Kammes: Kontraktion der Bauch-, Entspannung der Rückenmuskulatur.
Dieser Wechsel ist erforderlich, um Dauerleistungen zu vermeiden. Außerdem müssen Pausen eingelegt werden, um Ausweichbewegungen, die andere Muskulatur und nicht die zu beübende beanspruchen, zu verhindern.

b. Arbeiten im Sitzen

Weben im Sitzen

- die Sitzposition ist von dem ausgewählten Stuhl abhängig, im günstigsten Fall sollten alle Gelenke der unteren Extremität eine Beugestellung von 90° haben.
- Ein vergrößerter Hüftwinkel provoziert eine vermehrte WS-Aufrichtung

c. Bilaterales Arbeiten

Bilaterales Arbeiten

- Anschlagen des Kammes und Wiedereinhängen in den Kammhalter
- Das Ein- und Durchführen des Schiffchens geschieht normalerweise bimanuell, nicht bilateral. Die bilaterale Ausführung ist oben beschrieben.

Cave:

Zu Beachtendes Ausweichbewegungen

- kein Hohlkreuz, da der Patient dadurch den Kamm nachdrückt
- richtigen Abstand zum Webstück herausfinden
- so wenig Hilfestellung wie möglich geben
- auf die Rahmenbreite achten; zu breite Rahmen provozieren Ausweichbewegungen
- Beim Stehen vermehrt auf die symmetrische Arbeitsfolge achten, da man eher ausweicht
- Pausen und Lockerungsübungen zwischenschalten

Hilfen zur Behandlung

Behandlungshilfen

- seitliche Ablagekästen in unterschiedlicher Höhe
- Helparm
- Kontrastierender Stoff hinter dem Webstück, wenn der Patient bei der visuellen Wahrnehmung Schwierigkeiten hat
- Griffadaptationen am Kamm

Steigerungsmöglichkeiten

Steigerungsmöglichkeiten

Größeres Bewegungsausmaß:

- Arbeitshöhe ändern
- Längere Schiffchen einsetzen
- Anordnung der seitlichen Ablagen verändern
- Breitere Kette
- Höhenverstellbarkeit der Kette

Widerstand durch das Material, Technik; durch andere Gegenstände

Widerstand:

- durch die Webart und somit das Kettmaterial
- Spannung der Kette, Breite der Kette

— Größe des Faches
— Gewichte am Helparm
— Kammdichte (20/10, 40/10, 60/10)
— Abstand zwischen Webstück und Kamm

Arbeiten im Sitzen oder im Stehen

Indikationen

Indikationen

— Skoliose
— M. Scheuermann
— Sp. a.
— Plexusparesen
— PHS
— Schulterluxationen
— Kontrakturen und Muskelatrophien im Bereich der oberen Extremität
— Zentrale Lähmungen mit guter Rückbildungstendenz
— nach Wirbelkörperfrakturen
— LWS-Syndrom
— Bandscheibenprotrusion
— Schulter-Arm-Syndrom
— Zust. n. Amputationen der U. E. zur Gleichgewichtsschulung

Behandlungsziele

Behandlungsziele

— Verbessern der WS-Funktionen: Aufrichtung, Seitneigung, Rotation
— Kräftigung der Bauch- und Rückenmuskulatur
— Kräftigung der oberen Extremität, bes. bei Rollstuhlfahrern
— Gelenkmobilisation bes. unter Einsatz des Helparmes
— Verbesserung der Atemfunktion durch WS-Aufrichtung und Dehnung des Brustkorbes
— Beübung der Elevation, Ab- und Adduktion des Schultergelenkes, ARO, IRO, Schulterblattbewegung
— Beübung von Extension und Flexion im Ellbogengelenk
— Koordiniertes bimanuelles Arbeiten
— Gleichgewichtstraining

Fragen

— Wie muß der Arbeitsplatz des hochgehängten Webrahmens zur Behandlung einer Skoliose eingestellt sein?
— Bei welchen Krankheitsbildern ist das Weben an diesem Gerät indiziert?
— Welche Muskulatur des Schultergürtels kann auf diese Art und Weise gekräftigt werden?
— Welche Muskulatur des Rumpfes (Bauch/Rücken) ist am Webvorgang beteiligt? Zählen Sie sie auf und erarbeiten Sie die Phasen der maximalen Kontraktion während des Webvorganges!

3.1.2 Hochwebstuhl

Die Behandlung am Hochwebstuhl ähnelt der am hochgehängten Webrahmen

Der Hochwebstuhl ist von seiner therapeutischen Wirkung auf die obere Extremität mit dem hochgehängten Webrahmen vergleichbar. Durch die größere Webbreite kann man, unter Einsatz verschiedener Sitzgelegenheiten, das Gleichgewicht vermehrt beüben.
Bei den Erkrankungen der WS, besonders HWS-, LWS-Syndrom ist der Hochwebstuhl entweder vollkommen kontraindiziert oder nur mit sehr viel Vorsicht einsetzbar, da das kräftige Anschlagen mit dem Kamm stauchend auf die WS wirkt.
Zur Vergrößerung der Atembreite, Verbesserung der Vitalkapazität z. B. bei der Sp. a., kann er eingesetzt werden, wenn bei der Behandlung auf größtmögliche Abduktion bds. beim Anschlagen geachtet wird.
Primär kann man die Koordination der oberen mit der unteren Extremität und die Bauch- und Rückenmuskulatur beüben.

Indikationen

Indikationen

- Pat. mit Beinprothesen
- mit Einschränkungen und besonderen Anweisungen bei Sp. a.
- Eingeschränkte Atembreite
- Kräftigung der Muskulatur der O. E. bei Rollstuhlfahrern

Ziele

Ziele

- Muskelkräftigung (Schulter-, Rumpfmuskulatur)
- Koordination der O. E. und U. E. verbessern
- Muskelkräftigung der Hüftflexoren und der Oberschenkelmuskeln

Fragen

- In welchen Punkten unterscheidet sich die ergotherapeutische Behandlung am hochgehängten Webrahmen von der am Hochwebstuhl?
- Welche Muskulatur kann am Hochwebstuhl besser beübt werden?

3.1.3 FEPS: Flexion — Extension — Pro- und Supination im proximalen und distalen Radio-ulnar-Gelenk

Aufbau des FEPS Einrichtung zur Flexion — Extension — Pro- und Supination

Aufbau des Webplatzes — Abb. 26

Abb. 26a

Flexion

Extension

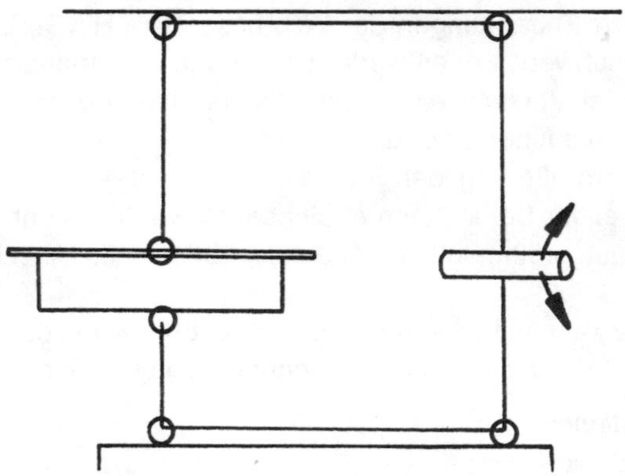

Abb. 26b

Pronation

Supination

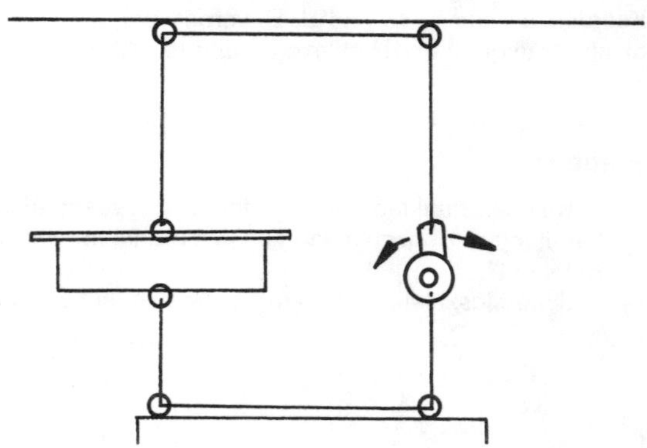

Zum funktionellen Webgerät gehören:

Einzelbestandteile des FEPS

a. Ein Drahthimmel, an dem die Rollen, über die der Zug läuft, befestigt werden
b. Ein Gestänge, an dem der Webrahmen befestigt werden kann, mit dem die Vorrichtung zur Pro- und Supination, Extension und Flexion seit- und höhenverstellbar verbunden sein muß, um ein exaktes Einstellen des Platzes auf den Patienten zu ermöglichen.
c. Ein Gestänge unten, auf dem ebenfalls Rollen angebracht sind über die ein Zug läuft, der die untere Kammkante mit der FEPS-Einrichtung verbindet, um das Tieffach zu ermöglichen.
d. Verschiedene Griffadaptationen, um unterschiedliche Handfunktionen gleichzeitig mit zu beüben:
   — Rundhölzer verschiedenen Durchmessers oder auch mit Moosgummi verdickt
   — Konische Griffe
   — Griffe, die gleichzeitig die Fingerabduktion beüben

Webvorgang

Webvorgang
Sitzposition
Einstellung des Gerätes

Der Patient sitzt auf einem Stuhl ohne Armlehnen der, je nach FEPS-Konstruktion, höhenverstellbar sein muß. Das Gerät wird auf jeden Patienten individuell eingestellt:

Sitzposition: 90° Flexion in Hüfte-, Knie-, Sprunggelenk
Arm: dicht am Oberkörper, 90° Flexion im Ellbogengelenk; in direkter Verlängerung des Unterarmes befindet sich der Griff des Webrahmens. So sind nur geringe Ausweichbewegungen möglich; die Pro- und Supination kann und darf nur in dieser Stellung beübt werden, da sonst die Wirkung auf die entsprechende Muskulatur zu gering ist.

Je nach Aufbau des FEPS kann sich durch die Ausrichtung des Körpers auf den FEPS-Griff der Webrahmen nicht in der Körpermitte befinden.

Technischer Ablauf

Während des Webens dreht der Patient an dem Griff, der über ein Zugsystem mit dem Kamm oben und unten verbunden ist, so daß sich ein Teil des Zuges auf die Rolle auf-, der andere von der Rolle abwickelt und so das Fach entstehen läßt. Je nach Einstellung, d.h. je nach Länge des Zuges, muß der Patient länger drehen, um das Hoch- oder Tieffach zu erhalten: er bewegt von der maximalen Extension zur Mittelstellung und zur maximalen Flexion. Um das Anschlagen zu erleichtern, muß der Kamm in Mittelstellung gebracht werden. An jedem FEPS sollte sowohl die rechte, als auch die linke Hand beübt werden können.

Funktionelle Anatomie — Muskulatur

Funktionelle Anatomie

Um physiologische Bewegungen zu erhalten, muß bei der Flexion/Extension ein dickes Rundholz oder ein konischer Griff, der sich zum

Daumen verjüngt, eingesetzt werden. Es besteht eine physiologische Synkinese zwischen der Fingerflexion und einer 20°—30° Handgelenkextension: das Handgelenk wird so auf das Niveau des zu erfassenden Gegenstandes gestellt. Die Dorsalextension führt zu einer Entspannung des M. ext. digitorum, der somit eine Anspannung der Fingerflexoren ermöglicht. Da die radialen Handgelenksextensoren Antagonisten der Flex. dig. sup. und prof. sind, kommt es beim Faustschluß der dorsalextendierten Hand zur radialen Abweichung.
Bei 90° Flexion im Ellbogengelenk können sowohl die Pro- als auch die Supinatoren die Kraft voll entfalten. Die maximale Supinationsfähigkeit des M. biceps liegt bei 80°—100° Flexion.

Behandlungshilfen

Hilfen zur Behandlung

— Helparm
— Griffadaptationen
— Verdickung der Griffe des Kammes

Steigerungsmöglichkeiten

Steigerungsmöglichkeiten

— Materialwahl, Kette
— Einstellung der Schnürung
— Anbringen eines Gewichtes unterhalb des Kammes
— bei dem NITZBON-Gerät kann man mit einer Federkonstruktion Widerstände bis zu 12 kg einstellen, die dann sowohl für das Tief-, als auch für das Hochfach gelten.

Indikationen

Indikationen

— periphere Nervenläsionen (N. medianus, radialis, ulnaris)
— periphere Durchblutungsstörungen
— Radius- oder Ulnaköpfchenresektion
— nach Frakturen im Bereich des Unterarmes
— nach Synovektomie im Handgelenk
— chronische Polyarthrits
— Kontrakturen
— Arthrosen
— Querschnittlähmung

Ziele

Ziele

— Muskelkräftigung
— Gelenkmobilisation
— Durchblutungsförderung
— Trainieren physiologischer Bewegungen
— Steigerung der Belastbarkeit

Aufgaben

— Zählen Sie die Indikationen der ergotherapeutischen Behandlung am FEPS auf!
— Erarbeiten Sie die unterschiedlichen Widerstände, die beim FEPS eingebaut werden können!
— Nennen Sie die Muskulatur, die beim Weben an diesem Gerät beübt wird!

3.2 Webgeräte zur Beübung der unteren Extremität

3.2.1 Ab- und Adduktor

Ab- und Adduktor Aufbau des Webplatzes

Aufbau des Webplatzes — Abb. 27

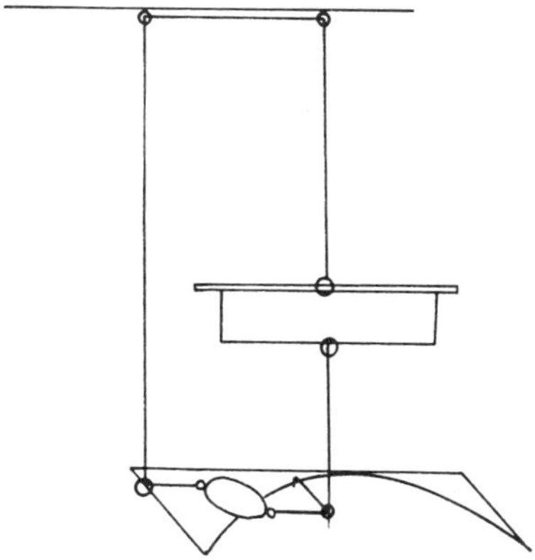

Einzelbestandteile

a. Drahthimmel, an dem Rollen fixiert sind
b. Laufschiene in Form eines Kreissegmentes, die sowohl in Höhe, als auch in der Neigung verstellbar ist. Auf der Schiene ist das bewegliche Fußbrett fixiert.
c. Zug von der Fußspitze über Rollen zum Kammoberteil, Zug von der Ferse über Rollen zum unteren Teil des Kammes.
d. Höhenverstellbare Halterung für den Webrahmen
e. Sattelstuhl, der fest stehen muß und dem Hüftgelenk Bewegungsfreiheit bietet; eine kleine Lehne verhindert Ausweichbewegungen des Rumpfes nach hinten.
f. Eine Fußbank für das nicht zu beübende Bein.

Webvorgang — technisch — motorisch

Webvorgang

Der Fachwechsel geschieht durch Ab- und Adduktion des im Knie gestreckten Beines aus dem Hüftgelenk. In Abhängigkeit von der Indikation arbeiten in verschiedenen Sitzpositionen: im tiefen Sitz wird der M. glutaeus max. isoliert in seiner Funktion als Extensor beübt.

Der Fuß sollte, unabhängig von der Sitzhöhe, im oberen Sprunggelenk 90° flektiert sein. Oft ist es nötig, außer der Fixation des Fußes mit Lederriemen, auch noch eine rutschfeste Unterlage oder Noppengummi auf das Fußbrett zu kleben, um Rotationsbewegungen im Hüftgelenk zu vermeiden bzw. zu verringern.

Hüftgelenk, funktionelle Anatomie

Funktionelle Anatomie des Hüftgelenkes

Bewegungsebenen, Bewegungsachsen

Das Hüftgelenk ist ein Kugelgelenk mit Bewegungen um 3 Achsen, was Bewegungen in 3 Ebenen entspricht. Ebenen stehen zu Achsen immer im 90° Winkel. Alle Muskeln an einem Kugelgelenk haben 2 oder mehr Funktionen (Pendant ist das Schultergelenk).

a. Sagittalachse (sie liegt parallel zum Stirnbein): Durchführung von Extension und Flexion
b. Frontalachse (sie steht immer senkrecht zum Femur und verändert sich bei Bewegungen): Durchführung von Ab- und Adduktion.

Abb. 28

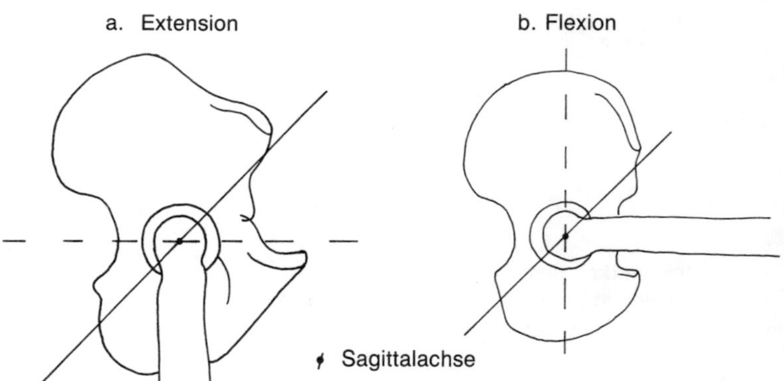

Die Skizze zeigt den Femurkopf und das Becken.

c. Rotationsachse: Sie liegt im Femur und wandert mit ihm mit.

Werden feststehende Achsen bei Gelenkbewegungen von Muskeln überwandert, erfährt die Muskulatur eine Umkehrwirkung.
Bewegliche Achsen: durch Gelenkausschläge überwandern die Achsen die Muskulatur, so daß letztere jetzt über diese Achse wirken können.

Extension und Abduktion im Hüftgelenk

Extension und Abduktion

Abb. 29

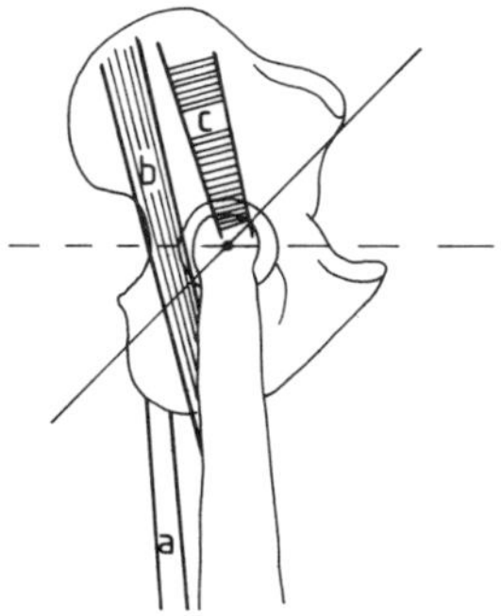

ɸ = Sagittalachse: Flexion und Extension
- - - = Frontalachse: Ab- und Adduktion
a = ischiocrurale Muskulatur
(M. semitendinosus
M. semimembranosus
M. biceps femoris)
b = Glutaeus maximus
c = M. glutaeus medius

Extension:

— der glut. max. liegt hinter der Sagittalachse, kann also maximal strecken
— die ischiocrurale Muskulatur liegt ebenfalls hinter der Sagittalachse und hat maximale Streckfunktion.

Abduktion:

— der M. glut. medius liegt bei extendiertem Hüftgelenk über der Frontalachse, so daß er maximal abduzieren kann
— relativ wenige Fasern des M. glut. max., liegen über der Frontalachse, so daß er nur geringe abduzierende Funktion hat.

Flexion, Abduktion und Innenrotation im Hüftgelenk — Abb. 30

Flexion, Abduktion, IRO

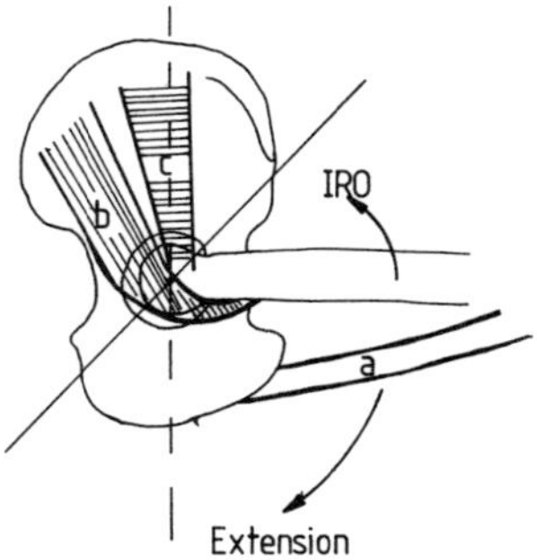

a = Ischiocrurale Muskulatur
b = M. glutaeus maximus
c = Glutaeus medius

Extension:

— vor der Sagittalachse liegt wenig Masse des M. glut. maximus, dafür aber mehr der ischiocruralen Muskulatur, so daß deren Streckkraft zunimmt.

Flexion

— 90°: der Muskelanteil des M. glut. max., der nicht mehr streckt, liegt jetzt über der Beugeachse. Es kommt auf diese Weise zur Umkehrwirkung des vorderen Teiles: er beugt jetzt, da dieser vordere Anteil die Achse überwandert hat.

Abduktion:

— Glut. max. überwandert einen großen Teil der Frontalachse, so daß er stark abduzieren kann
— M. glut. med. übergreift in dieser Stellung nur noch minimal die Achse, so daß er nicht mehr abspreizt

Innenrotation:

— M. glut. med.: er fungiert als Innenrotator, da er bei gebeugter Hüfte die Rotationsachse in seinem Faserverlauf in senkrechter Richtung überzieht

Konsequenzen zunehmender Hüftflexion

Zunehmende Hüftbeugung hat folgende Konsequenzen:

— die Extensionfähigkeit des M. glut. max. nimmt ab, die der Ischiocruralen zu
— die Abduktionsfähigkeit des M. glut. med. nimmt ab
— stärkere Abduktion des Glut. max.
— Innenrotation durch den Glut. med.

Auswirkungen auf die Therapie

Fazit:

— durch Stellungsänderungen am Arbeitsplatz kann man zwei verschiedene Muskeln trainieren
— hoch sitzend: Ab- und Adduktion bei gestrecktem Hüftgelenk: der M. glut. med. wird beübt.
— tief sitzend: Flexion im Hüftgelenk: Beübung des M. glut. max.

Wichtig für die Therapie:

— Trainieren der Hauptfunktionen der Muskulatur, da zur Bewegungsausführung immer der gesamte Muskel notwendig ist
— Hat ein Muskel, je nach seiner Lage, unterschiedliche Funktionen, können bei entsprechender Arbeitsplatzanordnung zeitweise nur bestimmte Muskelanteile beübt werden

Cave:

Eingeschränkte Anwendbarkeit des Gerätes

Der Einsatz des Ab- und Adduktors ist umstritten, da es keine reine Bewegung in einer Ebene — Ab- und Adduktion in der Frontalebene — sondern zusätzlich eine Bewegung von der F- in die S-Ebene gibt. Dazu kommt die Umkehrwirkung der Muskulatur bei Zwangsbewegungen:

a. Fixation eines in allen Gelenken gebeugten Beines mit dem Fuß auf dem Boden, bzw. auf dem Rollschuh: neben der Adduktion kommt es zwangsläufig zu einer Innenrotation
b. Bei der Abduktion eines fixierten gestreckten Beines kommt es zwangsläufig zur Außenrotation.

Steigerungsmöglichkeiten

Steigerungsmöglichkeiten

— Veränderung an der Schnürung
— Einbau von Gewichten und Federn als Widerstände
— Verlängern der Therapiezeit
— siehe vorhergehende Webgeräte.

Indikationen

Indikationen

- Lähmung der Ab- und Adduktoren
- Kontrakturen
- TEP-Nachbehandlung mit viel Vorsicht und genauer Indikationsstellung!!
- Coxarthrosen
- Gonarthrosen

Ziele

Ziele

- Kräftigung der Ab- und Adduktoren (Aufgrund des Aufbaues des Webplatzes werden automatisch die Adduktoren vermehrt angesprochen)
- Kräftigung des M. glut. max.
- Mobilisation des Hüftgelenkes

Aufgaben

- Zählen Sie die Muskulatur, die mit dem Ab- und Adduktor beübt werden kann, auf!
- Versuchen Sie, die funktionelle Anatomie des Hüftgelenkes zu erläutern!
- Nennen Sie Gründe, die dafür sprechen, den Ab- und Adduktor nach Einsatz einer Hüft-TEP nicht als therapeutisches Mittel einzusetzen!

3.2.2 Knie — Beuger — Strecker

Knie — Beuger — Strecker

Aufbau des Webplatzes — Abb. 31

Aufbau des Platzes

a. Drahthimmel für die Rollen
b. Auf 2 höhen- und in der Neigung verstellbaren Kufen laufen Rollschuhe, auf denen die Füße des Patienten fixiert werden.
c. Die Rollschuhe sind sowohl von der Spitze, als auch vom Hacken aus über ein Zugsystem mit dem Kamm verbunden, je nach Indikation unterschiedlich (Kammober-, -unterteil)
d. Höhenverstellbares Gestänge für den Webrahmen
e. Höhenverstellbarer Stuhl mit Arm- und Rückenlehne zur Verhinderung von Ausweichbewegungen.

Abb. 31

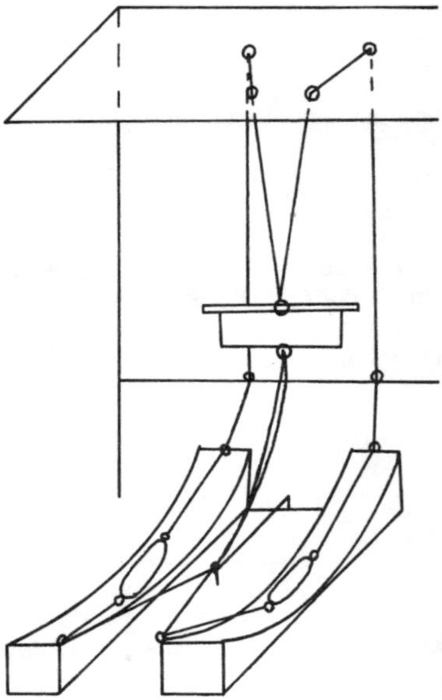

Webvorgang
— technisch
— motorisch

Webvorgang

Der Patient führt, auf den Rollschuhen fixiert, Extension und Flexion in den Kniegelenken durch. Diese Bewegung wird über ein Zugsystem auf den Kamm übertragen und es entstehen Hoch- und Tieffach.

Sitzposition:

90° Hüftflexion
90° Knieflexion genau über dem tiefsten Punkt der Kufen
90° Flexion im Sprunggelenk

Unterstützung im LWS-Bereich durch die Rückenlehne, da der Patient während der Behandlung seine Sitzposition nicht verändern darf.
Der Stuhl muß bremsbar sein. Halten die Bremsen nicht fest genug, so ist der Stuhl zusätzlich mit Lederriemen zu fixieren.
Der Webrahmen befindet sich in Ellbogenhöhe.

Unterschiedliche Anschnürung zur Beübung unterschiedlicher Funktionen

Die Anschnürung an den Rollschuhen ist von der zu beübenden Bewegungseinschränkung abhängig:

- bilaterale Kniegelenksextension und Flexion; Nachteil: viele Patienten weichen mit dem Rumpf aus, um das Bewegungsausmaß zu vergrößern
- alternierende Bewegungen: Flexion in einem, glz. Extension im anderen Kniegelenk

— unilaterale Beübung: nur ein Bein ist am Fachwechsel beteiligt, der andere Fuß steht entweder außerhalb oder, was als angenehmer empfunden wird, auf dem anderen Rollschuh und läuft ohne Wirkung auf den Kamm mit
— isolierte Extension oder Flexion eines oder beider Gelenke; das Tieffach entsteht durch Zug mit der Hand oder durch Gewichte

Wirkung auf die Muskulatur — Funktionelle Anatomie

Funktionelle Anatomie des Kniegelenkes

Das Knie ist ein ein-achsiges Scharnierschiebegelenk, in dem Extension und Flexion, in flektierter Stellung auch Rotationsbewegungen möglich sind. Fast alle Muskeln, die im Kniegelenk eine Bewegung verursachen, sind 2-gelenkig, haben also auch Wirkung auf Hüft- oder Sprunggelenk.
Im Rahmen der Behandlung ist darauf zu achten, daß der Patient nicht mit dem Unterschenkel ausweicht, innen- oder außenrotiert. Bei glz. Erkrankung im Bereich des Hüftgelenkes muß man den Einsatz des funktionellen Gerätes abwägen, da es bei der Extension zu Stauchungen im Bereich des Hüftgelenkes kommt.

Steigerung

Steigerungsmöglichkeiten

— Verstellen der Kufenneigung
— Ändern der Sitzposition, um das Bewegungsausmaß der Flexion zu beeinflussen
— Schnürung lang: größerer Bewegungsradius
— Schnürung kurz: kleiner Radius, mehr Zugwiderstand
— Widerstände in Form von Expandern, Zugfedern und Gewichten anbringen
— Kettbreite und Materialwahl
— Schiffchenlänge

Indikationen

Indikationen

— Weichteilverletzungen im Bereich des Kniegelenkes
— Zust. n. Frakturen
— Gonarthrose
— chron. Polyarthritis
— Kontrakturen
— Muskelatrophien
— Zust. n. GSB-Prothese
— Zust. nach Synovektomie

Ziele

Ziele

— Kräftigung der Muskulatur der unteren Extremität
— Mobilisation des Kniegelenkes
— Training der Belastbarkeit
— Stumpftraining (Extensionsübung zur Prophylaxe oder Behandlung von Kontrakturen der Hüftflexoren)

> **Aufgaben**
>
> — Beschreiben Sie die Ausgangsposition des Patienten und die Einstellung des Gerätes, um eine optimale Beübung durchführen zu können!
> — Zählen Sie die Muskulatur, die beim Beuger-Strecker trainiert wird, auf!
> — Nennen Sie Möglichkeiten, die Anforderungen am Beuger-Strecker zu steigern!

Übungsbett
Aufbau des Webgerätes

3.2.3 Übungsbett

Aufbau des Webgerätes — Abb. 32

a. Bettgestell
b. Halterung
   für den Webrahmen
   für die Knieschlaufen
   für die Expander
   wenn nötig für Armschlaufen
c. schräges Fußbrett, ca. 5° — 10° Spitzfußstellung mit Fixierungsmöglichkeit für die Füße
d. Knieschlaufen, an denen oben und unten ein Zug befestigt ist
   Zug α: über Rollen unter dem Bett zum Kopfende und an den Kamm
   Zug β: über Rollen vom Kammunterteil über Rollen zu den Knieschlaufen
e. Stabiler Schlitten mit Rollen gleitet in 4 fest montierten Laufschienen; er hat ein ausziehbares Kopfteil, so daß individuelle Einstellung auf den Patienten gewährleistet ist

Webvorgang
— technisch
— motorisch

Webvorgang

Die Füße des liegenden Patienten werden am Fußbrett fixiert. Die Knieschlaufen befinden sich etwas oberhalb des Kniegelenkes, um die Bewegung nicht einzuschränken. Durch Flexion in Knie-, Hüft- und Sprunggelenken wird der Schlitten zum Fußende hingezogen, der Kamm über das Schnursystem ins Hochfach. Bei Extension in allen drei Gelenken entsteht das Tieffach. Patienten, die 10 kg teilbelasten dürfen, weben hier.

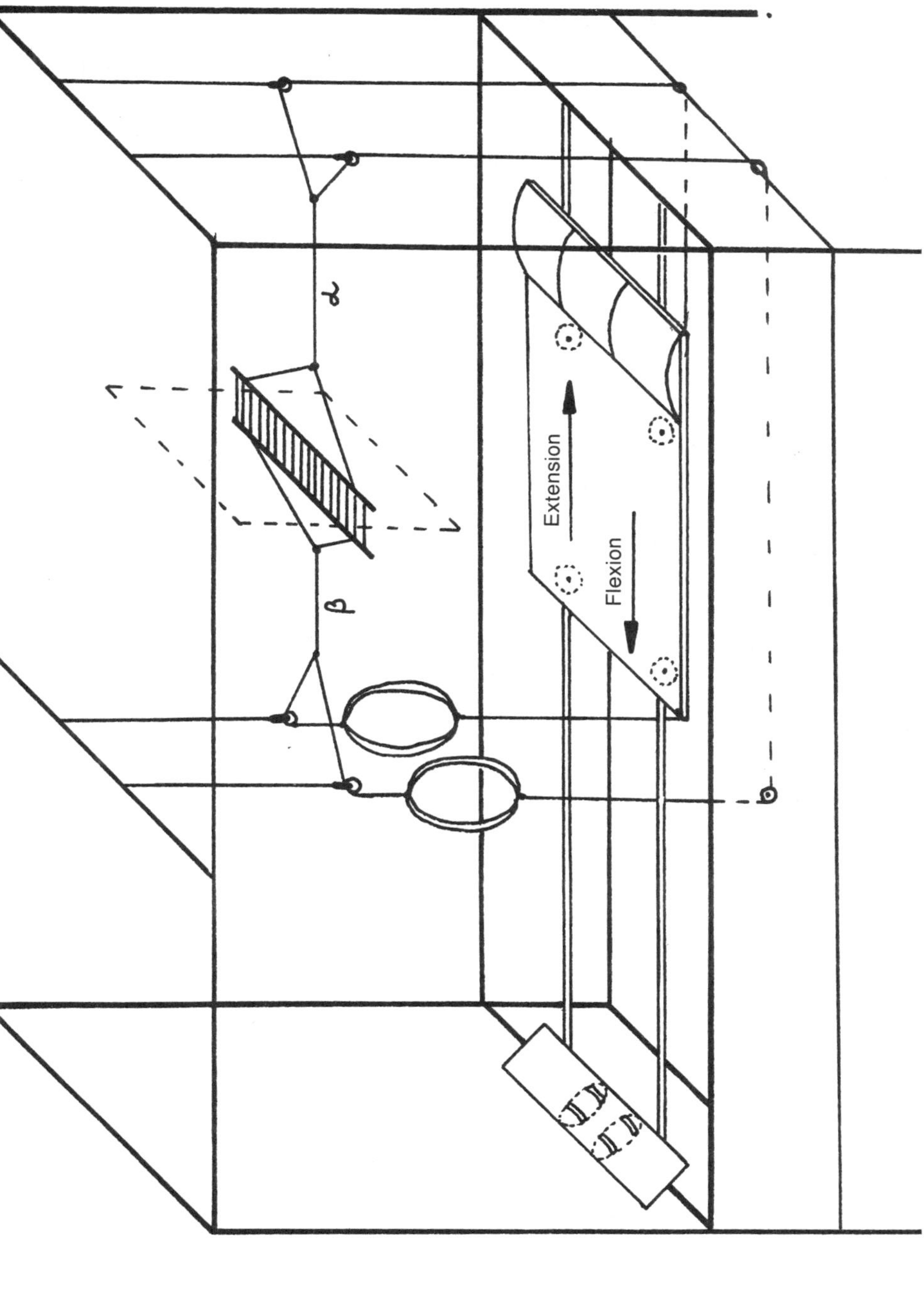

Abb. 32

Wirkung auf die Muskulatur — funktionelle Anatomie

Das Positive am Übungsbett ist die Möglichkeit, sowohl die untere, als auch die obere Extremität glz. zu beüben und die Rumpfmuskulatur. Gleichzeitig sind Ausweichbewegungen kaum möglich.
Beim Weben im Übungsbett liegt eine geschlossene Gliederkette vor, die es ermöglicht, daß 1 Muskel alle 3 Gelenke beugen oder strecken kann. Am Kniegelenk wird die Wirkung der Gliederkette deutlich: Kniegelenkflexion wird proximal durch die Ischiocrurale Mm., distal durch den Gastrocnemius durchgeführt. Diese Muskeln sind jeweils 2-gelenkig. Bei gestrecktem Hüftgelenk ist die Kniegelenkflexion nicht im größtmöglichen Ausmaß — so daß die Ferse das Gesäß berührt — durchführbar: das letzte Stück müßte mit der Hand oder durch Schwung ausgeführt werden. Ursache ist die aktive Insuffizienz der Kniegelenksflexoren, d.h. ihre maximale Verkürzung ist vor der maximalen Flexion eingetreten.
Eine maximale Hüftflexion ist bei extendiertem Kniegelenk nicht durchführbar; ab 110° Hüftflexion kann das Kniegelenk in der extendierten Stellung nicht mehr gehalten werden.
Der M. gastrocnemius ermöglicht bei leichter Spitzfußstellung von 5°—10° leichter eine Extension des Kniegelenkes und gewährt mehr Stabilität als eine Neigung zum Hackenfuß.

Hilfen

Hilfen:

— Armschlaufen

Steigerungsmöglichkeiten

Steigerungsmöglichkeiten

— Einsatz von Expandern
— Änderungen am Webstück (siehe vorhergehende Webgeräte)
— Schiffchenlänge

Indikationen

Indikationen

— Poliomyelitis
— Beinparesen
— Paresen der Rücken- und Bauchmuskulatur
— Zust. n. Umstellungsosteotomie
— Coxarthrosen

Ziele

Ziele

— Gelenkmobilisation im Knie-, Hüft-, Sprunggelenk
— Kräftigung der Mm. der oberen und unteren Extremität
— Kräftigung der Rumpfmuskulatur

Aufgaben

- Zählen Sie anhand des Webvorganges die Muskulatur auf, die mit dem Übungsbett trainiert, gekräftigt werden kann!
- Bei welchen Erkrankungen ist das Weben im Übungsbett indiziert? Begründen Sie Ihre Aussagen anhand der Zielsetzung!

3.3 Anmerkungen zu den funktionellen Geräten

Allgemeine Anmerkungen zu den funktionellen Webgeräten

- Der Zug sollte aus unnachgiebigem Material sein, das lange haltbar ist. Perlondraht ist nur beschränkt einsetzbar, da er auffasert und bricht (Abhilfe: vor der Benutzung mit Vaseline einfetten). Besser ist eine mehrfach geflochtene Schnur mit hoher Reißfestigkeit (Angelschnur), die mit speziellen Knoten aus der Angelei bzw. dem Segeln befestigt wird, die sich nicht lösen. Jedoch muß man wissen, daß jeder Knoten die Reißfestigkeit des Zuges vermindert.
- Die Rollen müssen leichtgängig sein
- Die Rollen müssen so angebracht sein, daß alle Züge parallel oder im rechten Winkel zueinander laufen.

Fragen

- Was ist bei der Schnürung besonders zu beachten?
- Wie sollte der Zug, um effektiv wirken zu können, laufen?

Weitere funktionelle Webgeräte, die nicht so häufig angewandt werden, sind von Frau S. Prollius (s. u.) beschrieben (z. B. der Ellflex, der Fletchire/Bettwebstuhl; Dorsal-, Plantarflektator).

Quellen

- Jentschura/Janz (s. 5); S. 256—259
- S. Prollius: Funktionelle Übungsplätze zur Rehabilitation verletzter Gelenke der oberen und unteren Extremität am Beispiel Webstuhl; BT u. Reha, 4/1980; S. 207—210
- S. Prollius: Teil II: Funktionelle Übungsplätze zur Rehabilitation verletzter Gelenke der unteren Extremität; BT u. Reha, 1/1981; S. 18ff
- Script: Dr. Wiegand: Angewandte funkt. B-Th. in der Orthopädie

4. Adaptierte Hobelbänke

Lernziel

Der Leser soll den Einsatz der adaptierten Hobelbänke im Rahmen der Orthopädie kennenlernen.

Aufbau der adaptierbaren Hobelbänke

Aufbau

In der Orthopädie finden „normale" und höhen- und neigungsverstellbare Hobelbänke Anwendung. Letztere werden von Fa. NITZBON und THOMAS-Hilfen vertrieben.
Die auf einer stabilen, sehr belastungsfähigen Doppelsäule montierte Hobelbank ist von allen Seiten mit dem Rollstuhl unterfahr- und benutzbar. Mit Hilfe einer Handkurbel ist eine stufenlose Höhenverstellbarkeit von 70—100 cm gewährleistet. Der maximale Neigungswinkel beträgt 40°. Die Hobelbank ist für Rechts- und Linkshänder erhältlich.

Therapiemaßnahmen

Therapiemaßnahmen

— Schleifen an der schrägen Ebene
— Arbeiten im Stand in einer günstigen Arbeitshaltung

Steigerungen

Steigerung

— Zusatzteil: ein adaptierter Schleifklotz, bei dem — ähnlich wie beim Helparm — der Widerstand mit Gewichten verändert werden kann
— Veränderbarkeit des Neigungswinkels
— Unterschiedliche Sitzpositionen und somit verschiedene Ausgangsstellungen zum Arbeiten

Indikationen

Indikationen

— Erkrankungen der oberen Extremität
— Kontrakturen im Ellbogengelenk
— Bewegungseinschränkungen im Ellbogengelenk
— Belastungstraining bei Amputationen der unteren Extremität

Ziele

Ziele

— Muskelkräftigung und Gelenkmobilisation im Bereich der oberen Extremität, resp. Schulter- und Ellbogengelenk
— Steigerung der Belastungsfähigkeit (Kreislauftraining)
— Steigerung der Stehfähigkeit

Aufgaben

— Erarbeiten und vervollständigen Sie die Indikationen schräg verstellbarer Hobelbänke!
— Begründen Sie den Einsatz adaptierbarer Hobelbänke in der Orthopädie unter Aufzählung der Behandlungsziele!

Quellen

— Katalog der Fa. U. Nitzbon, Metalltechnik; Gerätebau für Ergo- und Physiotherapie; Osterrade 14, 2050 Hamburg 80
— Katalog der Fa. Thomas-Hilfen f. Körperbehinderte, Kranke und Gesunde; Walkmühlenweg 1; 2140 Bremervörde

5. Adaptierte Sägen

Lernziel

Erfassen der Anwendungsbereiche von adaptierten Sägen zur Beübung der unteren Extremität am Beispiel der Nähmaschinen- und Fahrradsäge.

a. *Nähmaschinensäge*

Aufbau der Nähmaschinensäge

Anstelle einer Nadel wird ein Laubsägeblatt eingespannt. Dafür muß das Blatt unterhalb des Nähtisches so befestigt werden, daß die Beinfunktion nicht eingeschränkt wird. Wichtig ist auch eine Führungsschiene für das Sägeblatt.

Die Säge eignet sich ausschließlich (wenn man ein Laubsägeblatt einspannt) zum Sägen von Sperrholz bis höchstens 10 mm Stärke. Je schneller die Tretbewegung, je schneller sich also das Sägeblatt bewegt, um so leichter ist das Aussägen bestimmter Formen.

Primär werden die Sprunggelenke beübt, die Wadenmuskulatur wird gekräftigt.

Gleichzeitig wird die Koordination von oberer und unterer Extremität gefördert.

Indikationen

Indikationen

Lähmungen, Teillähmungen im Bereich der unteren Extremität

b. *Fahrradsäge*

Fahrradsäge

Adaptierte Säge mit Fahrradantrieb, bei der die Widerstände unterschiedlich eingestellt werden können.

Behandlungsziele

Ziele

— Gelenkmobilisation
— Muskelkräftigung im Bereich der unteren Extremität

Arbeitsplatz

Arbeitsplatz

Der Patient sitzt auf einem höhenverstellbaren Sattelstuhl, die Füße werden auf den Pedalen fixiert. In einer physiologischen Arbeitshöhe befinden sich Sägetisch und Säge, bei einigen Modellen auch noch ein Schleifgerät, das auch durch den Fahrradantrieb in Gang gesetzt wird.

Indikationen

Indikationen

— periphere Nervenverletzungen der U. E.
— Entzündliche Gelenkerkrankungen nach dem akuten Stadium
— Arthrosen
— Zust. n. Frakturen der U. E.
— Periphere Durchblutungsstörungen
— Zust. n. Unterschenkelamputationen ohne Exartikulation des Kniegelenkes

Steigerungen

Steigerung

— durch Verändern der Sitzposition:
je tiefer der Stuhl, desto größer die Hüft- und Kniebeugung
je höher der Stuhl, um so geringer sind Knie- und Hüftflexion
— Einbauen einer Gangschaltung
— Sägen unterschiedlich dicken Holzes
— Lage der Pedale zum Drehpunkt:
Pedal am Drehpunkt — kleiner Bewegungsradius
Pedale vom Drehpunkt weg — größerer Radius

Ziele

Ziele

— Muskelkräftigung
— Gelenkmobilisation
— Fördern der Durchblutung
— Steigerung der Belastbarkeit

Fragen

— Wie sieht der Arbeitsplatz an einer Fahrradsäge aus?
— Welche Muskulatur der unteren Extremitäten kann durch Sägen an der a. Nähmaschinensäge, b. Fahrradsäge, beübt werden?
— Welche Möglichkeiten der Belastungssteigerung an einer Fahrradsäge kennen Sie?

Quellen

— Jentschura/Janz (s. 5); S. 70, 23, 259
— Dr. Blatter & Co.; Saabstr. 1; CH-8038 Zürich/Schweiz

6. Adaptierte Druckpressen

Lernziel

Kennenlernen der Indikationen und Zielsetzung adaptierter Druckpressen.

Arbeitsplatz

Adaptierte Druckpressen

Exemplarische Abbildungen: Druckpresse zur Beübung des Kniegelenkes[70]:

Abb. 33 — Aus der Extension in Flexion

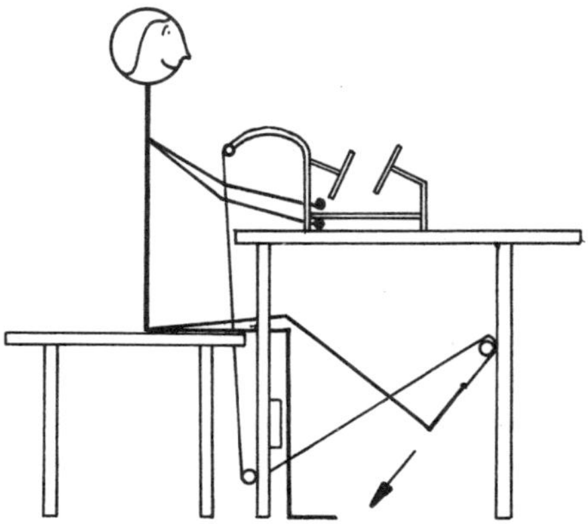

Abb. 34 — Aus der Flexion in Extension

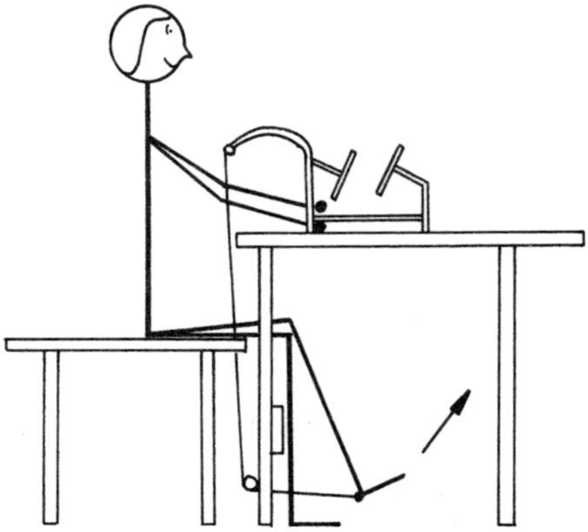

Adaptationen zur Beübung best. Funktionen

Es gibt weitere adaptierte Pressen:

- Pro- und Supination
- Extension und Flexion

entspricht in der Konstruktion dem FEPS

- Extension und Flexion im Ellbogengelenk
- Extension und Flexion im Kniegelenk
- Ab- und Adduktion im Hüftgelenk
- Hüftgelenkextension und -flexion.

Diese adaptierten Druckpressen sind in Deutschland seltener zu finden als z. B. in England oder in der Schweiz.
Optimal wird die Benutzung der Druckpresse erst, wenn der adaptierbare Tisch mit Zügen und Rollen eingesetzt wird.

Steigerungsmöglichkeiten

Steigerungsmöglichkeiten:

Sie sind ähnlich wie bei den funktionellen Webgeräten: Einbau von Federzügen unterschiedlicher Stärke, Verändern des notwendigen Druckes.

Indikationen

Indikationen

- Gelenkversteifungen der O. E.
- Zust. n. Frakturen
- Erkrankungen der Hand, post. op. Zustände, Sehnentransplantationen
- periphere Nervenverletzungen der O. E. und U. E.
- Querschnittlähmung
- Kniegelenkserkrankungen
- Erkrankungen im Bereich des Hüftgelenkes

Ziele

Ziele

- Muskelkräftigung, je nach Adaptation der oberen oder unteren Extremität
- Mobilisation der oberen/unteren Extremität
- Koordination von oberer und unterer Extremität
- Verbessern feinmotorischer Fähigkeiten
- Kräftigung des M. quadriceps
- Geistig-funktionell
  - Konzentration
  - Präzises Arbeiten
  - Lernfähigkeit
  - Geduld

Aufgaben

- Bei welchen Erkrankungen ist der Einsatz adaptierter Druckpressen indiziert?
- Zählen Sie verschiedene Formen adaptierter Durckpressen zur Beübung der oberen Extremität auf!
- Nennen Sie Steigerungsmöglichkeiten bei diesen Druckpressen!

Anmerkungen

70 Shopland u. a.: Refer to OT; Churchill Livingstone, Edinburgh, 1979; P. 161

Quellen

— siehe Anmerkung 70
— Dr. Blatter, siehe adaptierte Sägen

7. Helparm

Lernziel

Der Leser soll den Aufbau des Helparmes und den fachgerechten Einsatz kennenlernen.

Aufbau des Helparmes[71]

Aufbau des Helparmes

Abb. 35
Vereinfachte Darstellung

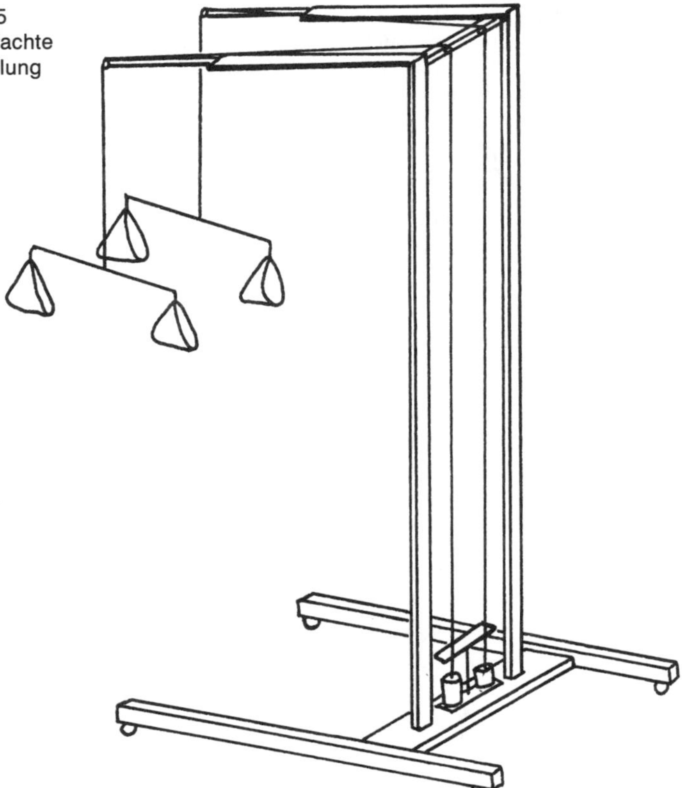

a. Rahmen mit zwei Schwenkarmen, die teleskopartig verstellbar sind, und Schlaufen für die Ober- und Unterarmaufhängung.
b. Stativ, an dem sich der Zubehörkasten (verschiedene Armschlaufen), die Führungsschienen für den Zug, die Ablage für ungenutzte Gewichte und die Gewichtkörbe befinden.
c. Unterer Rahmen mit 4 Rollen, von denen die hinteren einzeln bremsbar sind.
d. Rundscheibengewichte von 500 und 50 g

Alle Rollen, über die der Zug von der Armaufhängung zum Gewichtkorb führt, laufen auf Kugellagern.

Therapeutischer Einsatz

Anwenden des Helparmes/therapeutischer Einsatz

Je nach Krankheitsbild und Behandlungsziel kann die Aufhängung des Armes variiert werden:

a. Aufhängen von Unter- und Oberarm: eine Manschette befindet sich proximal, die andere distal des Ellbogengelenkes
b. Einzelaufhängung des Oberarmes, bes. bei PHS und bei der postoperativen Behandlung des Schultergelenkes, um die Abduktion und Rotationsbewegungen zu erleichtern.

Vor Behandlungsbeginn kann das Armgewicht des Patienten anhand einer Federwaage festgestellt werden: der Arm befindet sich in den Armschlaufen, die nicht am Helparm, sondern an einer Federwaage hängen; der Patient wird aufgefordert, seinen Arm entspannt hängenzulassen, was den meisten schwerfällt. Das Armgewicht von Frauen liegt durchschnittlich bei 1800—2000 g, bei Männern darüber (bis 3000 g).

Dosierung der Gewichte

Die Dosierung des Gegengewichtes während der Behandlung ist von dem Krankheitsbild, den Schmerzen und dem subjektiven Empfinden des Patienten abhängig.

Nach meinen Erfahrungen war das Ausgangsgewicht häufig Armgewicht minus 200 g.

Die Reduktion des Gewichtes kann man einerseits von Behandlungseinheit zu Behandlungseinheit vornehmen, doch oft ist es auch innerhalb einer Therapieeinheit notwendig.

Aufgrund seines Aufbaues läßt der Helparm Bewegungen in der
Sagittalebene: Anteversion, Elevation, Retroversion
Frontalebene: Ab-, Adduktion
Transversalebene: Horizontales Vor- und Rückführen
Rotationsebene: IRO und ARO zu.

Bei Bedarf können die Bewegungen eingeschränkt werden.

Einsatzbereich des Helparmes bei ergotherapeutischen Behandlungstechniken

Einsatz bei best. Behandlungstechniken

— Weben, Makramee, Peddigrohr
— funktionelle Spiele
— Knetübungen
— Schreib-, Schreibmaschinentraining
u. a. m.

Indikationen

Indikationen

— PHS
— chron. Polyarthritis
— Schulter-Arm-Syndrom
— Zervikalsyndrom
— Poliomyelitis
— Amc
— Muskeldystrophie
— Erb'sche Lähmung u. a. m.

Ziele

Ziele

— Vollständige oder teilweise Aufhebung der Schwerkraft
— Gelenkmobilisation
— Muskelkräftigung
— Vergrößern des schmerzfreien Bewegungsausmaßes

Aufgaben

— Erklären Sie Aufbau und Funktion des Helparmes!
— Nennen Sie Erkrankungen, bei denen der Einsatz des Helparmes indiziert ist!
— Beschreiben Sie die Aufhängungs- und Gewichtsdosierungsmöglichkeiten!

Anmerkung

71 Gesamtkatalog der Fa. Ortopedia GmbH, Postfach 6409, 2300 Kiel 14; 05. 83; III/34

8. Einsatz handwerklicher Techniken

Lernziele

Ausgehend vom Arbeitsplatz und den motorischen Anforderungen, die die Technik an das Individium stellt, ist beabsichtigt, daß der Leser die Anwendbarkeit des Handwerks in der Orthopädie unter Berücksichtigung der Steigerungsmöglichkeiten und Adaptationen kennenlernt.

8.1 Batik

Batik
Wachsbatik

Bei den Batikarbeiten muß man Formen der ,,Pseudobatik" (z.B. Näh-, Wring-, Knoten-, Abbindetechnik, Tropfbatik, Papierbatik) von der Wachsbatik mit Pinsel oder Tjanting unterscheiden, da einerseits die motorischen, andererseits auch die geistigen Anforderungen sehr unterschiedlich sind. Die folgenden Ausführungen beziehen sich nur auf die Wachsbatik.

Grundsätzliches zur Anwendung der Technik

Grundsätzliches

- Zur Wachsbatik benötigt der Therapeut Zeit für Vor- und Nachbereitung, so daß es günstiger ist, glz. mit mehreren Patienten zu arbeiten
- Wachsbatik ist eigentlich nur möglich, wenn der Patient für eine längere Zeit belastbar ist
- um Leerlauf zu vermeiden ist es vorteilhaft, 2 Werkstücke parallel in Angriff zu nehmen.

Arbeitsplatzgestaltung

Arbeitsplatz

- überschaubare Arbeitsplatzanordnung
- genügend Platz, besonders wenn mehrere arbeiten
- rutschfester Fußboden, in erster Linie um das Waschbecken herum
- Gefahren:
  Verbrennungen bei heißem Wachs (Spritzgefahr)
  das Wasser des Wasserbades kocht aus
- gesicherte Reißzwecken benutzen
- Kochplatte gesichert hinstellen, besser noch ist das Benutzen eines Batikkochers

Motor. Anforderungen

Motorische Anforderungen

Schultergelenk: Ab-, Adduktion, Anteversion
Ellbogengelenk: Extension, Flexion, Pro-, Supination
Handgelenk: Extension, Flexion, Radial-, Ulnarduktion
Fingergelenke: Extension, Flexion
Griffe der Hand: Spitz-, 3-Fingergriff, Faustschluß, Oppositionsstellung des Daumens, Öffnen und Schließen der Hand
Arbeitshaltung: Sitzen, Stehen

Ergotherapeutische Relevanz

Ziele

Ziele

Motor.-funkt.

a. *Motorisch-funktionell*

- Beüben der Feinmotorik
- Auge-Hand-, Hand-Hand-Koordination
- Grobmotorik (Schulter-, Ellbogengelenk)
- Verbessern der Stabilität und des Gleichgewichtes

- Vorübung zum Schreibtraining
- Umlernen der Händigkeit

b. geistig-funktionell **Geist.-funkt.**

- Konzentration
- Ausdauer, Geduld
- Wahrnehmung von Farben, Formen
- Vermitteln von Erfolgserlebnissen
- Kreativität
- unterstützen, verbessern des sozialen Verhaltens
- Kooperatives Verhalten unterstützen
- Belastungstraining
- Vorausschauendes Planen

Indikationen

Indikationen

- Einschränkungen in der Feinmotorik: Verbrennungen, Amputationen, M. Sudeck (Vorsicht, je nach Stadium!!), chron. Polyarthritis (je nach Phase der Erkankung!!)
- Querschnittlähmungen
- Zust. n. Prothesenversorgung der oberen Extremität
- Cerviakalsyndrom
- PHS
- E. d.
- Zust. n. Frakturen
- Obere Plexusläsion
- Langzeitpatienten
- Schwerst-, Mehrfachbehinderte

Contraindikationen

Contra-indikationen

- Athetotiker (von der Technik abhängig)
- Parkinson
- Sensibilitätsausfälle (mit Einschränkungen)
- Tremor
- Sehfehler, Hemianopsie

Adaptationen, *Änderungen am Arbeitsplatz*

Adaptationen

- Arbeitshöhe und Stuhlhöhe müssen veränderbar sein
- Arbeiten an der schrägen Ebene
- Einsatz des Helparmes
- Griffverdickungen und -adaptationen

Aufgaben

- Erarbeiten Sie anhand der Ziele beim therapeutischen Einsatz der Wachsbatik eine tabellarische Übersicht zum Vergleich der Zielsetzung von Wachs-, Pseudo- und Papierbatik!
- Führen Sie eine detaillierte Arbeitsgang- und parallel dazu eine Bewegungsanalyse unter Aufzählung der beanspruchten Muskulatur durch!

Weiterführende Literatur

- Maile, A.: Binden und Färben; Frech-Verlag, Stgt., 1967
- Pfeffer, E.: Papier-Batik, Wachstechnik; Frech-Verlag, Stgt., 1978
- Ursin, A., Kilchenmann, K.: Batik — Harmonie in Wachs und Farbe; Bern, Sept. 1979
- Batik; Burda Sonderheft Nr. 443; Offenburg, 1979
- Lammèr, J.: Stoffdruck und Batik; Ravensburger Hobby-Bücher
- Gaißer, G.: Papier Batik; Frech-Verlag, Stgt. 1977
- Seitz, M.: Batik mit dem Tjanting, Ravensbg. Hobby-Bücher, 1965; Otto Maier Verlag, Ravensbg.

8.2 Bildnerisches Gestalten

Malen und Zeichnen
Arbeitsplatz

A. Malen und Zeichnen

Arbeitsplatz

- Staffelei
- Wandtafel
- höhen- und schrägverstellbarer Tisch zum Arbeiten im Sitzen und im Stehen
- Tapetenrollen, Makulaturpapier
- adaptierbare Stühle
- Ablage für Stifte und Pinsel

Arbeits-, Therapiemöglichkeiten

Arbeits-, Therapiemöglichkeiten

- Durchführen großer Schwungübungen an der Tafel unter Verwendung von Kreide
- Bilaterales Malen auf großem Papier
- Malen mit einer Hand, wobei die Mal-, die Bewegungsrichtung, durch Punkte vorgegeben wird
- Malen im Stehen
- Malen an einem schräggestellten Tisch

Motorische Anforderungen

Motorische Anforderungen:

Schultergelenk: Ab-, Adduktion, Anteversion, Elevation
Ellbogengelenk: Extension, Flexion
Griffe der Hand: Spitz-, 3-Finger-Griff

Beanspruchen der Muskulatur der unteren Extremität und des Rumpfes beim Arbeiten im Stand.

Ergotherapeutische Relevanz

Ziele

Ziele

a. Grobmotorik

Grobmotorik

- Mobilisation von Schulter- und Ellbogengelenk
- Gleichgewichtsschulung

b. Feinmotorik

Feinmotorik

- Beüben der Griffe der Hand: Spitz-, 3-Finger-Griff, Faustschluß
- Auge-Hand-, Hand-Hand-Koordination
- Vorbereiten von Schreibübungen
- Umtrainieren der Händigkeit
- Kraftdosierung erlernen

c. Geistig-funktionell

Geistig-funkt.

- Konzentration
- Wahrnehmung

Indikationen

Indikationen

- Schädigung der peripheren Nerven des Armes (Medianus, ulnaris, radialis)
- PHS
- Epicondylitis humeri
- Querschnittlähmungen
- Erb'sche Lähmung
- Amputationen im Bereich der Finger
- Hand-, Unterarmamputationen und nachfolgendes Prothesentraining
- E. d.

Adaptationen/Steigerungsmöglichkeiten

Adaptationen Steigerungsmöglichkeiten

- Helparm
- Einfache Stift- und Pinselhalterungen (8-er-Schiene, Verdickung mit Moosgummi oder Armaflex)
- Zum Greifen und Ablegen der Stifte, Pinsel etc. einen entsprechend gebohrten Holzklotz verwenden
- Halterungen für das Papier
- Änderungen am Arbeitsplatz: Schräge Ebene, erhöhte Tischfläche
- Einsatz verschiedener Stifte: Rötel, Kohle, Kreide, Wachsmalstifte, dicke, dünne Filzstifte
- Einsatz verschiedener Pinsel
- weiteres siehe Arbeitsplatz- und Therapiemöglichkeiten

B. Kleisterpapier

Kleisterpapier
Arbeitsplatz

Arbeitsplatz

- großräumig, mit einem Waschbecken in der Nähe, rutschfester Fußboden
- große Tischfläche

Motor. Anforderungen

Motorische Anforderungen

Schultergelenk: Anteversion, Ab-, Adduktion
Ellbogengelenk: Extension, Flexion, Unterarmstellung in Pronation
Handgelenk: leichte Dorsalflexion, Radial-, Ulnarduktion
Fingergelenke: Flexion, Extension, Ab-, Adduktion, Spitz-, 3-Finger-Griff, Faustschluß, Daumenopposition
Das Arbeiten ist im Sitzen und Stehen möglich.

Ergotherapeutische Relevanz

Ziele

Ziele

Grobmotorik

a. *Grobmotorik*

- Mobilisation in Schulter-, Ellbogen- und Handgelenk, abhängig von der Größe des Papieres
- bilaterale Übungen, Koordination der oberen Extremität
- Gleichgewichtsschulung beim Arbeiten im Stehen

Feinmotorik

b. *Feinmotorik*

- Auge-Hand-Koordination
- je nachdem, womit man mustert: Trainieren spezieller Handfunktionen
- Mustern mit eigenen Fingern, der ganzen Hand: Beanspruchung der Instrinsic-Mm. und der Sensibilität

Indikationen

Indikationen

- Erkrankungen im Bereich der Hand
- M. Sudeck
- Erkrankungen im Bereich des Ellbogengelenkes
- HWS-Syndrom mit Beschwerden im gesamten Arm
- Erb'sche Lähmung
- Periphere Nervenläsionen der O. E.

Adaptationen Steigerungen

Adaptationen/Steigerungen

- Verschiedene Musterungsmöglichkeiten: Deckel, Holz, Kamm etc. und dadurch Ansprechen unterschiedlicher Handfunktionen

Fragen

- Welche Möglichkeiten der Arbeitsplatzgestaltung gibt es beim Malen und Zeichnen? Begründen Sie Ihre Aussage!
- Welche Techniken aus dem Bereich „Bildnerisches Gestalten" findet in der Orthopädie Anwendung?
- Unter welcher Zielsetzung können Kleisterpapierarbeiten eingesetzt werden?

Weiterführende Literatur

- Krons, K.-H.: Gestalten mit Papier; dumont Kunsttaschenbücher, Köln, 1977
- Windel: Papier- und Schreibwarenkunde, Winklers Verlag, 1975

8.3 Drahtbiegen/Silberdraht

Arbeitsplatz

Arbeitsplatz

— Drahtbiegearbeiten können auch schon in der Bettphase mit Patienten durchgeführt werden, wenn sie unterstützt sitzen können und manuell dazu in der Lage sind
— gut beleuchteter Arbeitsplatz
— keine schräge Ebene, aber eine rutschfeste Unterlage einsetzen, um ein Wegrutschen der einzelnen Teile zu vermeiden

Motorische Anforderungen

Motor. Anforderungen

Statische Muskelarbeit in Schulter- und Ellbogengelenk.
Handgelenk: Unterarm Pro- und Supination; Palmarflexion, Dorsalextension
Fingergelenke: Sie werden nur begrenzt beansprucht, überwiegend im Sinne einer Flexion im Zusammenhang mit dem Faustschluß, dem Spitz- und 3-Finger-Griff (z. B. beim Aufnehmen von Perlen auf den Draht). Die Muskulatur, die an diesen Griffen beteiligt ist, hat stabilisierende Funktion, leistet statische Arbeit.
Bimanuelles Training, wenn man gleichzeitig mit Flach- und Rundzange arbeitet. Es ist auch gut möglich, mit rechts zu halten, mit links zu biegen, dann mit links zu halten und mit rechts zu biegen; die Hände können sich gegenseitig ergänzen.
Voraussetzung ist eine gute Kraftdosierung, was z. B. bei Spastizität und Hypertonus nicht gegeben ist.

Ergotherapeutische Relevanz

Ziele

Ziele

a. *Motorisch-funktionell*

Motor.-funkt.

— Kräftigung der Intrinsic- und Extrinsic-Muskulatur
— Beüben der Griffe der Hand: Faustschluß, Spitzgriff
— Koordination der Finger untereinander

b. *Geistig-funktionell*

Geist.-funkt.

— Konzentration
— Ausdauer
— Merkfähigkeit
— planvolles Vorgehen
— Kreativität

Indikationen

Indikationen

— Querschnittlähmungen
— Periphere Nervenläsionen der oberen Extremität
— Erkrankungen und Verletzungen der Hand
— Patienten, die einen Beruf ausüben, zu dem feinmotorische Fähigkeiten erforderlich sind.

Contra-
indikationen

Contraindikationen

- Pat. mit Tremor
- Athetose, Ataxie
- Chron. Polyarthritis

Steigerungen
Adaptationen

Adaptationen/Steigerungsmöglichkeiten

- Griffverdickungen für die Zangen aus Moosgummi oder Armaflex
- Herstellen von „Faulenzern", um korrektes Biegen zu ermöglichen

Faulenzer

Abb. 36 — **Faulenzer** (Nägel auf einem Holzbrett)

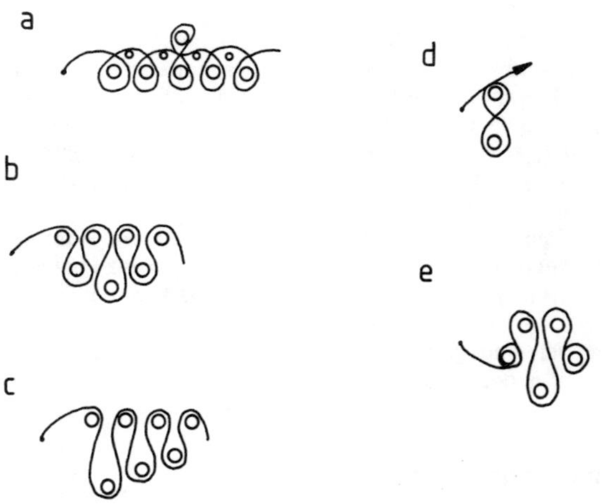

Steigerungen:

- Stärke des Drahtes variieren
- kompliziertere Muster biegen
- Ohne Faulenzer, per Hand gleichmäßige Glieder für eine Kette herstellen
- Einbau von Widerständen in das benötigte Werkzeug

Aufgaben

- Erarbeiten Sie die motorischen Anforderungen, die Drahtbiegearbeiten stellen und ordnen Sie die dabei tätige Muskulatur zu!
- Zählen Sie die Indikationen für Drahtbiegearbeiten auf!
- Erarbeiten Sie Steigerungsmöglichkeiten für Drahtbiegearbeiten!

Weiterführende Literatur

- Högemann, Priester (Hrsg.): Ketten aus Silberdraht; Brunnen-Reihe Nr. 1; Christopherus Verlag Herder, Freiburg, 1972
- Lammèr, J.: Neuer Schmuck aus Silber und Perlen; O. M. Ravensburg, Ravensburger Hobbybücher

8.4 Emaille

Arbeitsplatz

Arbeitsplatz

— Tisch und Stühle adaptierbar
— gut zu lüften, wenn der Ofen im Arbeitsraum steht.

Motorische Anforderungen

Motor. Anforderungen

Geringe Bewegungen im Schulter- und Ellbogengelenk, Handgelenk oft statisch zur Stabilisierung und zur Ermöglichung der Handfunktionen: Spitz-, 3-Finger-, Schlüsselgriff.

Ergotherapeutische Relevanz

Ziele

Ziele

a. *Motorisch-funktionell*

Motor.-funkt.

- — Feinmotorik, bes. Spitzgriff
- — Koordination der Finger, Hände untereinander
- — Opponenskräftigung

b. *Geistig-funktionell*

Geist.-funkt.

- — Konzentration
- — Ausdauer
- — Geduld
- — Kreativität
- — vorausschauendes Planen
- — Genauigkeit

Indikationen

Indikationen

— Zust. n. Frakturen im Bereich des Handgelenkes
— Finger-, Sehnenverletzungen des Unterarmes
— Querschnittlähmungen
— E.d.

Adaptationen/Steigerungen

Adaptationen Steigerungen

— Feststellbare Pinzetten
— Pinzetten mit dickerem Griff

Unfallverhütung

Unfallverhütung

— Dicke Handschuhe
— vorsichtiges Öffnen des Ofens
— Marmorplatte für die heißen Emaille-Teile

Weiterführende Literatur

— Newton, L.: Metall- und Emaillearbeiten, Otto M. Verlag, Ravensbg., 1978
— Harper, W.: Emaillieren, Kunsthandwerk und Hobby; Ravensburger Freizeit-Taschenbücher, Bd. 20; O. M. Ravensbg., 1973
— Harper, W.: Emaillieren; Hörnemann Verlag
— Lammèr, J.: Neue Emaillearbeiten; Ravensbg. Hobbybücher, O. M. Ravensbg.

Aufgaben

— Begründen Sie die geringe Einsetzbarkeit dieser Technik im Rahmen der Orthopädie!
— Zählen Sie mögliche Behandlungsziele beim Einsatz von Emaillearbeiten in der Orthopädie auf!

8.5 Holz

Arbeitsplatz

Arbeitsplatz

— Feste Arbeitstische
— Höhen- und neigungsverstellbare Hobelbank
— Beachten bei der Raumwahl, daß Holzarbeiten Lärm verursachen und daß in der Regel Farben, Lacke und Beizen verwandt werden, so daß für ausreichende Belüftung gesorgt sein muß.
— Patienten nie alleine mit elektr. Maschinen arbeiten lassen
— Achtsamer Umgang mit dem Werkzeug
— Holzbehandlung mit Mitteln, die keine Lösungsmittel (Nitro u.a.) enthalten: z.B. Bienenwachs, Leinöl.

Einsatz verschiedener Sägen in der Therapie

Fuchsschwanz

Fuchsschwanz
— Erfordert Kraft in der Stoßrichtung, daher zur Erhöhung des Andruckes Arbeiten im Stehen.
— Ständiger Wechsel von Ante- und Retroversion in der Schulter, Flexion und Extension im Ellbogengelenk
— Unterarmhaltung in Mittelstellung, gleichzeitig kräftiger Faustschluß

Bilat. Fuchsschwanz

Bilateraler Fuchsschwanz
— Bei Bewegungsstörungen eines Armes, um im erkrankten Arm durch Führung mit dem gesunden die physiologisch richtige Bewegung anzubahnen.[72]

Bilaterales Arbeiten

Bilat. Arbeiten

— Es eignet sich sehr für Tätigkeiten, die große Kraft erfordern.
— Die Reaktion der schwächeren Extremität wird verstärkt; gibt man der gesunden Seite Widerstand, werden bessere propriozeptive Informationen verhindern, daß die kräftigere Seite die Arbeit der schwächeren übernimmt.

Direkte propriozeptive Stimulation (PNF)[73]
(Druck, Dehnung, Widerstand)

PNF
Druck, Dehnung, Widerstand

— Druck auf den Handballen erleichtert die Ellenbogenextension.
— Bei Holzarbeiten Ausnutzen der Kompression als Verstärker der Reizantwort: Hobeln, Sägen, Raspeln und Feilen wirken auf Stoß, was optimal ist.
— Anregende Wirkung hat die vorhergehende ausholende Bewegung: kurzzeitige Antagonistentätigkeit wirkt stimulierend.
— Ausführen der Bewegung im größtmöglichen Bewegungsausmaß: es verstärkt sich die antagonistische Gegenbewegung durch den hervorgerufenen Dehnungsreiz.
— Widerstand: Materialwiderstand ist unterschiedlich. Wenn er nicht mehr ausreichend ist, muß man zusätzlich auch manuellen Widerstand geben.
— Reizsummation:

Reizsummation

Manueller Kontakt durch den Therapeuten (Hautreiz)
Widerstand
Druck

— *Ausnutzen der Bewegungsmuster*

Ausnutzen von Bewegungsmustern

Schulter — Ellbogen
Anteversion — ARO — Ellbogenextension — Pronation
Absenken — IRO — Ellbogenflexion — Supination
Hand — Finger
Pronation — Dorsalextension — Faustschluß
Supination — Volarflexion — Handöffnung, Fingerextension

— Griffverdickungen können bei Greifübungen als Widerstand eingesetzt werden.

Feinsägen

Feinsägen

Sie sind mit umklappbarem Griffteil erhältlich und somit für Re- und Li-Händer einsetzbar.

Laubsäge

Laubsäge

— Eine Hand leistet statische Arbeit: sie hält und führt das Werkstück.

— Die andere, meist die rechte, führt im Ellbogengelenk dynamische Tätigkeiten durch; Schulter-, Hand und Fingergelenke sind statisch.

Beübung durch Einsatz anderer Werkzeuge

Feilen und Raspeln

Feilen und Raspeln

Wichtig ist ein dosiertes Abwechseln von An- und Entspannung, um die Sauerstoffzufuhr im Muskel immer zu gewährleisten, damit dort nicht die anaerobe Glykolyse abläuft (oder die oxydative Phosphorylierung), sich also kein Laktat absetzt und der Muskelkater entstehen kann.

Arbeitshaltung beim Feilen und Raspeln

Arbeitshaltung:

Stehen und Sitzen, wobei bei einem hohen Sitz (Stehhilfe) leichter Druck gegeben werden kann.

— Die li Hand ist überwiegend Haltehand, die nur mitgeführt wird; sie unterstützt die Bewegung und den Andruck in Pronation.
— Die re Hand ist dominierend: sie bestimmt Kraft, Art, Richtung der Bewegung, umfaßt den Feilengriff mit Faustschluß, wobei der Unterarm in Mittelstellung steht.
— Mobilisation und Kräftigung der oberen Extremität sind Ziele.

Hohlbeitelarbeiten

Hohlbeitelarbeiten

— Unterschiedlicher Kraftaufwand in Abhängigkeit vom Holz.
— Überwiegend bimanuelles Arbeiten mit Bewegungen in Ellbogen-, Handgelenken und gleichzeitig beidseitiger Faustschlußbeübung.

Schleifen

Schleifen

— Bewegungsschulung des Schultergürtels und der Schultergelenke.
— Durchführen gleichmäßig rhythmischer Bewegungen.
— Ausmaß der Bewegungsrichtung durch Größe und Lage des Werkstückes bestimmen; z. B. muß beim Schleifen kleiner Flächen mehr Haltearbeit geleistet werden, d. h. Kräftigung der Intrinsic Mm. Schräge Ebene, um im Schulter- und Ellbogengelenk ein größeres Bewegungsausmaß zu erhalten.
— Breite und Größe des Werkstückes, Holzhärte als Steigerungsmöglichkeit.

Verschieden adaptierte Schleifklötze zum bilateralen Üben:

Faustschluß, Dorsalextension des Handgelenkes, Beugung der Finger im PIP, passive Fingerflexion, -extension, Streckung MCP, Beugung PIP und DIP.[74]

Hobeln

Hobeln

— Gelenkmobilisation im Schultergelenk
— Kräftigung des M. triceps brachii; Ellbogenbewegung gegen Widerstand
— Beübung der Statik und des Gleichgewichtes beim Arbeiten im Stehen mit gleichzeitiger Hüftflexion
— Anforderungen sind durch die Werkstückgröße veränderbar und durch die Holzhärte
— Hobeln von Spänen für Spanbäumchen etc. (Vorarbeit für andere Patienten)

Schrauben und Nageln

Schrauben und Nageln

— Pro- und Supination im proximalen und distalen Radio-ulnar-Gelenk
— Nageln: Faustschluß, Extension und Flexion im Handgelenk

Ergotherapeutische Relevanz

Ziele

Ziele

— Muskelkräftigung im Bereich der oberen Extremität bis hin zum Krafttraining
— Training der Grobmotorik
— Gelenkmobilisation im Bereich des Schulter- und Ellbogengelenkes
— Gleichgewichtsschulung
— Steigerung der physischen Belastbarkeit
— Ziele im Bereich der berufl. Rehabilitation
— Erproben der Belastbarkeit, Fingerfertigkeit, Geduld, Ausdauer, des selbständigen Arbeitens
— Lösen immer schwierigerer Aufgaben
— Arbeiten unter verstärktem Leistungsdruck
— Prüfen der Belastbarkeit in Streßsituationen, Erhöhung des Arbeitstempos, betonte Monotonie der Arbeit, Erhöhen des Schwierigkeitsgrades
— Fördern des Aufgabenverständnisses
— Fördern der Selbständigkeit

Indikationen

Indikationen

— Zust. n. Ellbogengelenks-OP
— Zust. n. Erkrankungen des Schultergelenkes (Vorsichtig abwägen, die Technik ist nicht bei jedem Patienten einsetzbar!!)
— Zust. n. peripheren Nervenläsionen
— Querschnittslähmung u.a.m.

Contra-indikationen

Contraindikationen

- Hypertonie
- PHS (je nach Technik)
- chron. Polyarthrits
- während entzündlicher Prozesse

Adaptationen Steigerung

Adaptationen/Steigerung

- Arbeiten im Stehen und im Sitzen
- Schleifen an einer schrägen Ebene unter Einsatz des Helparmes
- Größe des Werkstückes
- Stärke, Härte des Holzes
- Einsatz adaptierter Sägen: Nähmaschinen-, Fahrradsäge
- Adaptierte Griffe an Sägen
- Feilen und Raspeln mit einem zweiten Griff versehen
- Höhen- und schrägverstellbare Hobelbank

Aufgaben

- Zählen Sie Sägen, die zur Beübung der oberen Extremität eingesetzt werden können, auf!
- Erläutern Sie die Bedeutung von Druck, Dehnung und Widerstand für die Therapie!
- Vervollständigen Sie die Indikationen von Holzarbeiten im Bereich der Orthopädie!
- Erarbeiten Sie die Muskulatur der oberen Extremität, die durch Holzarbeiten gekräftigt werden kann!

Anmerkungen

72 Jentschura/Janz (s. 5); S. 259
73 a.a.O. S. 272/273
74 a.a.O. S. 260/261

Weiterführende Literatur

- Holz in der Hand des Heimwerkers, Sonderheft; Verlag Schmitz, Hamburg, 1981; Steilshooper Str. 42; 2000 Hamburg 60
- Das große Buch vom Holz, Schuler Verlag
- Clarke, D.: Holzarbeiten: O. M. Verlag, Ravensbg., 1978

8.6 Leder

Allgemeines: Allgemeines

Erleichtern der vorbereitenden Tätigkeiten für den Therapeuten durch:

- Arsenal fertiger Schnittmuster
- große Auswahl von Leder, das auf Rollen gelagert ist — so erübrigt sich das Spannen

Arbeitsplatz

Arbeitsplatz

- Tisch
- Stuhl; Arbeiten ist im Sitzen oder im Stand möglich
- Nähmaschine (elektr. oder Fußbetrieb)

Motorische Anforderungen

Motor. Anforderungen

Die Anforderungen sind abhängig von der Größe des Werkstückes und der Wahl der Technik, d. h., ob man Umriemelungen oder Sattlernaht einsetzt.

Schultergelenk: Anteversion, Abduktion
Ellbogengelenk: Extension, Flexion bei Umriemelung und Sattlernaht
Handgelenk: Pro-, Supination (bes. beim Umriemeln), Dorsal-, Palmarflexion
Fingergelenke: Extension und Flexion
Griffe der Hand: Spitz-, 3-Finger-Griff, Faustschluß beim Lederschneiden
Nähen mit der Nähmaschine: Dorsal- und Plantarflexion im Sprunggelenk

Ergotherapeutische Relevanz

Ziele

Ziele

a. *Motorisch-funktionell* — Motor.-funk.
   - Gelenkmobilisation
   - Muskelkräftigung (bes. beim Lederlochen)
   - Koordination oberer und unterer Extremität
   - Auge-Hand-, Hand-Hand-Koordination

b. *Geistig-funktionell* — Geist.-funkt.
   - Konzentration (Anfertigen des Schnittes, Zuschneiden des Leders u. a.)
   - Geduld
   - Genauigkeit
   - Ausdauer (große Flickenarbeit mit vielen kleinen Teilen)

c. *Ziele im Bereich der berufl. Reha*
   - Belastbarkeit
   - Ausdauer
   - Konzentration
   - Genauigkeit
   - Vorausschauendes Planen

Indikationen

Indikationen

- Zust. n. Erkrankungen und Verletzungen der Hand
- Nach peripheren Nervenläsionen
- Zust. n. Amputationen im Bereich der Hand und des Unterarmes mit anschließender Prothesenversorgung
- chron. Polyarthritis (Auswahl der Technik beachten!!)
- M. Sudeck (III. Stadium)
- Unterarmfrakturen
- Dupuytren'sche Kontraktur
- Querschnittlähmungen
- E. d.

Contra-indikationen

Contraindikationen (Sattlernaht)

- Tremor
- Athetose
- Ataxie
- Sehbehinderung

Adaptationen, Behandlungshilfen
Anforderungssteigerung

Hilfsmittel und Adaptationen/Steigerung

a. Anforderungssteigerungen

- Einfaches Stück mit Umriemelung
- mehrere Teile umriemeln
- Sattlernaht (z. B. Brieftasche)
- Flickenarbeit
- Größe des Werkstückes
- Verwenden Leder verschiedener Art, unterschiedlicher Stärke
- Größe der Löcher im Leder

Arbeitsplatzveränderungen zur Steigerung

b. Arbeitsplatz

- sitzend oder stehend arbeiten
- Arbeiten an einer schrägen Ebene zur Förderung des venösen Rückflusses
- Höhe des Werkstückes an der schrägen Ebene

Adaptationen, Hilfen zur Behandlung

Handgelenksböckli

— Handgelenksböckli — Abb. 37[75]

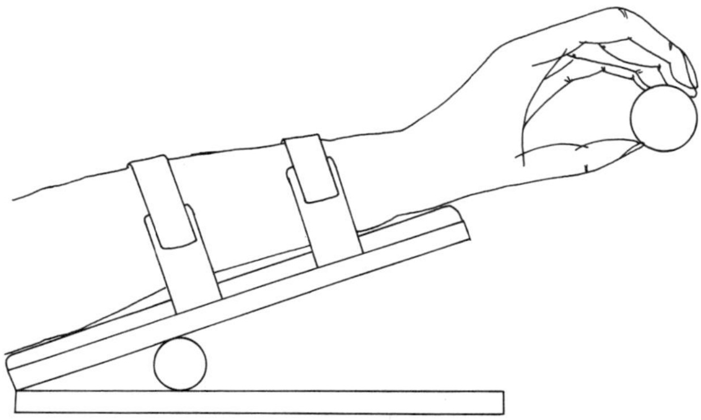

Rillblock

— Rillblock: Zur Beübung der Extension und Flexion im Handgelenk. Unterlegen von Sandsäcken in der Höhe der maximalen Volarflexion; Arbeiten an der Tischkante, um genügend Bewegungsfreiheit zu haben.
Beim M. Sudeck wird an einer schrägen Ebene gearbeitet, der Rillblock befindet sich so hoch wie möglich.

Abb. 38[76]

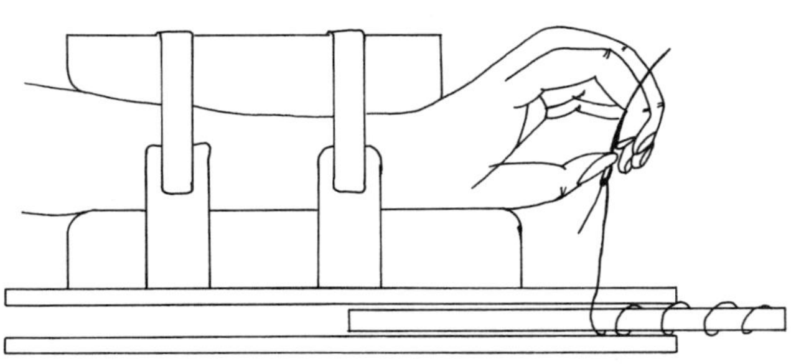

Weitere Hilfen

— Achterschiene, die den 3-Finger-Griff ermöglicht
— Nierenhölzchen zur Immobilisierung des Daumengrundgelenkes
— Bunnel-Brettchen
— Schienen zur Fixation des MCP-Gelenkes
— Helparm
— Widerstandsklammern
— Spreizschere

> **Aufgaben**
>
> — Zählen Sie Adaptationen und Behandlungshilfen auf und begründen Sie kurz deren Aufgabe!
> — Nennen Sie Erkrankungen, bei denen der Einsatz der Technik Leder im Bereich der Orthopädie indiziert ist!
> — Zählen Sie ergotherapeutische Zielsetzungen beim therapeutischen Einsatz der Technik Leder auf!
> — Beschreiben Sie, welche Handfunktionen primär durch Lederarbeiten beübt werden können!

Anmerkungen

75 B. Pfenninger: Ergotherapie in der Handchirurgie, Basel, 1976 S. 19
76 a.a.O., S. 20

Weiterführende Literatur

— Burda — Leder der große Hit; Best. Nr. E 716 (1983); Verlag Aenne Burda
— Hegenauer, H.: Fachkunde für Lederverarbeitende Berufe, Verlag Ernst Heyer, Essen 1977

8.7 Linoldruck

Arbeitsplatz

Arbeitsplatz

— Adaptierbare Tische und Stühle
— Es ist wichtig, daß der Patient eine physiologische Haltung einnimmt, da oft die Gefahr der Verlagerung und muskulärer Verkrampfungen auf der Seite, die mehr belastet wird, besteht.

Motor. Anforderungen

Motorische Anforderungen

Schultergelenk: Ab-, Adduktion, Anteversion, Bewegungen in der Transversalebene
Ellbogengelenk: Extension, Flexion
Unterarm: Pro-, Supination
Handgelenk: Radial-, Ulnarduktion, Dorsalextension, Palmarflexion
Fingergelenke: Flexion, Extension, Ab-, Adduktion
Handfunktionen: 3-Finger-Griff, Spitzgriff, Haken-, Schlüsselgriff, Faustschluß durch Adaptationen bedingt.

Neben Linoleum hat man die Möglichkeit, andere Materialien einzusetzen: Kartoffeln, Blätter, Pappe, Kork, Holz etc.

Ergotherapeutische Relevanz

Ziele

Ziele

a. Motorisch-funktionell

Motor.-funkt.

- Mobilisation geminderter Funktionen im Bereich der oberen Extremität, primär der Handmotorik
- Beübung der Feinmotorik
- Koordination (Hand-Hand, Auge-Hand)
- Kompensation verlorengegangener Funktionen
- Kraftdosierung

b. Geistig-funktionell

Geist.-funkt.

- Konzentration
- Ausdauer
- Wahrnehmung
- Merkfähigkeit
- Genauigkeit

c. Beübung der Griffe der Hand

Beübung der Griffe der Hand

Spitzgriff: Daumen und Zeigefinger sind an diesem Griff beteiligt.
3-Finger-Griff: Außer Daumen und Zeige- ist auch der Mittelfinger an diesem Griff zum Halten schwerer Gegenstände beteiligt.
Faustschluß: Alle Finger sind an dieser Funktion mitbeteiligt, der Daumen steht in Oppositionsstellung.
Hakengriff: Im Stehen sehr wichtig für das Tragen von Taschen, wobei die MCP-Gelenk gestreckt, PIP und DIP gebeugt sind.

Indikationen

Indikationen

- M. Sudeck (Stadium beachten!)
- Frakturen im Bereich des Unterarmes und der Hand
- PHS
- Chron. Polyarthritis (Stadium!)
- Dupuytren'sche Kontraktur
- Querschnittlähmung
- E. d.
- Zust. n. Verbrennungen
- Periphere Lähmungen der oberen Extremität
- Poliomyelitis mit isolierter Opponenslähmung
- Zust. n. Amputationen
- Zust. n. Prothesenversorgung
- Sehnenverletzungen, Zust. n. SehnenOP

Adaptationen/Steigerungen

Veränderungen an Druckstempeln:

Adaptierte Stempel zur Beübung isolierter Funktionen

- Verschieden starke Griffe, wobei das Gewicht der Stempel variierbar ist
- Adaptationen mit Schaumstoff, Kustoform, Polyform, Balsaholz
- Stempel mit einer Feder, die beim Drucken zusammengedrückt werden muß, damit das Motiv vollständig abgedruckt werden kann
- bei Sensibilitätsstörungen kann unterschiedliches Material um die Griffe geklebt werden

Adaptierte Stempel zur Beübung einzelner Finger-, Hand- und Unterarmfunktionen:

Extension und Flexion im Ellbogengelenk: ein Nudelholz mit fortlaufendem Linolmotiv bekleben

Fingerextension: Einsatz eines planen Stempels, auf dem die Hand mit Klettverschluß fixiert wird

Ulnar-, Radialduktion: Beüben durch folgenden Rapport:

Abb. 39

Faustschlußstempel:

Anwenden verschiedener Rundhölzer mit unterschiedlichem Durchmesser
Einsatz des Flexionshandschuhes bei mangelnder Fingergelenksflexion
Beschweren der einzelnen Stempel mit Rundscheibengewichten, die ein zentrales Loch haben

Abb. 40

Auswahl von zueinander passenden Motiven
Z. B. Positiv u. Negativ

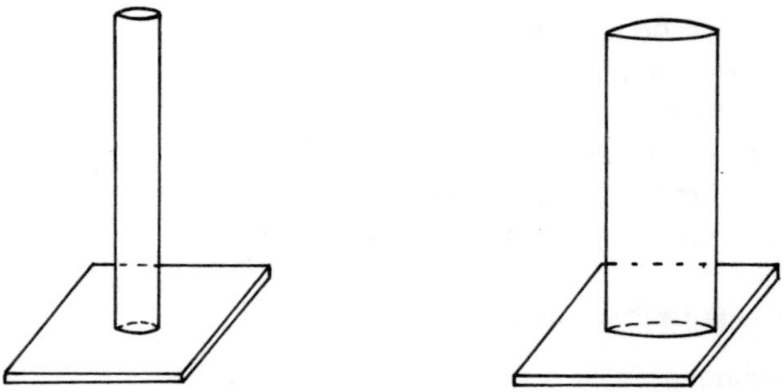

Hakengriff

Abb. 41

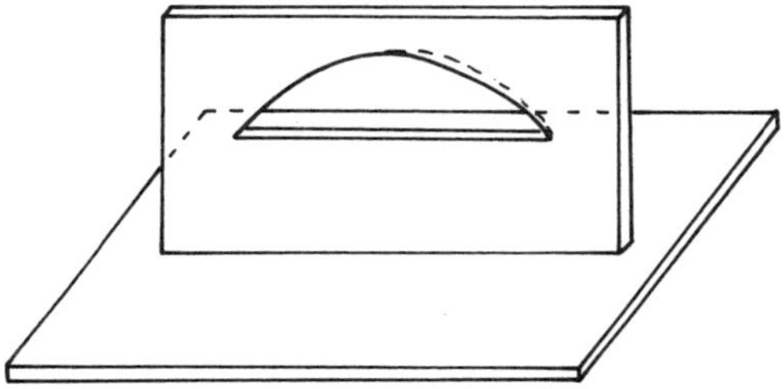

Palmarflexion, Dorsalextension im Handgelenk

Abb. 42

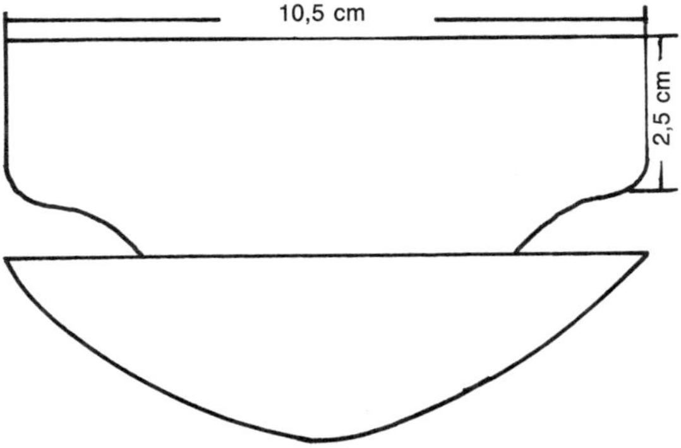

Stempelbild mit 5 cm Breite, fortlaufendes Motiv

Pro- und Supination

Abb. 43

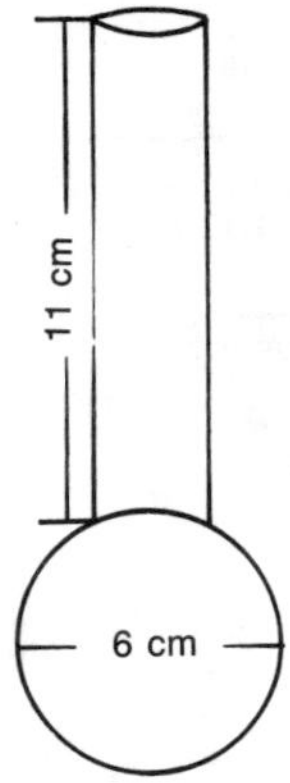

— Rundhölzer 2 cm ∅ 1,5 m ∅
— kleines fortlaufendes Motiv
— Positiv und Negativ

Bilateraler Faustschluß

Abb. 44

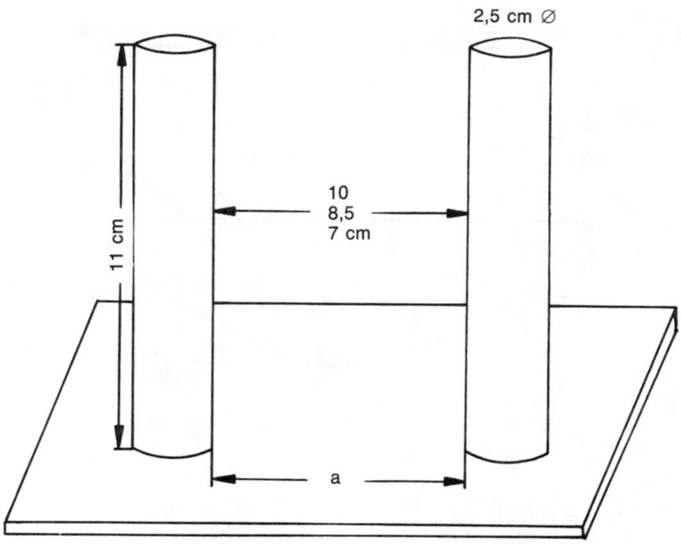

a — Begrenzung des Motives, da sonst der Druck zu groß wird

Beübung des M. flex. dig. prof.:

MCP und PIP-Extension, DIP Flexion

Abb. 45

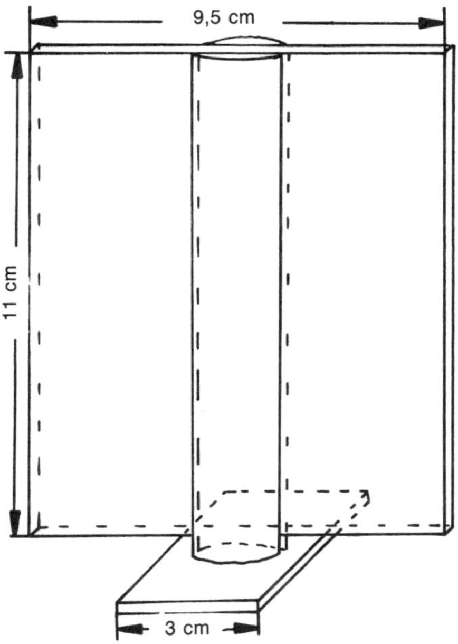

	Breite variabel:		
	9,5 cm,	9 cm	5 cm
Rundholz:	2 cm∅,	2 cm∅,	1,5 cm∅
Platte:	3 cm,	3 cm,	2 cm

Hilfen zur Behandlung

Hilfen

— Helparm
— Herstellen eines „Stempelkissens": Ein Stück Schaumstoff mit Farbe tränken, um sich das „Anmalen" des Models zu ersparen
— Befestigen der einzelnen Motive durch einen Klettverschluß, um die Zahl der Stempel niedrig, die der Motive jedoch hoch zu halten (Lagerung!)

Aufgaben

— Beschreiben Sie mögliche Formen der Arbeitsplatzgestaltung!
— Zählen Sie adaptierte Linolstempel auf und ordnen Sie diesen je 1 Krankheitsbild zu!
— Zählen Sie weitere Hilfen der Behandlung auf!

Weiterführende Literatur

— Jaxtheimer, B. W.: Linolschnitt und Druck; Frech Verlag, Stgt., 1978
— Kubiak-Winkelmann, M.: Kleines Linolschnitt-Büchlein; Brunnenreihe Nr. 79; Christophorus-Verlag
— Browne, T.: Färben und Drucken: Otto Maier Ravensburg
— Ströse, S.: Kartoffelstempel; Don Bosco Verlag

8.8 Löten

Motor. Anforderungen

Motorische Anforderungen

— bimanuelle Tätigkeiten
— eher statische Muskelfunktion im Bereich der Schulter-, Ellbogen-Handgelenke
— Griffe der Hand: Spitz-, 3-Finger-Griff

Ergotherapeutische Relevanz

Ziele

Ziele

Motor.-funkt.

a. *Motorisch-funktionell*
— Feinmotorik
— Koordination Auge-Hand, Hand-Hand

Geist. funkt.

b. *Geistig-funktionell*
— Konzentration
— Ausdauer, Planungsfähigkeit

Indikationen

Indikationen

— Berufsfindungen bei Patienten mit sehr komplexen Krankheitsbildern
— Querschnittlähmung
— Zust. n. Erkrankungen und Verletzungen der Hand

Adaptationen/Steigerungen

Adaptationen Steigerungen

— Reißzwecken zum Fixieren des Motives, damit es beim Löten nicht verrutscht

Aufgaben

— Erarbeiten Sie anhand der motorischen Anforderungen die Muskulatur, die durch das Löten beübt werden kann!
— Nennen Sie die Zielsetzung für Lötarbeiten in der Orthopädie!

8.9 Makramee

Arbeitsplatzgestaltung

Arbeitsplatz

— trockener, gut beleuchteter Raum
— die Arbeitsplatzgröße ist von der Größe des herzustellenden Werkstückes abhängig, Möbel dürfen die Bewegungen nicht einschränken
— vor Arbeitsbeginn Zurechtlegen des Materiales und der nötigen Werkzeuge
— Gute, anthropometrisch ausgerichtete Sitzposition
— Fixation des Werkstückes evtl. mit Schraubzwingen
— der Hintergrund muß zum Werkstück kontrastieren, möglicherweise bei symmetrischen Mustern einen schachbrettartigen Hintergrund zur Orientierung wählen

Sitzhaltung:

Sitzhaltung beim Arbeiten

— 90° Winkel in Hüft-, Knie- und Sprunggelenken
— Einsatz verschiedener Stühle (Arthrodesenstuhl, Hocker, T-Hocker, Fahrradsattelsitz, Stuhl mit gerader Rückenlehne; Fußbänkchen)

Makrameearbeiten können in der Bett-, Sitz-, und Stehphase durchgeführt werden.
Die Erklärung der motorischen Anforderungen ist bei der Behandlungszielen zu finden.

Ergotherapeutische Relevanz

Ziele

Ziele

Motor.-funkt.

a. Motorisch-funktionell

Schultergelenk: allgemeine Mobilisation, Muskelkräftigung, bes. beim Anziehen der Fäden; Bewegung: Anteversion, Elevation, Abduktion, Adduktion
Ellbogengelenk: Flexion, Extension beim Knoten und Festziehen; Muskelkräftigung und Gelenkmobilisation
Handgelenk: Palmarflexion, Dorsalextension, Pro- und Supination beim Knoten
Fingergelenke: Flexion, Extension, Spitzgriff
Im Bereich der oberen Extremität auch als Vorübung zum Selbsthilfetraining einsetzbar: Knoten, Schleife binden etc.

Allgemeine Ziele:

- Kräftigung der Muskulatur der oberen Extremitäten und des Rückens
- Erweiterung und Verbesserung aller Bewegungsrichtungen der Finger, Hände, des Ellbogens und der Schulter (Gelenkmobilisation)
- Erlernen zielgerichteter, fließender Bewegungen in fein- und grobmotorischen Bereichen (Auge-Hand-, Hand-Hand-Koordination)
- Durch isotonische Bewegungsübungen bei größeren hängenden Werkstücken wird die zur Verfügung stehende Muskelkraft optimal ausgenutzt und gleichzeitig ein Venentraining durchgeführt, bzw. der venöse Abfluß gefördert.
- Sensibilisierung und Desensibilisierung
- Selbsthilfetraining: Verbessern des Umganges mit der Prothese
  Erlernen von Trickbewegungen
  Gleichmäßiger Einsatz beider Hände

Geist.-funkt.

b. Geistig-funktionell

- Steigerung der Ausdauer (Zeit, Größe des Werkstückes)
- Verbessern der Wahrnehmung (visuelle Wahrnehmungen wie das Sehen eines abgebildeten Knotens in manuelle Tätigkeit umsetzen)
- Training der Genauigkeit
- Konzentrationsschulung
- Verbessern der Merkfähigkeit
- Anregen der Kreativität
- Üben des planvollen Vorgehens
- Auseinandersetzung mit neuem Material
- Handlungsabläufe vorausschauend überblicken lernen
- Erfolgserlebnisse vermitteln

Indikationen

Indikationen

- Erkrankungen im Bereich des Schultergelenkes (PHS, Schultersteife)
- Zust. n. Synovektomie im Ellbogengelenk
- Chron. Polyarthritis

— Zust. n. Fingeramputationen
— Zust. n. Prothesenversorgung im Bereich der O. E.
— Schulter-Arm-Syndrom
— Zust. n. Handverletzungen
— Zust. n. Verbrennungen
— Querschnittlähmungen
— Beübung der U. E.: Dysmelien z.B.

Adaptationen/Steigerungen

Adaptationen Steigerungen

— Höhenverstellbarkeit des Werkstückes
— Ausgangshaltung zum Arbeiten
— Dauer der Behandlung
— Materialwahl
— Größe des Werkstückes
— Musterwahl
— Zur Stumpfabhärtung, z.B. nach Fingeramputationen, materialsteigernd vorgehen: Wolle, Baumwolle, Leinengarne, Schnur, Seile, Sisal
— Feine Arbeiten mit Klöppelnadeln auf einem Kissen feststecken

Aufgaben

— Beschreiben Sie die Arbeitsplatzgestaltung bei Makrameearbeiten!
— Zählen Sie die Zielsetzung von Makrameearbeiten für den motorisch-funktionellen Bereich auf!
— Erarbeiten Sie die Muskulatur, die im Rahmen von Makrameearbeiten beübt werden kann.
— Nennen Sie Erkrankungen, bei denen Adaptationen und Steigerungen notwendig sind!

Weiterführende Literatur

— Walz, I.: Makramee-Blumenampeln; Frech-Verlag, Stgt.
— Phillips, M. Makramee, Hörnemann Verlag
— Lentz, F.: Makramee, Frech-Verlag, Stgt.
— Lentz: Makramee-Variationen, Frech-Verlag, Stgt.
— Hollmann, U.: Knoten und Knüpfen; Adolf Thiemann Verlag
— Schmidt-Burleson, B.: Makramee-Knüpfereien; Ravensbg. Hobbybücher; O. Maier Ravensbg.
— Hellmann; E.: Makramee als Raumschmuck; Christophorus-Verlag, Brunnen-Reihe

8.10 Metallarbeiten

Arbeitsplatz

Arbeitsplatzgestaltung

- Höhenverstellbare Stühle mit veränderbarer Rückenlehne und herausnehmbaren Armlehnen
- Sitzhöhe 45—50 cm, Sitztiefe: Ende der Stuhlkante ca. 10 cm vor dem Kniegelenk
- Einsatz von Hockern, um das Gleichgewicht zu trainieren
- Höhenverstellbare Tische oder Hobelbänke
- Tisch und Hobelbank müssen mit dem Rollstuhl unterfahrbar sein
- Als Klotz feststehendes Treibholz oder eines, das fest eingespannt werden kann
- Auf den richtigen Lichteinfall achten
- Physiologische Arbeitshaltung beibehalten, da oft die Gefahr der Verlagerung und Verkrampfung auf der Seite, die vermehrt beansprucht wird, besteht
- Korrektur der Fehlhaltungen durch manuelle Druckpunkte

Ergotherapeutische Relevanz

Ziele

Ziele

Grobmotorik

a. *Training der Grobmotorik*
   - Muskelkräftigung der Oberen Extremität: Schultergürtelmuskulatur, Extensions- und Flexionsmuskulatur im Bereich des Ellbogens, im Bereich des Unterarmes primär die Muskeln, die die Ausführung des Faustschlusses ermöglichen
   - Mobilisation des Handgelenkes, in erster Linie Dorsal- und Palmarflexion (bei den Nacharbeiten)
   - Gelenkmobilisation
   - Kräftigung der Rumpfmuskulatur beim Arbeiten im Sitzen
   - Schulung von Stabilität und Gleichgewicht beim Arbeiten im Stehen

Feinmotorik

b. *Training der Feinmotorik*
   - Auge-Hand-Koordination
   - Arm-Hand-Koordination
   - Hand-Hand-Koordination
   - Beüben verschiedener Greiffunktionen der Hand (Faustschluß, Schlüsselgriff beim kräftigen Fassen von Gegenständen, Daumen in Opposition, Spitz-, 3-Finger-Griff)

Physische Belastungssteigerung

c. *Arbeiten im Stehen*
   - Kreislaufbeanspruchung
   - Belastungssteigerung
   - Gleichgewichtsschulung

Indikationen

Indikationen

— Nach Läsionen zur Beübung des Faustschlusses
— Nach Frakturen zur Muskelkräftigung, aber erst frühestens nach 4 Wochen, da Erschütterungen den Heilungsprozeß negativ beeinflussen
— Mit großen Einschränkungen und erst nach sorgfältiger Überlegung und Rücksprache mit Arzt und KG bei:
  Querschnittgelähmten (abhängig von der Lage des Querschnittes)
  Habituellen Schulterluxationen zur Kräftigung der umgebenden Muskulatur, um die Bänderschwäche zu kompensieren
— Plexusparesen
— Prothesenschulung nach Amputationen der unteren Extremität

Contraindikationen

Contra-
indikationen

— Hypertonie
— PHS
— chron. Polyarthritis
— Parkinsonsyndrom
— während entzündlicher Prozesse
— Athetosen
— Spastizität

Adaptationen/Steigerung

Adaptationen
Steigerungen

— Arbeiten gegen äußeren Widerstand zur Muskelkräftigung und Sehnenmobilisation; Steigerung durch Hand-, Arbeitshaltung, Werkzeug, Adaptationen
— gegen äußeren Widerstand unter Ausnutzung der äußersten Kraft bei später Mobilisation von Gelenkversteifungen und Sehnennähten; in der ersten Phase passiv (z.B. unter Zuhilfenahme des Flexionshandschuhes), dann aktiv
— Griffadaptationen: Griffverdickungen aus unterschiedlichem Material für den Faustschluß (aktive Fingerflexion); am Griff eine Stahlfeder anbringen, um den Faustschluß zu beüben
— Steigerung: Einsatz von Feilen und Raspeln mit unterschiedlichem Heft
— Griffadaptationen an allen Werkzeugen, z.B. auch Anbringen eines 2. Griffes
— Verstellbare Tische und Stühle
— Einsatz verschiedener Treibtechniken und unterschiedlicher Hilfen zum Treiben

— Helparm
— Griffverlängerungen
— Einbau von Widerstandsklammern in Werkzeug

Unfallverhütung

Unfallverhütung

Gefahren:

— Schnittwunden durch die scharfen Kanten
— beim Treiben den Daumen mit dem Hammer treffen
— Metallsplitter
— Verletzungen mit dem Stechzirkel
— mangelhaft verkeilte, nicht festsitzende Hammerhefte
— Hefte an Feilen und Raspeln sitzen nicht fest genug

Unfallverhütung:

— Rutschfeste Unterlagen unter dem Amboß
— Fixiertes Treibholz
— nicht zu hohe Sitzposition
— Rutschfester Fußboden
— Feste Schuhe beim Arbeiten im Stehen
— Metall entgraten und Späne entfernen

Aufgaben

— Erläutern Sie die Contraindikationen bei Metallarbeiten!
— Nennen Sie Steigerungsmöglichkeiten, die Technik und Material bieten!
— Erarbeiten Sie anhand der Ziele die Muskulatur, die bei Metallarbeiten beübt werden kann!
— Zählen Sie Gründe dafür auf, weshalb die Technik in der Orthopädie relativ selten Anwendung findet!

Weiterführende Literatur

— Hack, H.: Die Hobbywerkstatt Metallarbeiten; O. Maier, Ravensbg.

8.11 Peddigrohr

Arbeitsplatz

Arbeitsplatzgestaltung

— im Bett

a. Arbeiten im Bett
Peddigrohrarbeiten im Bett sind für nachfolgende Patientengruppen geeignet: Pat. mit Becken-, Beckenbeingips, Gipsliegeschale, Quer-

schnittgelähmte, Pat. prae- oder post operativ mit einer chron. Polyarthritis, Tumorpatienten, Pat. mit einer Osteomyelitis u.a.

Folgendes muß beim Arbeiten im Bett beachtet werden:

— Schutz durch eine nicht saugfähige Unterlage
— Einsatz von Bettischen
— Unterstützende Lagerung (Hochstellen des Kopfteiles, benutzen von Knierolle, Fußkasten, Keilkissen, Sandsäcken etc.)

b. *Arbeiten im Stehen ist geeignet für Patienten:*

— im Stehen

— zur Kreislaufbeanspruchung
— Durchblutungsförderung
— Dekubitusprophylaxe
— mit Thrombosegefahr
— die einen Beruf ausüben, in dem sie viel stehen müssen als Belastungstraining

c. *Arbeiten im Kniestand*

— im Kniestand

— Vorübung zur Stabilität,
— als Gleichgewichtsschulung

d. *Arbeiten im Sitzen*

— im Sitzen

Voraussetzung:

— höhenverstellbare Tische mit einer großen abwaschbaren Fläche Höhen- und neigungsverstellbare Hobelbänke
— Stühle, bei denen Rücken und Armlehnen veränder- und abnehmbar sind, drehbar mit 5 Rollen
— Hocker in verschiedenen Höhen

Arbeitsgang/motorische Anforderungen

Arbeitsgang motor. Anforderungen

— Im Bereich des Schultergelenkes können während des Flechtvorganges alle Bewegungsrichtungen beansprucht werden
— Ellbogengelenk: Extension und Flexion während des Flechtens, Pro- und Supination beim Fitzen
— Handgelenk: während des Flechtens Dorsalextension, Radial- und Ulnarduktion

Im Rahmen des Flechtens werden beide Hände unterschiedlich stark beansprucht: bei Rechtshändern liegt die Hauptarbeit in der rechten Hand.
Die linke Hand hat überwiegend Haltefunktion, sie drückt das Geflochtene an. Bei einigen Krankheitsbildern, z.B. bei der chron. Polyarthritis ist es wichtig, beide Hände, Ellbogengelenke und Schultergelenke zu beüben. In solchen Fällen kann man folgende Flechttechnik wählen:

Fischgrätmuster zur gleichmäßigen Belastung von re. und li.

1. Runde:
   Fitzen mit 2 Flechtfäden von links nach rechts mit der rechten Hand; am Ende der Runde werden die Flechtrohre abgeschnitten
2. Runde:
   Der Ansatz der neuen Flechtfäden liegt gegenüber dem der Rohre der 1. Runde; nun wird mit links von rechts nach links eine Runde geflochten

Wichtig ist, daß jede neue Runde an einer anderen Stelle beginnt. Aus dem reihenweise wechselnden Flechtvorgang ergibt sich das sog. „Fischgrätmuster".

Motor. Anforderungen an die Finger

Motorische Anforderungen an die Finger:
— 3-Finger-Griff
— Fingerflexion und Extension
— Schlüsselgriff
— Daumen in Oppositionsstellung

Das Material Peddigrohr beansprucht Hände und besonders die Fingerspitzen sehr stark, weshalb erst mit dem Material gearbeitet werden kann, wenn eine relativ gesunde Oberflächensensibilität vorhanden ist, besonders nach Verbrennungen und Amputationen.

Ergotherapeutische Relevanz

Ziele Motor.-funkt.

Ziele

a. Motorisch-funktionell

— Auge-Hand-Koordination, bes. bei Zust. n. Schädelhirntrauma, Meningitiden, u. a.
— Kräftigung der oberen Extremität
— Umlernen der Händigkeit
— Verbessern des Umganges mit Armprothesen
— Sensibilisierung und Desensibilisierung
— Verbessern grobmotorischer Funktionen
— Gelenkmobilisation
— Muskelkräftigung im Bereich der oberen Extremität
— Verbessern der allgemeinen Belastbarkeit
— Verbessern des Gleichgewichtes
— Trainieren der Hand- und Fingerfunktionen

Geist.-funkt.

b. Geistig-funktionell

— Konzentration
— Ausdauer
— Merkfähigkeit
— Kreativität
— Schnelle Erfolgserlebnisse durch schnelle Korrekturmöglichkeit

Indikationen

Indikationen
— Dysmelien

- chron. Polyarthritis
- Muskeldystrophie
- Erkrankungen im Bereich des Schultergürtels (PHS, Acromioplastik)
- Rotatorenmanschettenruptur
- Zust. n. Verbrennungen der O. E.
- HWS-Syndrom
- Zust. n. Amputationen im Bereich der Hand, des Unterarmes mit nachfolgender Prothesenversorgung
- M. Sudeck (Beachten des Stadiums!!)
- Zust. n. peripheren Nervenläsionen im Bereich der O. E.
- Zust. n. Sehnenverletzungen und -operationen
- Sensibilitätsstörungen

Contraindikationen

Contra-indikationen

- Hypersensibilität
- Spastik

Adaptationen/Steigerungsmöglichkeiten

Adaptationen Steigerungen

- Helparm
- Beschweren des Werkstückes mit Sandsäcken, Ziegelsteinen, die mit Frottee oder D-c-Fix umklebt sind
- Zur Beübung des Faustschlusses wird das Rohr durch einen Moosgummischlauch gezogen. Nicht als Muskelkräftigung anzuwenden, da nur eine statische Beanspruchung stattfindet
- Griffe zum Feuchthalten des Rohres und zur gleichzeitigen Faustschlußbeübung: Aufgesägtes Rundholz mit einem ∅ von ca. 5 cm, innen mit Schaumstoff auslegen, das beide Teile dann auch verbinden soll
- Verdicken der Griffe des Seitenschneiders mit Armaflex
- Steigerung durch Materialwahl, Größe des Werkstückes, Herstellen von Körben mit geflochtenen Böden etc.

Aufgaben

- Zählen Sie Krankheitsbilder, bei denen Peddigrohr als Behandlungsmedium eingesetzt werden kann, auf!
- Beschreiben Sie die verschiedenen Arbeitshaltungen bei Peddigrohrarbeiten!
- Nennen Sie die Muskulatur, die durch Peddigrohrarbeiten beübt werden kann!

Weiterführende Literatur

— Peddigrohrflechten, Vannerie (travail du rotin); Verlag des Schweizerischen Vereins für Handarbeit und Schulreform, 6. Aufl. 1979; zu beziehen über: Huesmann + Benz Verlag, Hegaustr. 31/46, 7703 Rielasingen

8.12 Ton

Alternativmaterialien

Alternativmaterialien

Lehm, Gips, Pappmaché, Knetmasse, Salzteig

Arbeitsplatz

Arbeitsplatz

— rutschfester, leicht zu säubernder Fußboden
— Wasseranschluß
— großräumig
— abwaschbarer Arbeitstisch
— Regale zum Abstellen und zum Trocknen von fertigen Produkten
— Möglichkeit, einen Tonbrennofen zu stellen; der Raum muß gut lüftbar sein

Ergotherapeutische Relevanz

Ziele

Ziele

a. *Muskelkräftigung*
  — Kräftigung der Arm- und Handmuskulatur, bes. Faustschluß und Spitzgriff
  — Kräftigung der Muskulatur des Thenarballens

b. *Gelenkmobilisation*
  — Schultergelenk (Anteversion, Elevation beim Arbeiten an einer schrägen Ebene)
  — Ellbogengelenk: Extension, Flexion
  — Handgelenk: Palmar- und Dorsalflexion
  — Finger: Extension und Flexion aller Gelenke
  — Daumen: Ab- und Adduktion
  — In gewissem Maße passive Fingerextension

c. *Feinmotorik*
  — Spitzgriff, Faustschluß
  — Koordination der Finger untereinander
  — Auge-Hand-Koordination

d. *Koordination von oberer und unterer Extremität*

e. *Stumpfabhärtung*

f. *Sensibilitätstraining/Desensibilisierung*

g. Geistig-funktionell
- Wahrnehmungsschulung, 3-dimensionales Wahrnehmen
- Fördern von Kreativität und Phantasie
- Konzentrationsschulung
- Steigerung des Selbstwertgefühles

h. Ziele in der berufl. Rehabilitation
- Vorausschauendes Planen üben
- Ordnen und Überschauen des Arbeitsablaufes

Indikationen

Indikationen

— chron. Polyarthritis
— Fingerpolyarthrosen
— Amputationen im Bereich der Hand
— Erkrankungen des Schultergelenkes

Steigerungsmöglichkeiten/Adaptationen

Steigerungen Adaptationen

— Härte des Tons
— Größe des Werkstückes
— Arbeiten mit oder ohne Modellierstäbe
— Zuerst manuell Aufbaukeramik, später Arbeiten an der Töpferscheibe
— Griffadaptationen an den Modellierstäben
— Töpferscheibe mit Fahrradantrieb

Aufgaben

— Erarbeiten Sie Hilfsmittel und Adaptationen in Abhängigkeit von verschiedenen Krankheitsbildern.
— Erarbeiten Sie verschiedene Arbeitsplatzeinrichtungen für unterschiedliche Krankheitsbilder.
— Begründen Sie den Einsatz der handwerklichen Technik anhand der motorisch-funktionellen Ziele!
— Bei welchen Erkrankungen sind Tonarbeiten indiziert?
— Erarbeiten Sie Steigerungsmöglichkeiten beim Einsatz der Technik!

Weiterführende Literatur

— Röttger, E., Klaute, D.: Das Spiel mit den bildnerischen Mitteln; Bd. 3 — Keramik; O. Maier Ravensburg
— Kaupisch, M.: Freizeittöpfern; Frech-Verlag, 1983
— Frank, G.: Kleiner Töpferkurs, Christophorus Verlag, Brunnen-Reihe
— Porr, S.: Töpfern; O. M. Ravensbg.
— Fricke, J.: Arbeiten mit Ton; Falken Fernseh Begleitbuch Bd. 5048
— Münster, M.: Töpfern spielend lernen; E. Vollmer Verlag GmbH München, 1980

8.13 Weben

Arbeitsplatz

Arbeitsplatz

— großräumig, damit mehrere Patienten nebeneinander arbeiten können
— Aufbewahrung von leeren und bewickelten Schiffchen z. B. in großen Waschmitteltonnen oder hohen Körben
— Halterungen für die Webrahmen, um in der Horizontalen arbeiten zu können
— Schärbrett

Erleichterungen für die Arbeit

Arbeitserleichterung

— Patienten die Kette schären lassen, wenn es vom Krankheitsbild her möglich ist
— Zwischendurch Ketten in Reserve schären

Ergotherapeutische Relevanz

Ziele

Ziele

Grob-, Feinmotorik

a. *Training der Grobmotorik und Feinmotorik*
— Aufrichtung der WS
— Kräftigung der Bauch- und Rückenmuskulatur
— Muskelkräftigung
Schultergelenk (Ab-, Adduktion, Elevation, Anteversion, Rotationsbewegungen)
Ellbogengelenk (Extension, Flexion, Pro-, Supination)
Handgelenk (Dorsalextension, Palmarflexion, Radial-, Ulnarduktion)
Fingergelenke (Flexion, Extension; primär keine Kräftigung, sondern Erhalt der Muskelfunktionen)
— Verbessern des Gleichgewichtes
— Auge-Hand-Koordination
— Koordination der Finger untereinander
— Beüben verschiedener Greiffunktionen (Spitz-, 3-Finger-Griff, Faustschluß)

Sensibilität

b. *Sensibilitätsschulung*

Geistig-funkt.

c. *Geistig-funktionell*
— Konzentration
— Ausdauer
— Merkfähigkeit
— Kreativität
— Perception
— Genauigkeit
— Angehen zeitlich weitergesteckter Ziele (planvolles Vorgehen üben)
— Entscheidungsfähigkeit verbessern
— Steigern des Selbstwertgefühles

d. Arbeitstherapeutische Ziele im Bereich der berufl. Rehabilitation
— Physische und psychische Belastbarkeit steigern
— Verlängern der Ausdauer
— Verbessern der Geschicklichkeit

Ath. Ziele in der berufl. Reha

Indikationen

Indikationen

— PHS
— Zust. n. Acromioplastik
— Zust. n. Rotatorenmanschettenruptur
— Zust. n. Narkosemobilisation
— Zust. n. Schulterluxation
— M. Bechterew, Sp. a.
— Plexusläsionen
— Periphere Nervenläsionen der oberen Extremität
— Sehnenverletzungen, Zust. n. Sehnenoperationen
— M. Sudeck (II. und III. Stadium)
— Zust. n. Frakturen im Bereich der O. E.
— Skoliosen
— Kyphosen
— Lumbago
— Weitere Erkrankungen im Bereich der WS
— Querschnittlähmung u. a. m.

Adaptationen/Steigerungen

Adaptationen Steigerungen

— Helparm
— Arbeitshöhe, Neigungswinkel
— Webbreite, Schiffchenlänge, Kettspannung, Webmaterial
— Griffadaptationen am Kamm (Armaflex, Moosgummi)
— Kontrastierendes Tuch, um die Kette sichtbarer zu machen und so das räumliche Wahrnehmen zu erleichtern

Steigerung bei der Gleichgewichtsschulung:

Gleichgewichts-schulung

— Stuhl mit Rücken- und Armlehnen
— Stuhl ohne Armlehnen
— Hocker ohne Arm- und Rückenlehne
— T-Hocker
— Schären einer Kette im Stand
— Weben im Stand
— Schiffchenablagen

Aufgaben

— Zählen Sie Krankheitsbilder auf, bei denen diese Technik als Behandlungsmaßnahme zur Funktionsverbesserung eingesetzt werden kann!
— Erarbeiten Sie tabellarisch eine Arbeitsganganalyse und ordnen Sie den einzelnen Arbeitsgängen die daran beteiligte Muskulatur zu!
— Beschreiben Sie die verschiedenen Ausgangsarbeitspositionen beim Weben!

Weiterführende Literatur

— Vävning som hobby; Studio Vista, 1976; Berlings, Lund 1978
— Burda — Weben für Anfänger; E 704; Verlag Aenne Burda, Am Kestendamm 2, 7600 Offenburg
— Brettchenweben; Snow, M. u. W.; Hörnemann Verlag; Bonn-Röttgen, 1977
— Kircher, U.: Weben auf Rahmen; W. Kircher, Marburg, 1979
— Melen, L.: Webmuster für Gardinen, Handtücher, Tischwäsche; Ravensburger Freizeit-Taschenbücher, Bd. 98; O. Maier, Ravensbg. 1981
— Znamierowski, N.: Weben; Die Hobbywerkstatt, O. Maier Ravensbg.
— Debétaz-Grünig, E.: Web- und Knüpftechniken; Hörnemann Verlag Bonn, 1978
— Kallmann, E.: Weben, Einführung in die Technik des Handwebens, O. Maier Verlag Ravensbg. 1950
— Craeger, C.: Weben — ein schöpferisches Handwerk; Hörnemann Verlag, Bonn
— Kircher, U. Am Webstuhl mit 4 Schäften; W. Kircher, Marburg
— Lundell, L.: Das große Webbuch; Verlag Paul Haupt
— Lammèr, J.: Freies Weben; O. Maier Verlag, Ravensbg.

8.14 Freies Weben

Arbeitsplatz, -gang

Arbeitsplatz, -gang

Freies Weben ist für die Bettphase sehr gut geeignet und kann vom Patienten auch außerhalb der regulären Therapiezeiten durchgeführt werden. Je nach Rahmengröße Arbeiten im Sitzen und auch später im Stehen.

Freies Weben ist auf verschiedenen Rahmen möglich: rund, quadratisch, rechteckig, zwischen Ästen etc.

Ergotherapeutische Relevanz

Ziele

Ziele

— Gelenkmobilisation
— Schulung der Feinmotorik
— Auge-Hand-, Hand-Hand-Koordination

Indikationen

Indikationen

— Chron. Polyarthritis

— Arthrosen der Fingergelenke
— Erkrankungen im Bereich des Handgelenkes

Steigerungen/Adaptationen

Steigerungen
Adaptationen

— Lange Fäden
— Nadel, Häkelnadel mit verdicktem Griff
— mit Knäulchen
— Materialwahl
— Einsatz verschiedener Widerstandklammern (z. B. Wäscheklammern)

Quellen — Handwerkliche Techniken

— Jentschura/Janz (s. 5); S. 251—263
— B. Pfenninger: Ergotherapie in der Handchirurgie; S. 84—99

Weiterführende Literatur

— Lammèr, J.: Das großer Ravensburger Werkkunstbuch; O. Maier Ravensbg., 1975
— Neues Handarbeitsbuch in Farbe, F. Englisch Verlag, Wiesbaden, 1978
— Hrsg. Lammèr, J.: Das große Ravensburger Hobbybuch; O. Maier Verlag, 1970
— Lindner, G.: Freude am Werken; Mosaik Verlag, 1976
— Vatter: Textilkunde, Verlag Dr. M. Gehlen, Bad Homburg, 1975
— Adebar: Von der Faser zum Stoff; Handwerk und Techn. Dr. Felix Büchner, 1969
— Burda: Patchwork — Quilting — Applikation; Best. Nr. E 499; Verlag Aenne Burda, 1980
— Patchwork, Applikation, Kuscheltiere; SH 921; 1983; SEMIC Verlag GmbH; Dieselstr. 6; 2057 Reinbek

9. Weitere therapeutische Medien

Lernziel

Kennenlernen von therapeutischen Knetübungen, der ergotherapeutischen Behandlung unter Einsatz des Therabandes, von Schaumstoffbällen und Rasierschaum unter Berücksichtigung der Behandlungsziele bei unterschiedlichen Erkrankungen und der möglichen Behandlungsmaßnahmen mit diesen Medien.

9.1 Knetübungen

Arbeitsplatz

Arbeitsplatz

— Höhen- und schrägverstellbarer Tisch

— für Pat., die flach im Bett liegen müssen, eignet sich sehr gut ein schräggestellter Bettisch; auch sonst ist eine schräge Ebene gut einsetzbar, um gleichzeitig vermehrt Bewegungen in den Ellbogen- und Schultergelenken hervorzurufen.
— immer einen sauberen staubfreien Tisch mit glatter Oberfläche benützen.

Motor. Anforderungen

Motorische Anforderungen

Schultergelenkbewegungen sind von der Höhe und Neigung des Arbeitstisches abhängig.

Ellbogengelenk: Extension, Flexion, Pro-, Supination
Handgelenk: Extension, Flexion
Finger: Ab-, Adduktion, Extension, Flexion, Daumenopposition

Wichtig:

Als Therapeut muß man vorher die Übungen selbst durchführen, um zu wissen, welche Anforderungen sie an den Patienten stellen.

Ergotherapeutische Relevanz

Ziele

Ziele

— Muskelkräftigung bes. der Intrinsic Muskulatur
— Gelenkmobilisation
— Beüben der Greiffunktionen der Hand
— Auge-Hand-, Hand-Hand-Koordination und Koordination der Finger untereinander.

Indikationen

Indikationen

— chron. Polyarthritis
— Fingerpolyarthrosen
— Zust. nach Sehnenoperationen im Bereich der Hand und des Handgelenkes
— M. Sudeck
— Dupuytren'sche Kontraktur
— Zust. n. peripheren Nervenverletzungen
— Zust. n. Frakturen

Steigerungen Adaptationen

Steigerungen/Adaptationen

— Einsatz verschiedener Knetmassen (Rezepte siehe hinter den Übungen)
— Helparm
— Schräge Tischplatte

Im folgenden werden Knetübungen für Patienten mit Erkrankungen des rheumatischen Formenkreises vorgestellt, die in dieser Form oder abgewandelt auch bei anderen Erkrankungen der Hand eingesetzt werden können. Es wurde der Therapiekitt der Fa. Ortopedia zugrunde gelegt.

Anmerkungen zu den nachstehenden Knetübungen

- eingecremte Hände kleben nicht so sehr an der Masse
- das Ausrollen möglichst bilateral ausführen
- alle Übungen immer mit beiden Händen nacheinander durchführen
- in Abhängigkeit vom manuellen Befallmuster des einzelnen Patienten sind die Übungen abzuwandeln.

Dieses Programm beinhaltet Knetübungen verschiedener Art, die in der Reihenfolge so gewählt sind, daß sie teilweise aufeinander aufbauen: gelenkmobilisierende Übungen werden muskelkräftigenden vorangestellt.

1. Eine handvoll Knetmasse (ca. 150—200 g) mit beiden Händen auf dem Tisch, besser auf einer schrägen Ebene, ausrollen. Dabei besonders beachten, daß während des Rollens, sowohl beim Hin-, als auch beim Zurückrollen, Handgelenke, MCP-, PIP- und DIP-Gelenke über die Knetmasse wandern, so daß eine assistive Fingerextension stattfindet. Das ist besonders bei Strecksehnenruptur IV und V wichtig. Gleichzeitig kann man den Patienten dazu auffordern, beim Von-sich-weg-Rollen, wenn die Masse am Handgelenk angekommen ist, dieses nach dorsal zu flektieren und die Finger zu abduzieren; in dieser Position die Hände etwas halten.
2. Ist die Rolle gleichmäßig dünn und etwa 30—40 cm lang, dann wird zunächst mit einer, dann nach erneutem Ausrollen mit der anderen Hand, folgende Übung durchgeführt: Aufrollen der Masse zu einer Schnecke, die auf dem Tisch liegt (also in der Waagerechten bleiben). Zum Rollen wird die Hand mit der ulnaren Handkante auf den Tisch gelegt, so daß der Daumen nach oben zeigt. Das Ende der Rolle liegt in Höhe des digiti minimi. Durch Palmarflexion aller Fingergelenke und des Handgelenkes wird die Masse aufgerollt. Klebt die Masse dabei zu sehr am Tisch, muß sie während des Rollens leicht angehoben werden.

Abb. 46

a.

b.

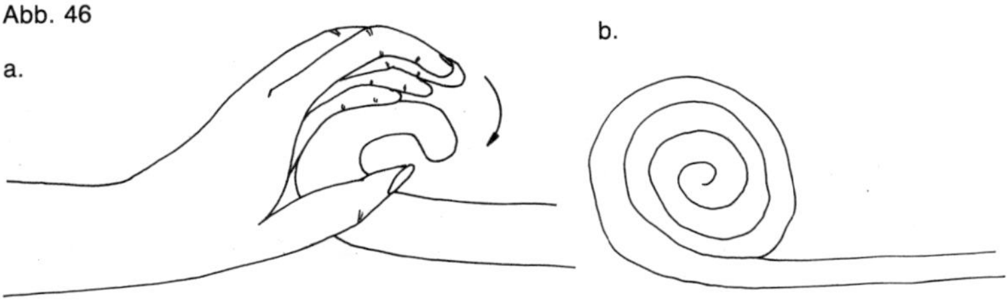

3. Die fertige Schnecke auf dem Tisch (o.ä. glatter Unterlage) ,,festkleben" und den Patienten auffordern, die Masse mit gestreckten Fingern zu sich zu ziehen. Dabei müssen die Hände zur Körpermittellinie schräg gestellt sein — so daß die Fingerspitzen Richtung Mitte zeigen — um beim Ziehen eine Ulnardeviation zu vermeiden.

Abb. 47

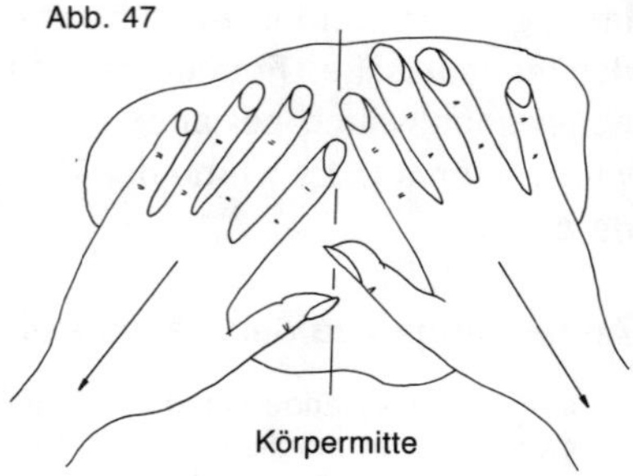

4. Nochmaliges Ausrollen der Masse zu einer etwas dickeren, ca. 30 cm langen Rolle, Eindrücken von Kerben in die Masse, wobei die Hand, wie beim Aufrollen der Schnecke, auf der ulnaren Handkante liegt, der Daumen nach oben zeigt und in Höhe des MCP-Gelenkes des Digiti minimi der Druck ausgeübt wird. Die Abstände dürfen nicht zu groß sein.

Abb. 48

a.

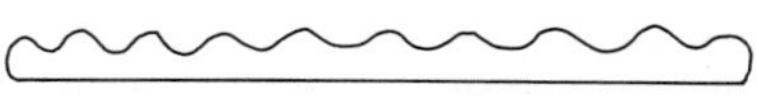

Die ,,Straße" wird dann, damit der Patient nicht in die Ulnardeviation hineinarbeitet, folgendermaßen hingelegt:

b.

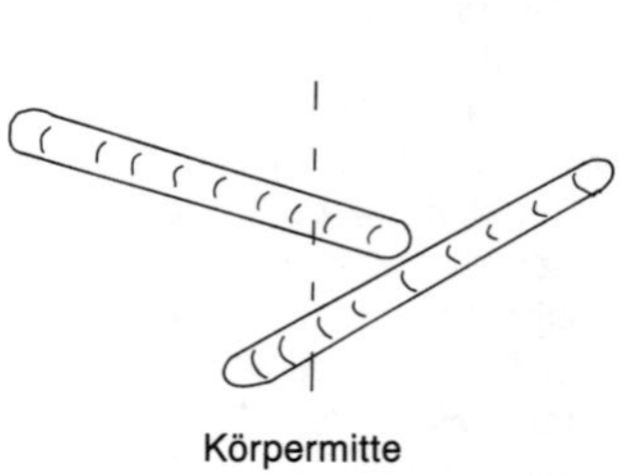

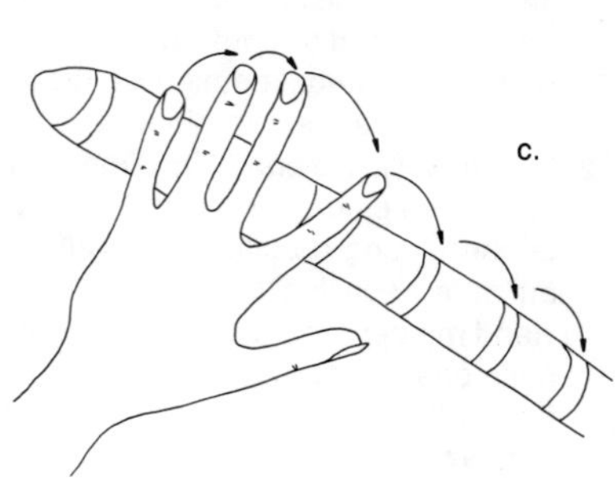

c.

Nun muß der Patient, z. B. für die linke Hand, seinen kleinen Finger in die äußerste Einkerbung legen, den Ringfinger daneben, dann Mittel- und Zeigefinger. Bei dieser Übung ist der Daumen ausgeschlossen.
Der Patient wird aufgefordert ,,Klavier zu spielen", indem er zunächst den Zeigefinger gestreckt anhebt, dann abduziert und eine Einkerbung weiter wieder hinlegt. Die anderen Finger rücken nun nacheinander auf. Wichtig ist, daß jeder Finger einzeln angehoben wird und nicht Ring- und kleiner Finger zusammen. Diese Übung kann bei Strecksehnenruptur IV und V nur passiv durchgeführt werden, da in den beiden Fingern keine aktive Streckung mehr durchführbar ist.

5. Nach der vorigen Übung liegt die Knetmasse nun flach auf dem Tisch. Jetzt wird sie mit der rechten oder linken Hand nach oben, also in die Senkrechte, zu einer Schnecke aufgerollt.
6. Rollen einer Kugel
   Der Patient rollt die Masse auf dem Tisch zu einer Kugel, wobei zu beachten ist, daß zum Bauchnabel hin gerollt wird. Der kleine Finger soll oben auf der Kugel aufliegen, nicht seitlich abrutschen. Beim Rollen auch eine leichte Fingerflexion beachten.

Abb. 49

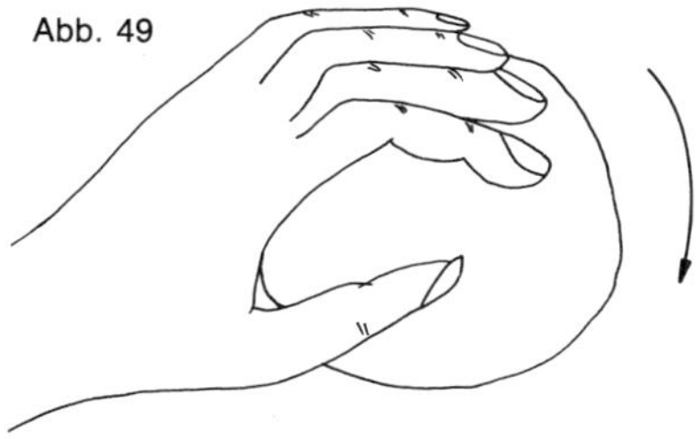

7. Oppositionsübung
   Der Patient legt sich die Kugel bei supiniertem Unterarm in die Handfläche und versucht nun, gegen den Widerstand der Knetmasse zunächst Daumen und kleinen Finger einander so weit anzunähern, daß sich die Fingerspitzen berühren.
   Dann folgen:
   das Öffnen der Hand, Umdrehen der Knetmasse, damit sich möglichst viel davon zwischen Daumen und Ringfinger befindet, diese Finger einander annähern und so mit allen fortfahren.
   Die Menge der eingesetzten Knetmasse ist von der Handkraft des Patienten abhängig.

Abb. 50

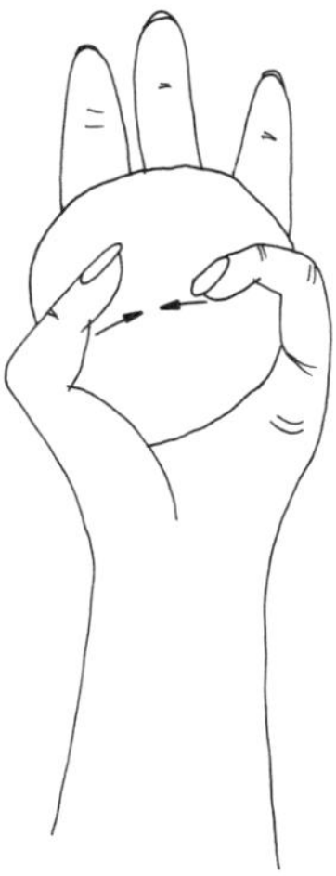

8. Beübung der Adduktion gegen Widerstand in Supination.
   Aus der Knetmasse eine Rolle formen, die nicht zu dick ist. Zeige- und Mittelfinger abduzieren, die Masse dazwischen legen und beide Finger kraftvoll adduzieren. Dasselbe mit allen Fingern durchführen, also Zusammendrücken von II und III, III und IV, IV und V.

Abb. 51

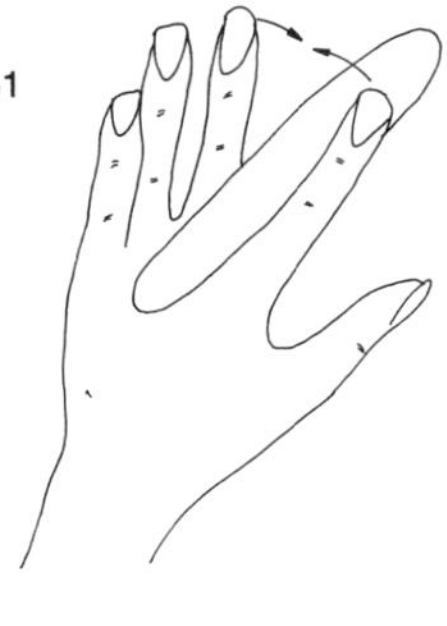

9. Abduktion gegen Widerstand, auch mit allen Fingern durchführen.
Von der Knetmasse etwas abnehmen und eine kleine Rolle formen. Mit dieser Rolle jeweils zwei adduzierte Finger umwickeln. Gegen diesen Widerstand sowohl in der Frontal-, als auch in der Sagittalebene abduzieren.

Abb. 52

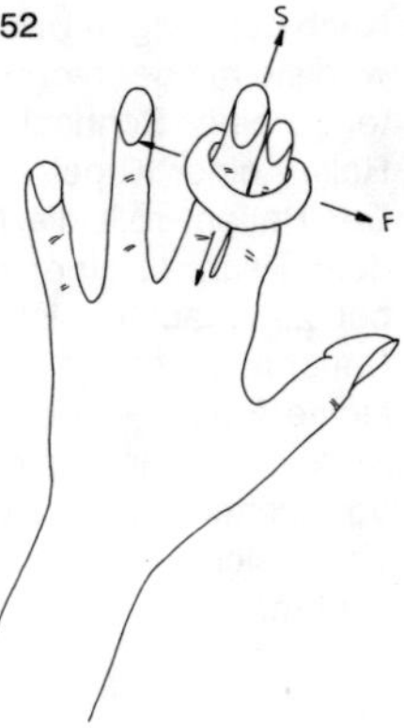

10. Beüben der Handgelenksdorsalflexion bei extendierten Fingern gegen Widerstand, wozu der Unterarm auf dem Tisch aufliegen muß. Um bei der Extension die Ulnardeviation zu vermeiden, muß die Hand wieder schräg zur Körpermittellinie liegen. Mit einer dicken Rolle Knetmasse werden die gestreckten Finger in Höhe der MCP-Gelenke auf dem Tisch festgeklebt — dann wird die Hand im Handgelenk gegen diesen Widerstand dorsalextendiert (dorsalflektiert). Dabei muß der Therapeut die Knetmasse seitlich der Finger halten, um ein Ablösen der Masse vom Tisch zu vermeiden.

Abb. 53

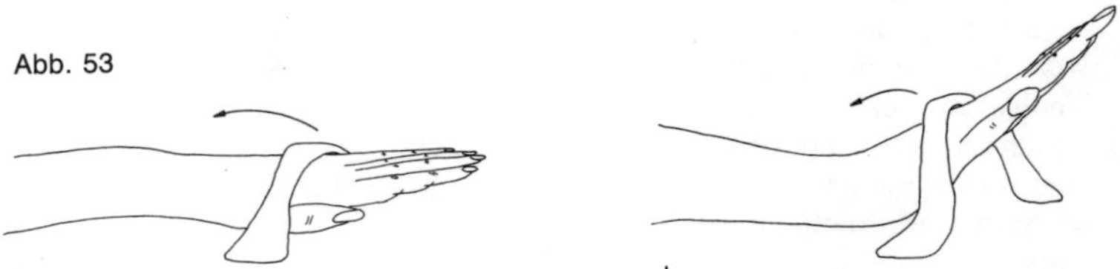

a. b.

11. Supination gegen Widerstand
Ausgangsstellung wie bei Übung 10. Anstelle der Dorsalextension soll eine Supination erfolgen, wenn möglich so weit, daß der Handrücken aufliegt. Ausweichbewegungen verhindern!

Abb. 54

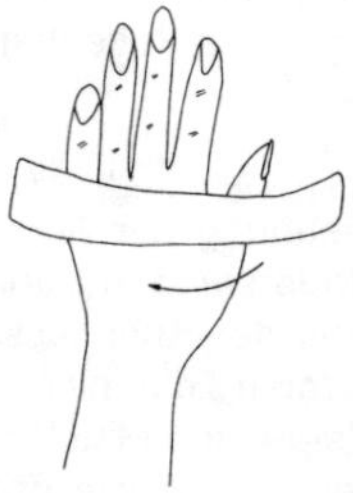

12. Drehbewegung der Finger mit Daumenopposition.
Eine Kugel formen und diese auf dem Tisch festkleben. Mit der ulnaren Handkante mehrmals so eindrücken, daß in der Mitte ein Kegel entsteht. Diesen nun mit Daumen und Zeigefinger anfassen und den Zeigefinger so weit wie möglich um den Daumen drehen (wie beim Drehen eines Schraubverschlusses). Diesen Vorgang mehrmals wiederholen und dann mit Opposition des Daumens zu Mittel-, Ring- und kleinem Finger ausführen. Das gleiche mit der anderen Hand durchführen.

Abb. 55

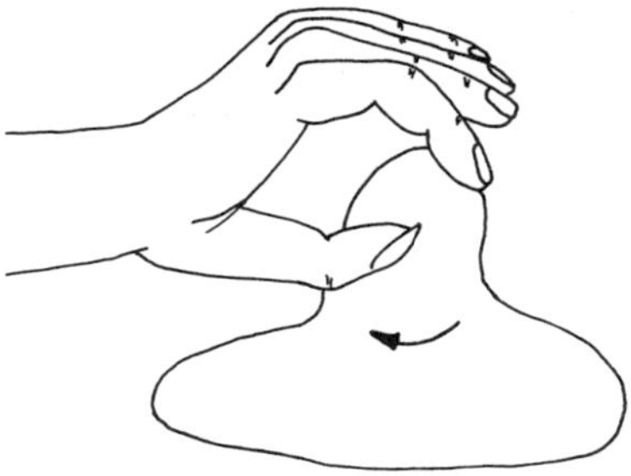

13. Ausgangsstellung wie bei Nr. 12
Anstelle des Drehens soll die Masse zunächst mit Daumen und Zeigefinger, dann mit Daumen und jedem anderen Finger nach oben gezogen werden. Zu beachten sind Handgelenk und Unterarm: der Unterarm soll auf der Tischplatte aufliegen und die Extension soll so weit wie möglich aus dem Handgelenk heraus geschehen.

14. Der Patient soll beide Handflächen aneinander legen. Darum befestigt der Therapeut eine dicke Rolle Knetmasse; der Patient wird aufgefordert, die Hände voneinander zu entfernen und die Knetmasse kraftvoll auseinanderzuziehen.

Abb. 56

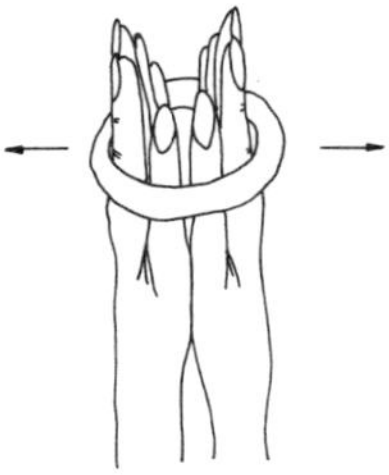

15. Bewegen aller kleinen Fingergelenke mit geringem Widerstand. Von der Knetmasse nimmt man sich einen kleinen Teil heraus, so daß eine Kugel mit ca. 1 cm ∅ geformt werden kann. Die Kugel zwischen Daumen und Zeigefingerspitze nehmen und in alle Richtungen ohne Druck rollen, so daß die Form möglichst erhalten bleibt. Dasselbe mit Mittelfinger und Daumen, Ringfinger und Daumen, kleinem Finger und Daumen.

Abb. 57

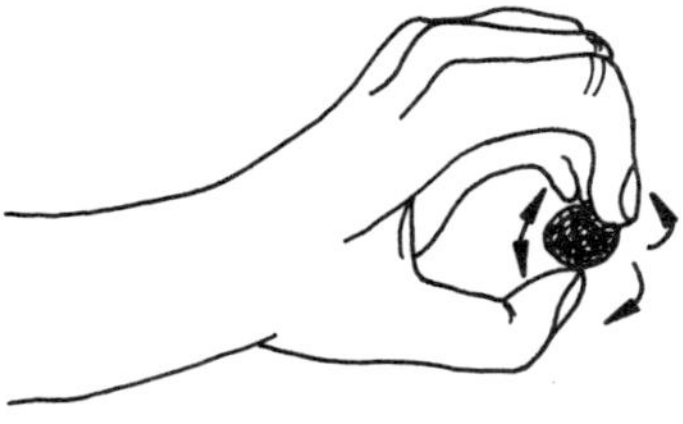

Rezepte für die Eigenherstellung von Knetmasse

(begrenzt haltbar)

1. Masse aus Bienenwachs

Zutaten: 7 Teile Kartoffelmehl
2 Teile Vaseline
2 Teile 100%iges Bienenwachs

Zubereitung:

Vaseline und Bienenwachs im Wasserbad schmelzen (sonst Brandgefahr), zu der aufgelösten Masse portionsweise Kartoffelmehl dazugeben, alles zu einer gleichmäßigen Masse verrühren.

Abschrecken der Masse:

In eine Schüssel mit kaltem Wasser 2 Eßl. der warmen Masse geben, nach Erkalten herausnehmen und auf eine saugfähige Unterlage zum Abtropfen legen, evtl. sogar abtupfen. Diesen Vorgang peu à peu durchführen. Bei Wassererwärmung, dieses austauschen. Zum Schluß die einzelnen abgetrockneten Klumpen, die keinen Tropfen Wasser mehr an sich haben dürfen, sonst entsteht keine Verbindung, zusammenkneten.
Bei Lagerung im Kühlschrank ist die Masse fester, beim Kneten wird sie geschmeidig.

Sowohl mit dieser, als auch mit der nächsten Masse können nur wenige der vorher beschriebenen Übungen durchgeführt werden. Die Herstellung der Massen ist jedoch auch zur Beübung der Fingergelenke und der Muskulatur einsetzbar und kann mit mehreren Patienten gleichzeitig durchgeführt werden.

2. Knetmasse mit Mehl

Zutaten: 350 g Mehl
230 g Salz
2 Eßl. Alaun (Apotheke)
2 Eßl. Öl (Speiseöl)
1/2 l kochendes Wasser
evtl. Lebensmittelfarbe zum Einfärben und Pfefferminzöl (für besseren Geruch)

Zubereitung:

Mehl, Salz und Alaun mischen, die 2 Eßl. Öl zum kochenden Wasser geben und dieses Gemisch langsam zur trockenen Substanz hinzufügen. Alles gut mit den Händen durchkneten. Nach Bedarf Farbe und Duftstoffe hinzufügen.

Diese sehr weiche Masse fängt nach ca. 5 Tagen Kühlschranklagerung an, zu riechen, und Salz und Alaun kristallisieren aus.

Beachten:

das Salz greift die Haut an, daher Vorsicht bei empfindlichen Patienten und Wunden im Bereich der Hand!!

Fragen

— Welche Muskulatur wird durch die Knetübungen gekräftigt?
— Bei welchen Krankheitsbildern sind therapeutische Knetübungen indiziert?

Weiterführende Literatur

Therapeutisches Arbeiten mit der Silikon-Therapie-Masse. Gertrud Neuhoeffer-Uhlig; Dr. Blatter bzw. Hasi: Friedrich Hauenstein GmbH & Co KG, Postfach 2146, Freienfelsstr.-Pottensteinstr., 80 München-Neuaubing 60

9.2 Thera-Band

Das Thera-Band, das von der Fa. Rehaforum vertrieben wird, ist ein elastisches Band, das im Rahmen der Therapie sehr vielfältig eingesetzt werden kann. Es bietet die Möglichkeit der abgestuften Behandlungsdosierung, da es

— in fünf verschiedenen Stärken angeboten wird (dünn bis maximal stark) die farblich unterschiedlich sind
— in Meterware erhältlich ist, so daß verschieden lange Streifen abgeschnitten zu einer Schlinge geknotet oder auch doppelt gelegt einsetzbar sind
— einen elastischen Widerstand bietet
— aufgrund seiner Breite von 15 cm den Druck auf eine größere Fläche verteilt.

Behandlungsziele

— Muskelkräftigung
— Gelenkmobilisation
im Bereich der oberen und unteren Extremität
— Verbesserung der Koordination
— Kontrakturbehandlung
— Gleichgewichtsschulung

Maßnahmen

Vor der Behandlung ist auf folgendes zu achten:

— Ausgangsstellung
— Festlegen der Bewegungsebenen (S, F, T, R) und der Zugrichtung

— Gute Druckverteilung durch glatte Auflage des Bandes über dem Muskelbauch
— Auswahl der geeigneten Stärke

Das Band wird entweder am Bettende, -galgen, an der Türklinke oder am Fuß oder an der anderen Hand fixiert.
Übungen sind in der Begleitbroschüre zum Band enthalten, beispielhaft nur folgende:

Abb. 58:

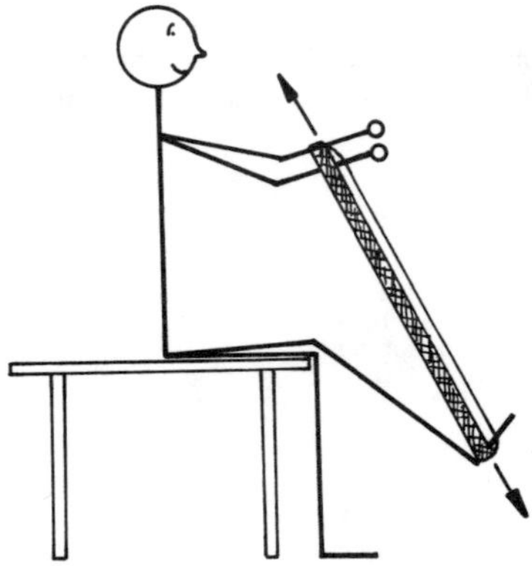

> **Aufgaben**
>
> — Erarbeiten Sie anhand der Ihnen bekannten Krankheitsbilder die Indikationen für den Einsatz des Thera-Bandes als therapeutisches Mittel!
> — Erarbeiten Sie ein Übungsprogramm zur Kräftigung der oberen Extremität!

Quellen

— Begleitbroschüre zum Thera-Band von Rehaform GmbH, Auf der Kaiserbitz 16; 5000 Köln 90

9.3 Schaumstoffbälle — Schaumstoffplatten

Medien

Medien:

— Schaumstoffbälle unterschiedlichen Durchmessers (2, 5, 10 cm) (Spielwarengeschäft)
— Schaumstoffstücke unterschiedlicher Stärke und Größe

Behandlungsziele

Ziele

- Gelenkmobilisation
- leichte Muskelkräftigung, Verhindern von Atrophien

Indikationen

Indikationen

- Zust. n. Sehnenoperationen im Bereich der Hand und des Handgelenkes
- Zust. nach Sehnenoperationen im Bereich der Extrinsic Mm.
- Zust. n. Alloarthroplatischem Gelenkersatz der MCP-Gelenke oder des Daumensattelgelenkes

Maßnahmen

Maßnahmen

- Unter Aufhebung der Schwerkraft im Wasser Extensions- und Flexionsübungen, Zusammendrücken des Schaumstoffes, Extension durch Nachgeben des Schaumstoffes
- Widerstandssteigerung durch dickeren Schaumstoff
- Größere Anforderungen durch den Einsatz kleiner Schaumstoffbälle

Aufgaben

- Erarbeiten Sie die Muskulatur, die durch diese Behandlungsmittel beübt werden kann!
- Entwickeln Sie ein Übungsprogramm, dessen Ziel die Wiederherstellung der maximalen Beweglichkeit in den MCP-Gelenken ist!

9.4 Rasierschaum

Material: Rasierschaum aus Sprühdosen

Behandlungsziele

- Mobilisation der Schulter-, Ellbogen-, Hand- und Fingergelenke

Indikationen

- Zust. n. Frakturen im Bereich des Unterarmes
- Läsionen des Plexus brachialis
- M. Sudeck

— Nach Sehnenverletzungen und -operationen im Bereich der Finger- und Handgelenke
— Erkrankungen im Bereich des Schulter- und Ellbogengelenkes

Maßnahmen:

— Gelenkmobilisierende Übungen gegen minimalen Widerstand an einer schrägen oder halbkreisförmigen Ebene
— Ausführen von Schwungübungen: uni- und bilateral
— Isolierte Extension, Flexion, Ab- und Adduktion aller Fingergelenke und Kombination dieser Bewegungen
— Einsatz des Helparmes zur Unterstützung
— Spiegel zur visuellen Kontrolle der Bewegungen im Bereich des Schultergelenkes

Aufgabe

— Begründen Sie über diesen Text hinaus die Anwendung von Rasierschaum als therapeutisches Mittel im Bereich der Orthopädie!

10. Funktionelle Spiele

Lernziele

Erfassen verschiedener funktioneller Spiele, deren motorisch- und geistig-funktionelle Zielsetzung, die Indikation, Adaptationen und Zielsetzungen.

Spielen als freiwillige Tätigkeit mit dem Inhalt des Beschäftigtseins

Spielen ist eine nicht auf Gewinn gerichtete, freiwillige Tätigkeit, die aus dem spontanen Drang entsteht, einem inneren Lebensgefühl Ausdruck zu geben, verbunden damit, daß man sich dem Lebensernst entzieht (Aernout, Arbeitstherapie, Beltz, 1981; S. 27). Primärer Inhalt ist das aktive Beschäftigtsein. Beim richtigen Spiel setzt man sich mit seiner ganzen Persönlichkeit, mit körperlichen und geistigen Kräften ein, was bei vielen Spielen von großer Bedeutung ist. Spielen ermöglicht das Sammeln von Erfahrungen mit Gegenständen und ihren Eigenschaften und bietet so Lernmöglichkeiten.

Im Bereich der Orthopädie werden Spiele, Gesellschafts-, Brettspiele unter funktionellen Gesichtspunkten, die einerseits die Motorik, andererseits den Geist betreffen, eingesetzt.
Positiv sind die vielfältigen Möglichkeiten, die Spiele, auch in abgewandelter Form, bieten.

Behandlungsmaßnahmen

Motorisch-funktionell

Motor.-funkt.

a. Greifübungen: Fassen und Loslassen der Spielsteine und Würfel
b. Zielübungen: Setzen der Spielsteine
c. Koordinationsübungen: Auge-Hand-, Hand-Hand-Koordination (z. B. Kartenmischen, Würfeln, Labyrinth)
d. Spitzgriff: (in allen Variationen)
   Abhängig von der Größe der Spielsteine bei: Domino, Memorykarten, Mikado, Halma, Kalaha, Mühle, Dame, Schach, Turm von Hanoi, Reversi, 3-Dimensionale Mühle, Fang-den-Hut, Mensch-ärgere-Dich-nicht, Backgammon etc.
e. Faustschluß:
   Pumpfußball: die Spieler sitzen an einem Tisch mit erhöhter Tischkante; gespielt wird mit einem Tischtennisball, der mit Hilfe eines Klistiers hin und her gepustet wird

Geistig-funktionell

Geist.-funkt.

a. Wahrnehmung: Erkennen und Zuordnen von Bildern, Farben, Zahlen
b. Lesen, Sprachfähigkeit:
   Denk-fix: Frage vorlesen und jeden Teilnehmer bitten, eine passende Antwort zu geben, ohne Wiederholung; so kann in einer Gruppe ein Gespräch entstehen. Heinevetters Lesetrainer
c. Begriffsbildung: Scrabble, Memory, Bilderlotto
d. Merkfähigkeit: Sequenz, Memory, Master Mind, Sagaland
e. Kombinationsgabe: Contact, verschiedene Schiebespiele
f. Konzentrationsfähigkeit:
   u. a.: Tangram, Memory, Schau-genau, Mikado, Deutschlandreise, Farben und Formen, Solitaire . . .
g. Reaktionsfähigkeit: z. B. Labyrinth, Scree, Spitz paß auf
h. Gruppenbehandlung: Contact, Malefiz, Mensch-ärgere-Dich-nicht
i. Rechnen: Heinevetters Mengentrainer
   Der Mengentrainer dient dem Erfassen von Teilmengen einer Menge, daran anschließend dem Durchführen einfacher Rechenoperationen mit Zahlen. Positiv für das Lernen ist, daß der Übende ganz auf sich gestellt ist, daß Fehler selbständig festgestellt und berichtigt werden können — die selbständige Korrektur ermöglicht das einsichtsfördernde Lernen (Versuch — Irrtum n. Skinner).
k. Lesen: Heinevetters Lesetrainer
   Er ist so, wie der Mengentrainer aufgebaut, ermöglicht eine Selbstkontrolle der Lösung. Die Anforderungen können gesteigert werden: zunächst werden Begriffe mit Abbildungen verbunden, dann geht es nur noch um einzelne Begriffe, die gelesen werden sollen.

Ballspiele für Rollstuhlfahrer[77]

Ziel: besseres Beherrschen des Rollstuhles
Steigerung des Selbstwertgefühles durch Spiel und Sport

Wichtig ist, daß man zunächst mit leichten Übungen beginnt, um Steigerungsmöglichkeiten zu haben. Übungen werden mit und ohne Gerät, z. T. mit einer Hilfsperson durchgeführt.
Nähere Angaben siehe Quellen

Freizeitgestaltung und Hobbyfindung

Sie muß für jeden Patienten individuell erfolgen und nach seinen Neigungen und Wünschen ausgerichtet sein unter Berücksichtigung möglicher motorischer Einschränkungen.

Adaptationen Steigerungen Hilfen

Adaptationen/Steigerungsmöglichkeiten/Hilfen

a. Adaptationen an Spielsteinen

Einsatz unterschiedlich großer Spielsteine, verschiedener Oberflächen, unterschiedlichen Gewichtes; Magnetfeld, Klettverschluß, Kugeln mit verschiedenem Durchmesser, Farbvariationen, Garnrollen, Stecknadeln, Streichhölzer als Spielsteine

b. Hilfen

Rutschfeste Unterlage
Bunnel-Brett, Nierenhölzchen
Handgelenksböckli
Helparm
Höhenverstellbare, schrägverstellbare Tische
Klemmen, Wäscheklammern
Paradoxe Zange
Spielkartenhalter
Bürste zum Halten der Karten
Mischautomat

c. Steigerung

Spiel in die Mitte des Tisches rücken
sehr großen Spielplan verwenden
Anreichen der Spielsteine aus verschiedenen Richtungen, Ablegen der Steine an verschiedene Plätze

Funktionalität der Spiele

Funktionalität der Spiele

— die zu beübenden Funktionen sollen zur Handhabung des Spieles erforderlich sein
— Adaptation an die Behinderung
(Steck-, Einsteckspiele, Tasten, Greifen, Heranholen, Zuordnen)
— Einsatz verschiedener Formen, Farben, unterschiedlichen Materiales

Verarbeitung der Spiele

— Es darf keine Verletzungsgefahr bestehen
— Herstellung aus dauerhaftem Material
— Es sollte, wenn man es selbst herstellt, so konstruiert sein, daß man es auch im Bett in Schräglage spielen kann
— Ansprechender Charakter
— Übersichtlich
— Logisch
— Altersentsprechend
— Vielseitig

Indikationen

Indikationen

— isoliert auftretende Ausfallerscheinungen der oberen Extremität (Dupuytren'sche Kontraktur, Nervenläsionen, M. Sudeck, Carpaltunnelsyndrom)
— Zust. n. Amputationen im Bereich der Finger und des Unterarmes,
— Zust. n. Prothesenversorgung
— Sensibilitätsstörungen
— Zust. n. Apoplex
— Zust. n. Hirntrauma
— Erkrankungen im Bereich der WS (M. Bechterew, LWS-Syndrom, HWS-Syndrom)
— Erkrankungen im Bereich des Schultergelenkes (PHS, Zust. n. Rotatorenmanschettenruptur)
Systemerkrankungen (E. d., Arthrogryposis multiplex congenita, Dysmelien)

Ziele

Ziele

— Verbessern der Feinmotorik (Auge-Hand-, Hand-Hand-Koordination, einzelne Griffe der Hand: Spitz-, 3-Finger-, Schlüsselgriff, Faustschluß etc.)
— Schulung der Bewegungskontrolle
— Trainieren und Erhalten von Bewegungsfunktionen
— Bewegungsanbahnung durch bilaterales Arbeiten
— Vermitteln von Erfolgserlebnissen
— Fördern geistiger und sozialer Fähigkeiten

Aufgaben

— Zählen Sie acht verschiedene Formen des Solitaire auf!
— Erarbeiten Sie weitere Spielsteinadaptationen!
— Erarbeiten Sie ein Einhänderprothesenschulungsprogramm anhand verschiedener Spiele! Es muß eine Anforderungssteigerung beinhalten!

Anmerkungen

77 Barbu, A., Sunkel, K.-H.: Übungen und Ballspiele für Rollstuhlfahrer; Sporttherapeutische Praxis, 1; Verlag M. Schmidt-Römhild, Lübeck, 3. Aufl., 1978

Quellen

— Die Förderung behinderter Kinder durch Spiel- und Lernmaterial; Ein Handbuch für Eltern, Erzieher, Sonderschullehrer, Therapeuten; Hrsg. Vedes, Vereinigung der Spielwarenfachgeschäfte e.G. Sigmundstr. 220, 8500 Nürnberg 1; Postfach 4227; 1979
— Handlexikon für therapeutisches Spiel; Barbucke, Kluge; Rehabilitationsverlag, Bonn-Bad Godesberg; 1979

Weiterführende Literatur

— Gruppe, C. D.: Brettspiele — Denkspiele; Humboldt, Taschenbuchverlag, ht 282; 1976
— Botermans u. a.: Spiele selbermachen; Heimeran Verlag, München, 1980
— Lekis: Spiel- und Lernmittel für Behinderte und Nichtbehinderte; 4000 Düsseldorf, Pempelforterstr. 54
— ASS Vereinigte Altenburger und Stralsunder Spielkartenfabriken Aktiengesellschaft; Fasanenweg 3—5, 7022 Leinfelden-Echterdingen
— Otto Maier Verlag Ravensburg, Postfach 1860, 7980 Ravensburg; Kataloge: Ravensburger Ratgeber, Ravensburger Programm: Kindergarten, Ravensbg. Programm: Grundschulen und Sonderschulen
— Fisher-Price Spielwaren GmbH, Sürther Str. 195, 5040 Brühl
— Denkspiele der Welt; Knaur-Verlag
— 1000 Tips für Behinderte — Mehr Spaß an sportlicher Freizeit — Hrsg. Barmer Ersatzkasse
— Spielen macht Freude — Hrsg. Deutscher Sportbund, Postfach, 6 Frankfurt/M. 71; von der AOK unterstützt, 1980
— Das Behinderte Kind, 1969/6/S. 250—253. C. Kaper: Spiele und Spielzeug gehören zur Beschäftigungstherapie
— BT + Reha, 1976/4/S. 195—198
U. Pietschmann, J. Löslein: Spiel ist nicht Spielerei, Sonderausstellungen in einem Berliner Krankenhaus
— Domeiner: Der Mengentrainer — Spielendes Erfassen des Mengen- und Zahlenbegriffes im Vorschulalter — Aula Rundschau, 1969, S. 97—101
— Stengel: Gedächtnis spielend trainieren; Amandus Verlag 1976, Wien
— Caprez, G.: Neuropsychologische Therapie und Hirnschädigungen, Rehabilitation und Prävention 17; Springer-Verlag Berlin 1984

11. Aktivitäten des täglichen Lebens

Lernziele

Der Leser soll

— die verschiedenen Voraussetzungen für das Selbsthilfetraining
— die unterschiedlichen Trainingsbereiche
— die Hilfsmittelversorgung
— die Selbstherstellung von Hilfsmitteln erlernen.

11.1 Allgemeine Inhalte

Definition u. Einführung

Definition und Einführung
Unter Selbsthilfetraining versteht man ein Übungsprogramm mit der Zielsetzung der Bewältigung von Schwierigkeiten bei Tätigkeiten des täglichen Lebens.
Das Training einschließlich der Hilfsmittelversorgung umfaßt folgende Bereiche:

- Essen und Trinken
- An- und Ausziehen
- Körperpflege (persönliche Hygiene)
- WC-Benutzung
- Haushalt, Kinderpflege
- Wohnen
- Freizeit
- Schule (Adaptation von Lehr-, Lernmitteln, Arbeitsplatz, -gerät)
- Beruf
- Fortbewegung (u. a. Pkw Adaptationen)

Voraussetzungen für das Selbsthilfetraining

Voraussetzungen

a. *Voraussetzungen in der Abteilung*
   - Grundausstattung mit schriftlichen Informationen (Kartei mit Adressen der Hilfsmittelfirmen, Hilfsmittelkataloge, Loseblattsammlung, neu: Technische Hilfen f. Behinderte s. u.)
   - Grundausstattung mit gängigen Hilfsmitteln
   - Gegenstände des „normalen" Handels (Haushaltswaren-, Sanitärgeschäfte) die als Hilfen eingesetzt werden können
   - Möglicherweise Hilfsmittel als Dauerausleihe einer Firma
   - Nutzen der orthopädischen Werkstätten oder des Fachhandels in der Nähe zum Hilfsmittelausleih (nur zu Demonstrationszwecken)
   - Übungsküche, je nach Klinik unterschiedlich; ideal ist das Vorhandensein einer normalen und einer behindertengerechten Übungszeile
   - Übungsbad und WC
   - Vorhandensein von Materialien, die eine schnelle Adaptation ermöglichen (Armaflex, Polyform, Kustoform)

b. *Voraussetzungen beim Therapeuten / Zu Beachtendes, Grundsätzliche Fragen*
   - Wie beginne ich das Selbsthilfetraining?
   - Was muß ich vor dem Trainingsbeginn abklären?

- Was verstehe ich unter Unabhängigkeit allgemein und speziell bei jedem Patienten?
- Analysieren der Schwierigkeiten des Patienten während der Behandlung:
  - Sind Probleme im Umgang mit Pro-, Orthesen, Rollstuhl vorhanden?
  - Versteht der Patient vom Intellekt her die Anweisungen?
  - Sind Schmerzen, Spastik, Muskelschwäche und fehlende Koordination vorhanden?
  - Hat der Patient Angst vor Fehlern?
  - Um wieviel Hilfe bittet der Patient?
  - Wann benötigt der Patient Hilfe und welcher Art muß sie sein?
  - Welche Erfahrungen und Geschicklichkeiten hat der Klient?
  - Wie ist sein Arbeitskonzept: durcheinander, geplant, vorsichtig, folgerichtig?
  - Hat er Wahrnehmungsdefizite?
  - Wie sicher ist er?
  - Ist der Rehabilitand motiviert, aktiv an der Behandlung teilzunehmen?
  - Ist er emotional stabil?

Bewegungsanalyse vor der Behandlung

- Durchführen einer Bewegungsanalyse vor der Behandlung:
  - Welche Bewegungen sind zum Anziehen nötig?
  - Welche Bewegungen werden beim Einsatz eines Hilfsmittels durchgeführt?
  - Welche Bewegungen sind nicht durchführbar?
  - Welche Hilfen können beim vorhandenen Bewegungsausmaß eingesetzt werden?[78]

Faktoren, die das Selbsthilfetraining beeinflussen

- Folgende Faktoren, die das Training beeinflussen können, müssen beachtet werden:
  - Dauer der Erkrankung (seit Geburt, subakut, chronisch, erworben)
  - Schwere der Erkrankung
  - Prognose der Erkrankung (statisch, progressiv, zurückgehend)
  - Alter als bestimmender Faktor
  - Art der Aktivität, die ausgeführt werden soll (Pat. lassen sich beim Baden und Anziehen länger helfen als beim Essen und WC-Gang)
  - Zusätzliche physische Einschränkungen (blind u. a.)
  - Kulturelle Einflüsse, Einstellung der Umwelt zu Behinderten, Werte und Normen des Patienten und seines sozialen Umfeldes[79]

Pädagogische Aspekte

- Pädagogische Aspekte

  Auch im Selbsthilfetraining ist der Therapeut der Lehrer des Patienten. Das bedeutet u. a., daß man während des Programmes die Lerntheorien berücksichtigen sollte: nach Skinner kann die Antwort auf einen Reflex der Stimulus eines anderen sein.

  Nach einem Schädel-Hirn-Trauma wird z. B. dem Pat. beim Anziehen zunächst von Anfang an geholfen, wobei man den Patienten möglichst den letzten Schritt alleine ausführen läßt; dann, wenn er den letzten beherrscht, soll er sowohl den letzten, als auch den vorletzten ausführen.

So baut sich die Selbständigkeit von hinten nach vorne auf, bis der Patient unabhängig ist. Außerdem muß mit dem Patienten kognitiv erarbeitet werden, daß auch Nichtbehinderte viele Hilfsmittel einsetzen, um sich das Leben zu erleichtern. Daher ist es wichtig, so oft wie möglich „normale" Hilfen einzusetzen, um eine enge Annäherung an Nichtbehinderte zu erreichen.

— Grundsätzliches zum Selbsthilfeprogramm

Grundsätzliches zum Selbsthilfeprogramm

- Das Training ist vom Aufbau her von den Fortschritten abhängig: werden in einem Punkt Fortschritte gemacht, dann kann man mit dem nächsten beginnen
- Physische und psychische Bedeutung der Selbsthilfe beachten
- Ein gut aufgebautes Programm, das auch mit der funktionellen Therapie abgestimmt ist, ermöglicht es dem Patienten, Sicherheit zu entwickeln; eine bessere Behandlungsgrundlage ergibt sich daraus, da der Patient durch seine Erfolge motiviert wird
- Nicht alle Patienten erreichen im Selbsthilfebereich völlige Unabhängigkeit; daher muß die ETh die Familienmitglieder unterweisen:
  a. in Supervision des Patienten beim Ausführen der ADL
  b. im Helfen
- Herausfinden, welche Einstellung die Familie zu Hilfsmitteln hat
- Anpassen des Trainingsprogrammes an die individuelle Situation unter Einbeziehung der Angehörigen

c. *Voraussetzungen beim Patienten*

Voraussetzungen beim Patienten

- Physisch:
  Vorhandensein minimaler Bewegungsfunktionen
  Belastbarkeit von ca. 10—45 Min
- Psychisch:
  Aufnahmefähigkeit, Wahrnehmung, Konzentration, Merkfähigkeit
  Erfassen und äußern, ob das Hilfsmittel geeignet ist und eine reelle Erleichterung bietet
  Erkennen des Sinns der Behandlung
  Positive Einstellung der Behandlung gegenüber

Sind diese Voraussetzungen noch nicht oder nicht ausreichend erfüllt, muß eine vorbereitende Therapie mit folgenden Inhalten einsetzen:

- Motorisch-funktionelle Behandlung (z. T. durch die KG)
- Muskelfunktionstraining, Greifübungen, Koordinationsschulung
- Schulung von Gleichgewicht und Mobilität
- Trainieren von Ausdauer und Geduld

Wiedererlangung der Selbständigkeit

Selbständigkeit

Die Reihenfolge, in der Patienten — besonders chronisch erkrankte

und Schwerbehinderte — ihre Selbständigkeit wiedergewinnen, entspricht der ontogenetischen Entwicklung:
- Essen
- Kontinenz
- Umsetzen (Bett- Rollstuhl etc.)
- WC-Benutzung
- Anziehen
- Waschen

Dokumentation

Dokumentation

Der Funktionsstatus bildet den Rahmen, in dem der Rehabilitationsplan realisiert werden kann:
- Mit ihm als Ausgangspunkt ist Planung für die Zukunft möglich
- Er bildet die Basis für die Auswahl von Adaptationen
- Er dient als Prognosehilfsmittel für das Erlernen von Ersatzfunktionen, als Hilfe zum Einschätzen der Motivation des Patienten und seiner Bereitschaft, vom Rehabilitationsprogramm zu profitieren
- Wichtig ist, daß die Items nicht nur theoretisch abgefragt werden, sondern die Funktionen aktiv überprüft werden
- Übersichtliche Texte, damit die Ergebnisse schnell zu erfassen sind
- Beim Testbogen muß folgende Differenzierung stattfinden:
  Leben ohne Hilfen
  Leben mit Hilfe von Hilfsmitteln
  Leben mit Hilfe von Hilfspersonen

Zeitl. Einteilung des Selbsthilfetrainings

Zeitliche Einteilung des Selbsthilfetrainings
(und der weiteren eth. Behandlung)

Kleines Selbsthilfeprogramm — Großes Selbsthilfeprogramm

Bettphase
(Bedsidetherapie)
- Kontaktaufbau
- Lagerung
- Mobilisationsübungen
- Eßtraining
- Waschtraining (bedingt Körperpflege und Hygiene)
- Aktivierung durch handwerkliche Techniken
- Sprach-, Sprechübungen
- Schreib-, Leseübungen
- Vorübungen zum An- und Ausziehen am Selbsthilferahmen
- Bedingt Toilettentraining

Sitzphase
- Toilettentraining
- Körperpflege am Waschbecken
- Verstärkt Anziehtraining
- Rollstuhltraining
- Motor.-funkt. Behandlung
- Schreibtraining (Maschine)
- Lesen
- Telefonieren
- Einrichtungen des öffentl. Lebens, Formulare ausfüllen üben

Steh-, Geh-, Mobilitätsphase
- Haushaltstraining
- Rollstuhltraining
- Verkehrstraining
- Hausbesuch, Wohnungsabklärung
- Hilfsmittelabklärung in Küche, Bad, WC
- WC-Benutzung
- Einrichtungen des öffentl. Lebens
- Arbeitsplatzbegehung, -adaptationen
- Motor.-funkt. Therapie

Bettaktivitäten[80]

Selbsthilfe am Bett; Bewegungen im Bett

— Bewegen im Bett
— Positionswechsel — Einnehmen der gewünschten Haltungen (Umdrehen, Sitzen, vom Liegen zum Sitzen kommen)
— Sitzbalance halten, während man Rumpf und Arme in verschiedene Richtungen bewegt
— Bewegen nach vorne, hinten, seitlich mit gestreckten Beinen

An- und Ausziehen

Grundsätzliches zum Anziehtraining

Mit dem Anziehtraining wird in der Bettphase begonnen. Abhängig vom Krankheitsbild ist, ob sich der Patient ausschließlich im Bett oder später auch im Sitzen auf der Bettkante bzw. im Stehen anzieht.

Grundsätzliche Regeln:

1. Anziehen: immer zuerst die gelähmte, behinderte Extremität
2. Ausziehen: immer zuerst die nichtbehinderte Extremität
3. Den Patienten *nie* mit Strümpfen, *immer* mit Schuhen hinstellen lassen

Obere Extremität

Reihenfolge beim Anziehen: behinderter Arm, nichtbehinderter Arm, Kopf

— Knöpfe vorknöpfen, Reißverschlüsse vorher einhaken
— Benutzung von Still-BH's, die vorne zu schließen und zu öffnen sind; andere Möglichkeit: BH hinten zunähen und wie ein Hemd anziehen
— Alle Verschlüsse möglichst vorne
— Bei einigen Patienten größere Verschlüsse benutzen
— Reißverschluß mit Schlüsselring oder Lederband versehen
— Anbringen eines Klettverschlusses: dafür die Knopflöcher zu- und den Knopf daraufnähen.
— Verdeckte Druckknöpfe
— Benutzen einer Knöpfhilfe, die jedoch bei Knöpfen mit genau passenden Knopflöchern keine Hilfe bietet.

Untere Extremität

Anziehen von *Hosen* geht im Langsitz und im Sitzen auf einem Stuhl. Das gelähmte Bein über das gesunde schlagen, das Hosenbein nur so weit anziehen, daß man mühelos mit dem gesunden Bein dort herein kommt. Rundholz mit Hosenträgern, helfende Hand, Anziehhaken, langer Schuhlöffel können Hilfen sein.

Röcke

— im Sitzen über den Kopf bis zur Taille ziehen, am Bündchen schließen, aufstehen und den Rock richten
— wie eine Hose von unten nach oben mit Hilfe eines Anziehhakens, einer

helfenden Hand oder Rundhölzern mit Hosenträgern bzw. Strapsen anziehen
— Wickelröcke
— Röcke mit Reißverschluß zunächst vorne schließen, dann in die richtige Position drehen

An- Ausziehen von *Strümpfen*

Ohne Hilfsmittel: der Patient sitzt im Langsitz im Bett oder auf der Bettkante. Das gelähmte Bein wird über das nichtgelähmte gelegt, der Strumpf dann angezogen.
Verschiedene Hilfen: Strumpfanzieher mit starren Stangen (Meyra), eigene Herstellung eines Strumpfanziehers mit oder ohne Strapsen
Ein Stück Schaumgummi auf dem Fußboden verhindert das Wegrutschen beim Strumpfanziehen

Ausziehen:
mit dem anderen Fuß
mit einem langen Schuhlöffel
mit einem Anziehhaken
Überschlagen der Beine und den Strumpf herunterziehen

Schuhe anziehen

— langer Schuhlöffel, mit oder ohne federnde Zunge
— gerade oder schräge Fußbank
— Slipper mit Klettverschluß
— feste Schuhe mit breitem, niedrigem Absatz tragen
— Gummischnürsenkel (versch. Sorten, z. T. mit Arretierungsmöglichkeit)
— Arretierungsknöpfe für die Einhänderschnürung
— Einhänderschnürung. Die beiden Formen sind in dem Kapitel Prothesen abgebildet.

Selbsthilferahmen

Einsatz von *Selbsthilferahmen*

mit: Haken-Ösen
Knopf-Knopfloch
Druckknopf
Reißverschluß
Klettverschluß
adaptiertem Reißverschluß

Üben von Einfädeln, Knoten, Schleife binden, Einhänderschnürung.

Eßtraining

Essen und Trinken

Eßtraining kann durchgeführt werden:

a. in der Bettphase

— wenn möglich, hochstellen des Kopfteiles
— höhenverstellbaren Bettisch mit einer rutschfesten Unterlage versehen
— zur Sicherheit eine große Serviette benutzen
— wichtig: Absprache mit dem Pflegepersonal

— muß der Patient noch flach liegen, und kann nur mit Hilfe essen, Einsatz eines Bettspiegels, damit er sein Essen sieht.

b. in der Sitzphase

— am Bettrand + Bettisch
— am Tisch im Patientenzimmer, dabei auf eine gute Sitzhaltung achten

c. in der Steh-, Geh-, Sitzphase

— Essen in der Küche der ETh-Abteilung; entweder eine schon selbst zubereitete Mahlzeit oder die reguläre
— Training glz. mit mehreren Patienten

Hilfsmittel

Einsetzbare Hilfsmittel sind u.a.:

— rutschfeste Unterlagen (Hasi)
— erhöhte Tellerränder, bzw. Geschirr das gleich einen erhöhten Rand hat (Meyra)
— Adaptiertes Besteck (Meyra, Thomas Hilfen) (Besteckhalter, Griffverdickungen, anatomische Griffe, abgewinkelte Gabeln und Löffel, verlängerte Griffe, Gabelmesser)
— Frühstücksbrett für Einhänder (es hält besser, wenn die Saugnäpfe entfernt werden und stattdessen eine rutschfeste Unterlage eingesetzt wird.)
— Schnabeltasse
— Trinkhalme, -schläuche
— leichte und adaptierte Trinkbecher (Meyra)

Das Wieder- und Erlernen des selbständigen Essens und Trinkens ist am wichtigsten, da die Gefahr der Regression durch das Gefüttertwerden groß ist.

Körperpflege

Körperpflege

Schon in der Bettphase soll in diesem Bereich so viel wie möglich durchgeführt werden:

— Kämmen, Bürsten (Verwendung verlängerter Griffe)
— Nagelpflege
— Zähneputzen (Adaptierte Griffe)
— Rasieren (Adaptationen)
— Make up (adaptierte Griffe z.B. f. Lippenstift)
— beim Haarewaschen ist Hilfe nötig (Waschhilfe, Becken von Ortopedia)

Sitzphase/Waschen am Waschbecken:

— gut wäre ein schräg verstellbarer Spiegel
— verlängerte Hebel am Wasserhahn, Mischbatterie
— Waschhandschuhe aus Frottee
— unterfahrbares Waschbecken mit isolierten Rohren
— Einhänder Nagelbürste und -feile
— Griffveränderungen, Halterungen für Zahnbürste und Rasierapparat
— Kammverlängerung

Baden/Duschen
- Sicherheitsgriffe
- Gummibadematte als Anti-rutsch
- Badewannenbrett, Badewannensitz
- befestigen der Dusche an der Wand, so daß man sie nicht halten muß
- Hebelhöhe
- Seife am Band um den Hals hängen
- Schwamm mit Band
- Schwamm „am Stiel"

Abtrocknen
- Bademantel
- Handtuch mit 2 Bändern und Schlaufen aus breitem Nahtband versehen

WC-Benutzung
- Trainieren des Hinsetzens und Aufstehens vom normalen Toilettenbecken; dasselbe mit verschiedenen Toilettensitzerhöhungen unter Benutzung von Haltegriffen, z. T. ohne
- Toilettenbenutzung
  die Schwerkraft erleichtert das Ausziehen
  Papier und Hilfe zur Intimhygiene, Toilettenpapierhalter in Reichweite
  Tampon-Hilfe (z. B. das Volmarsteiner Modell)
  Anziehstab zum Anziehen in greifbarer Nähe
- Clos-o-mat
- Bidet
- Notlösung: Toilettenstuhl oder Steckbecken

Haushalt
Inhalte sind vom Patienten und seiner familiären Situation abhängig

Haushalt

Die Inhalte des Haushaltstrainings richten sich nach folgenden Punkten:
- behinderte Hausfrau oder -mann, die ihren Ein-Personen-Haushalt führen müssen
- behinderte Hausfrau, die eine Familie versorgen muß
- behinderter Mann, der nicht mehr arbeitsfähig ist und somit im Haushalt einiges übernehmen kann, wenn die Frau berufstätig ist
- behinderte Hausfrau und Mutter von Säuglingen oder Kleinkindern.

Befund:
- Testen einzelner Funktionen im Rahmen eines einfachen Küchentrainings: z. B. Kuchen aus einer Backmischung
- Beobachtung des Patienten während des Trainings: wo hat er seine physischen Grenzen? Welche Küchengeräte setzt er ein?
- Hat der Patient Angst? Ist er motiviert?

Inhalte des Trainings:
- Wiedererlernen oder, wenn nötig, erstmaliges Lernen von Haushaltsführung

— Müdigkeit reduzieren, Belastbarkeit steigern
— Einsatz von Prothesen und Orthesen üben
— Psychologische Gesichtspunkte mit berücksichtigen: Motivation, Zufriedenheit
— Vereinfachung des Haushaltes, um Kräfte zu sparen
— Gute Planung und Organisation der selbständigen Haushaltsführung unter Berücksichtigung geeigneter Haushaltsgeräte
— Änderung der Lebensweise
— Erlernen allgemeiner Hausarbeiten
— Wichtig: primärer Inhalt Essensplanung und -zubereitung.

Cave:

Zu Beachtendes

Das Küchen-, Haushaltstraining mit langjährigen Hausfrauen kann problematisch werden, wenn der Eindruck entsteht, daß man der Patientin das „richtige Kochen" zeigen will. Daraus folgt, daß zunächst mit der Patientin die Ziele und Inhalte der Behandlung durchgegangen werden müssen und man während der Therapie so wenig wie möglich eingreift.

Hilfsmittel für die Küche, Erleichterungen

Küchenhilfsmittel und Erleichterungen
— Spülbürste mit Saugnapf
— Einhänderkartoffelschäler
— Gustavsbergmesser
— rutschfeste Unterlage
— verschiedene Dosen- und Schraubglasöffner
— Elektrische Geräte, die die manuellen Tätigkeiten verringern
— Kehrgarnitur mit verlängertem Griff
— Wassermop, „Pudel" (Eimer und Mop mit langem Stiel)
— höhenverstellbares Bügelbrett
— Gewicht, Größe, Festigkeit, Einfachheit in der Benutzung der Gegenstände beachten

Behindertengerechte Küchen, Anforderungen an sie

Behindertengerechte Küchen gibt es von den Firmen: Alno, Neff, Thomas Hilfen (Format), Focus, u. a.
Anforderungen:
— mit dem Rollstuhl unterfahrbar
— kurze Wege für Vorbereitung, Kochen und Spülen, am besten L-förmig;
— gute Isolierung
— folgerichtige Anordnung der Küchenelemente
— große Griffe
— alles sollte erreichbar sein
— rollende Unterelemente benutzen

Wohnen

a. Fragen zur vorhandenen Wohnung

— Sind Treppen vorhanden? Wieviele?
— Sind in der Wohnung Schwellen? Welche Höhe haben sie?
— Wie sind die Räume angeordnet?
— Wo liegt die Wohnung? In der Stadt, auf dem Land?
— Art des Wohnens: Raumanzahl, Haus, Wohnung, Eigentum, Mietwohnung?
— Wie sind die örtlichen Einkaufsmöglichkeiten?[81]

Behinderten-gerechte Veränderungen

b. Behindertengerechte Veränderungen

Wohnungsplanung und Einrichtung geschieht nach den DIN-Normen. Dafür gilt z. B.:

— Steckdosen in Rollstuhlhöhe
— in den Kleiderschränken Kleider in Armhöhe aufhängen
— Einrichtung aufs notwendige beschränken, dabei den Wendekreis des Rollstuhles, 150 x 150 cm, beachten
— passende Sitzmöbel wählen, z. B. Hilfen, wie einen Katapultsitz einsetzen
— Rollstuhlgerechte Anordnung der Schränke
— Teppich und Fußbodenbeläge entsprechend der Gehbehinderung und der Fortbewegungshilfen auswählen

Alles weitere ist in der unten angegebenen Literatur zu finden.[82]

Kommunikation

Lesen/Hilfen

a. Lesen

— Leseständer
— Bettleseständer (Thomas-Hilfen) aus Plexiglas
— Prismenbrille für bettlägerige Patienten
— elektr. Umblätterhilfe
— Umblätterhilfe (Blattwender) in Form eines Stabes mit Noppengummi, der mit dem Mund gehalten werden kann

Handschreiben

b. Handschreiben

Inhalte des Schreibtrainings

— Umlernen von einer Hand auf die andere
— Erlernen des Fuß- oder Mundschreibens
— Erlernen des Schreibens in Supination
— Er- oder Wiedererlernen des Schreibens
— Erprobung und Einsatz von Schreibhilfen
— Vorübungen: Malen von Kreisen, Figuren und Formen. Dazu kann man auch die Schreibübungshefte der Schulanfänger einsetzen, bei denen z. T. Schwungübungen vorgegeben sind:

Abb. 59

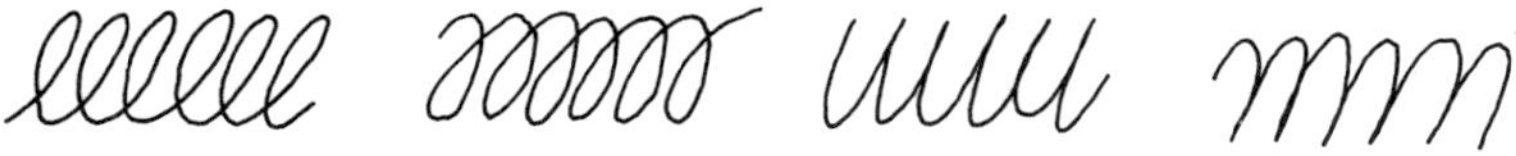

Buchstaben in ihre Teile zergliedern:

Abb. 60

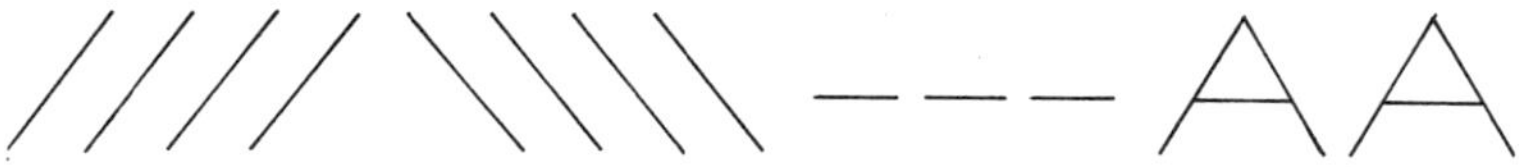

Bei Schreibschrift mit zusammenhängenden Figuren beginnen, um den Schwung, die fließende Bewegung zu erlernen:

Abb. 61

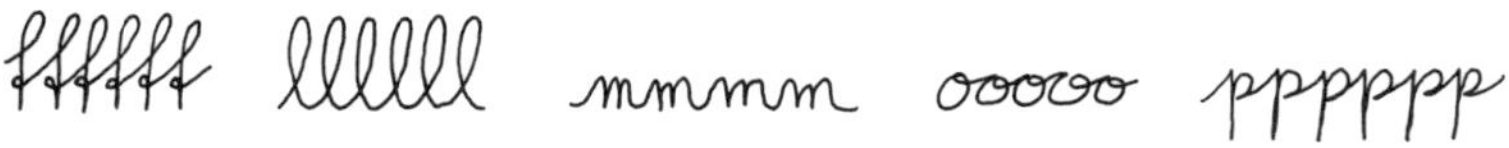

Das Schreibtraining muß individuell durchgeführt werden unter Berücksichtigung des Zweckes, zu dem der Patient das Schreiben er-, wiedererlernt.
Um Vergleichsmöglichkeiten zu haben, werden die Übungsbögen datiert und der Patientenakte angeheftet.[83]

Mundschreiben

Mundschreiben
- Einsatz leichtgängiger Stifte
- weiche Unterlage
- Stift mit Mundschutz am Ende
- höherer, schräger oder fast senkrechter Tisch
- Abstand Auge-Papier ca. 20 cm

Fußschreiben

Fußschreiben
- der Stift kann zwischen der Groß- und der 2. Zehe oder aber mit allen 5 Zehen gehalten werden
- Schreiben an einer schrägen Schreibplatte
- auf einen korrekten Sitz achten, um WS-Schäden zu verhindern

Schreibhilfen

Schreibhilfen
- Griffverdickungen (Schaumgummilockenwickler, Tischtennisball, Moosgummi, Kustoform, Polyform)
- einfache Stifthalterungen (aus Polyform oder Orthoplast, Klemmvorrichtungen, Ledermanschette)
- Noppengummi als Antirutsch und zur Verringerung des Druckes beim Halten der Stifte

— Einsatz verschiedener Schreibgeräte, die leicht schreiben: Filzstifte, Kugelschreiber, Stifte mit flüssiger Tinte
— Stiftablagen (Ständer, Backstein, gebohrtes Holz)
— Papierhalterungen, Einklemmen von losen Bögen, Schreibplatten mit Magnetklemmleisten

Arbeitsplatz

Arbeitsplatz

— Höhenverstell- und adaptierbare Stühle
— Höhen- und neigungsverstellbare Tische, die auch mit dem Rollstuhl unterfahrbar sind

Maschine-
schreiben

Maschineschreiben

Inhalte des Trainings:
Handschreiben
Erlernen des Einhänderschreibens
Fußschreiben
Kopfschreiben
Mundschreiben

Einhändermethode für links — Abb. 62

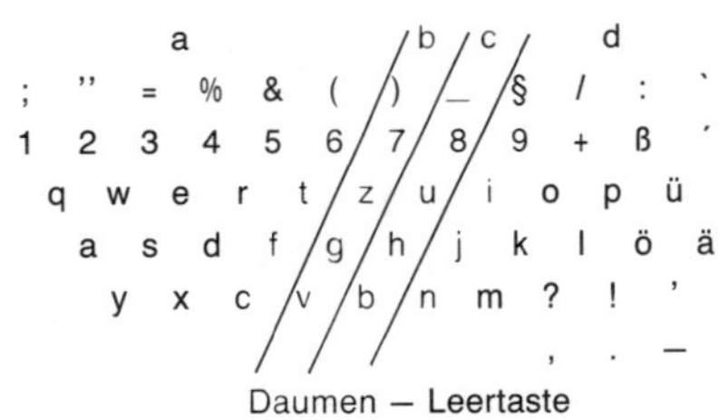

a — kleiner Finger
b — Ringfinger
c — Mittelfinger
d — Zeigefinger

Hilfen:
— Einsatz einer elektr. Schreibmaschine mit Korrekturband
— Rolle mit Endlospapier
— Schreibmaschinenhämmerchen für Hand oder Mund
— Abdeckplatten für die Tasten, um das Tippen zu erleichtern
— Konzepthalter
— Armlagerungsschale, Helparm

Telefonieren

Telefonieren

Hilfen:
— Tastentelefon
— Telefonnummernspeicher
— Telefonhörerhalter am Apparat
— ständiger Telefonhörerhalter mit Gabelbeschwerer
— Wählhilfen (Hämmerchen)

Mobilität / Reisen

Mobilität
Reisen

Der Umgang mit Mobilitätshilfen wie Geh-, Unterarmgeh-, Achselstützen auf verschiedenem Untergrund wird primär von der KG trainiert. Auf Rollstühle wird in einem speziellen Kapitel eingegangen. Behindertengerechte PKW's sind sehr individuell und speziell, so daß ich für Interessierte nur auf die entsprechende Literatur verweise (s. u.).
Im Reisebüro kann man sich nach Reisemöglichkeiten für Behinderte erkundigen. Es gibt für diverse Orte Stadtführer für Behinderte, von der DB eine Broschüre über Bahnreisen für Behinderte und von der Arbeitsgemeinschaft Hilfe für Behinderte einen Ferienführer. Bezugsadressen s. u.

Freizeit / Hobby — Garten

Freizeit
Hobby
Garten

Aus dem Freizeit- und Hobbybereich habe ich einen ausgewählt, der in der deutschsprachigen Literatur kaum erwähnt wird.
Im anglo-amerikanischen Sprachbereich findet man diverse Informationen über die Freizeitgestaltung Behinderter, die auch besonders den Gartenbau einschließt.

1. Erfassen des Status quo:
   - Was kann der Patient im Garten noch tun?
   - Welche Tätigkeiten kann er nicht mehr durchführen?
   - Können ursprüngliche Arbeitsmethoden noch eingesetzt werden oder bedürfen sie der Änderung?
   - Müssen Hilfen eingesetzt werden?
2. Tips zur Erleichterung
   - kleinere Beete mit langen Reihen
   - weniger Gemüse anbauen
   - primär Kletterpflanzen und Spalierobst anbauen
   - Zäune setzen, um eine Festhaltemöglichkeit zu haben
   - vor der Ermüdung aufhören, zu arbeiten
   - die Arbeit so einteilen, daß man jeden Tag etwas macht
   - bei schweren Arbeiten Hilfe von Nachbarn und Freunden annehmen
   - eine gut ausbalancierte Schubkarre benutzen
   - an mehreren Stellen im Garten Plätze zum Ausruhen einrichten und nutzen
   - leichtgewichtige Gartengeräte einsetzen
   - verlängerte Stiele, Gummigriffe, um einen besseren Halt zu haben
   - plastikumwundener Blumendraht ist besser zu handhaben als einfacher
   - einige Gartengeräte können auch gut in der Prothese fixiert werden (z. B. Spaten)
   - anlegen eines rollstuhlgerechten Gartens mit teilweise erhöhten Beeten; Plattenwege erhöhen die Gangsicherheit

— einige Patienten sind beim Anlegen des Gartens auf Hilfe anderer angewiesen, können aber die Bearbeitung selbständig übernehmen.
Die erhöhten Beete dürfen nicht zu breit sein: wenn sie von beiden Seiten erreichbar sind, etwa die doppelte Armlänge, sonst nur eine Armlänge.
— pflegeleichte Pflanzen anbauen.

Auch im Hause sollten pflegeleichte Pflanzen da sein, z. B. verschiedene Sukkulenten und solche Gewächse, die auch in dunkleren Ecken gut wachsen. Eine weitere Möglichkeit ist das Anlegen eines Flaschengartens oder eines Terrariums.

Einrichtungen des öffentlichen Lebens

Einrichtungen des öffentlichen Lebens

Viele Patienten müssen wieder lernen, mit Ämtern umzugehen und Formulare auszufüllen. Um das üben zu können, sollte sich in der Abteilung eine Mappe mit folienbeschichteten Blankoformularen befinden, die dann mit einem wasserlöslichen Folienschreiber ausgefüllt werden können. Formulare aus den Ämtern selbst besorgen, wenn man sowieso dort ist oder schicken lassen.
Einige Banken haben z. B. für ,,Bankanfänger'' bei der Kontoeröffnung eine Mappe mit Vordrucken einschließlich einer Erklärung, wie sie ausgefüllt werden müssen.
Zu den Einrichtungen des Öffentlichen Lebens gehören z. B. Banken, Post, Ämter und Behörden im Rahmen der Stadtverwaltung, Polizei, Kirchen, Kino, Theater etc.
Auf welche architektonischen und anderen Barrieren Behinderte, respektive Rollstuhlfahrer treffen und welche Möglichkeiten es gibt, sie zu verändern, ist in der Schriftenreihe des Bundesministers für Raumordnung, Bauwesen und Städtebau bearbeitet. (s. u.) Die Therapieinhalte werden bei jedem Patienten individuell erarbeitet.

Soziales Umfeld

Soziales Umfeld

Für die Aktivitäten des täglichen Lebens sind Freunde, Verwandte und Familie oft als Hilfe notwendig. Man muß herausfinden, welche Einstellung zum behinderten Familienmitglied vorhanden ist.
Von Bedeutung können auch die Werte und Normen des Patienten und seiner Familie sein.

Indikationen

Indikationen

— Unfähigkeit des Patienten, Tätigkeiten des täglichen Lebens aufgrund einer Störung durchzuführen
— WS-Erkrankungen

— Dysmelien
— chron. Polyarthritis
— Erkrankungen der Schulter-, Ellbogen-, Hand- und Fingergelenke
— Systemerkrankungen: M. Sudeck, E. d.
— Querschnittlähmung
— Poliomyelitis
— Zust. nach alloarthroplast. Gelenksersatz (Hüfte, Knie, Hand)
— Zust. n. Apoplektischem Insult

Ziele

Ziele

— Größtmögliche Unabhängigkeit des Rehabilitanden von fremder Hilfe
— Verselbständigung mit und ohne Hilfsmittel
— Lernen von Trickbewegungen und Ersatzfunktionen, Kompensationsmechanismen
— Hilfsmittelversorgung unter dem Grundsatz: soviel wie möglich, so wenig wie nötig
— Hilfsmitteladaptation
— Stärken des Selbstbewußtseins und des Selbstwertgefühles
— Erlernen von Basisaktivitäten, die notwendig sind, um das tägl. Leben meistern zu können, inclusive: Weg zur Arbeit und zurück, Tätigkeiten bei der Arbeit, zu Hause, in der Freizeit
— Überbrücken des Zeitraumes zwischen dem Eintritt der Schädigung/Behinderung und der Erlangung der größtmöglichen Selbständigkeit
— Aktive Selbständigkeit und ausgeglichenes Selbstwertgefühl; man muß verhindern, daß sich der Patient von den Hilfen passiv psychisch „abhängig" fühlt.

11.2 Hilfsmittelversorgung

Hilfsmittelversorgung

Inhalte:
— Beratung
— Üben des Umganges mit den Hilfen
— Adaptation der Hilfen
— Entwickeln neuer, individueller Hilfen

Definition von Hilfsmitteln nach der RVO:

Hilfsmittel nach RVO

Es gibt verschiedene Arten der Hilfsmittel:

a. Körperersatzstücke: Prothesen
b. Orthopädische Hilfsmittel: Sie dienen der Unterstützung der Orthopädischen Behandlung im Sinne einer Förderung, der Sicherung des Behandlungserfolges, seiner Stabilisierung.

c. Andere Hilfsmittel: Hilfen nach § 182b RVO, die der medizinischen Zielsetzung dienen, i.e. körperliche Behinderungen im Sinne von Funktionsstörungen ganz oder teilweise ausgleichen. (z.B. Rollstühle, Hilfen zum An- und Ausziehen, Adaptationshilfen für Gebrauchsgegenstände u.a.m.)[84]

Ziele

Ziele:

— so wenig wie möglich, so viel wie nötig

Anforderungen an die Hilfsmittel

— so klein und unauffällig wie möglich, gleichzeitig handlich und vielseitig einsetzbar
— berücksichtigen des kosmetischen Faktors
— Adaptation des Hilfsmittels an die jeweilige Funktionen des Patienten
— nicht für jeden Funktionsausfall und jede Schwierigkeit ein Hilfsmittel verordnen.[85]

Auswahl der Hilfen:

— Hilfsmittelkataloge und andere Informationen
— Hilfsmittelerprobung, z.T. schon mit adaptierten, i.d.R. aber mit handelsüblichen Hilfsmitteln

Erprobungsphase:

— so realistisch wie möglich an die Gegebenheiten des Patienten in Haushalt, Schule, Beruf anpassen

Kostenträger der Hilfsmittel

11.3 Kostenträger der Hilfsmittel

Krankenkassen

Krankenkassen (KK)

Die Ortskrankenkassen haben einen Hilfsmittelkatalog in Form einer Loseblattsammlung herausgegeben, in dem aufgeführt ist, was zu ihren Leistungen gehört und was nicht.

KK sind Kostenträger der Heil- und Hilfsmittel, die dazu dienen sollen, einer drohenden Behinderung vorzubeugen, den Erfolg einer Heilbehandlung zu sichern und eine Behinderung ganz oder teilweise auszugleichen.

Notwendige Formalitäten:

(in Abhängigkeit von der Einrichtung, der Zusammenarbeit mit einer orthopädischen Werkstatt und dem Orthopädie-Fachhandel in Form von Sanitätshäusern)

a. Rezept oder klinikspezifisches Formblatt zur Hilfsmittelversorgung
b. Ergotherapeutische und/oder ärztliche Stellungnahme
c. Kostenvoranschlag des Fachhandels.

Diese Unterlagen werden bei der Krankenkasse eingereicht und bearbeitet.

Bis die Kostenfrage geklärt ist, vergehen oft 4—6 Wochen. Das bedeutet, daß der Patient ohne Hilfen entlassen wird und so zunächst zurecht kommen muß. Damit Therapieziel und -erfolg erhalten bleiben, ist es unumgänglich, andere Lösungsmöglichkeiten zu erarbeiten. Außerdem können auch andere, im folgenden aufgezählte Kostenträger Leistungen gewähren:

Gesetzliche Unfallversicherung (Berufsgenossenschaften)

Gesetzl. Unfallversicherung

Kostenträger der Arbeits- und Berufsförderung nach einem Arbeitsunfall. Bei der Verordnung technischer Rehabilitationshilfen ist evtl. ein fachärztliches Gutachten notwendig. BG haben ebenfalls ein Verzeichnis ihrer Leistungen.

Rentenversicherung

Rentenversicherung

Kostenträger von Maßnahmen zum Erhalt, zur Besserung und Wiederherstellung der Erwerbsfähigkeit.

Bundesanstalt für Arbeit (BfA)

BfA

Kostenträger von Aus- und Fortbildung und Umschulung, Arbeitsplatzadaptation, Suchen und Adaptieren eines neuen Arbeitsplatzes.

Sozialhilfe

Sozialhilfe

Kostenträger für Maßnahmen und Hilfen, um eine selbständige Lebensführung zu ermöglichen.

11.4 Hilfsmittelherstellung

Hilfsmittelherstellung

Sonderanfertigungen werden in orthopädischen Werkstätten, vorzugsweise in solchen, die zu größeren Behindertenzentren und Rehabilitationseinrichtungen gehören in Zusammenarbeit mit der Ergotherapie und dem Patienten hergestellt.
In ETh-Abteilungen werden nötige Hilfen, die sofort zur ständigen Benutzung nötig sind, zum Materialpreis hergestellt, wie z. B. Anziehhaken, Strumpfanzieher aus einem 5 l Plastikeimer, verlängerte Kämme und Bürsten u. a. m.

Anziehhaken:

Abb. 63

Material:

1 Rundholz, 1 Kleiderbügelhaken oder 1 vollständiger Kleiderbügel

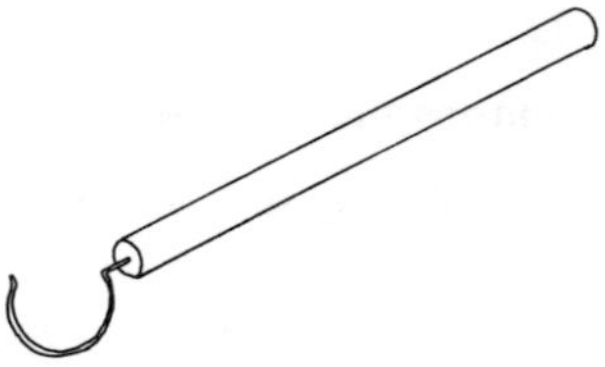

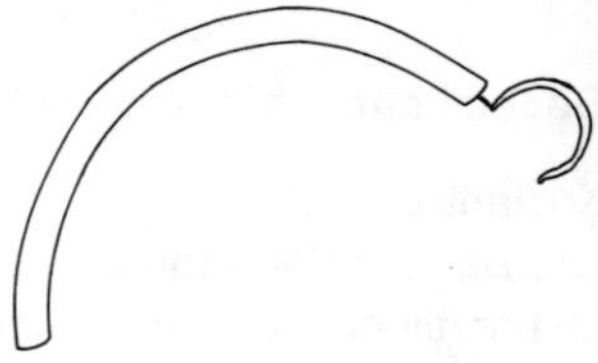

Verlängerter Kamm:

Abb. 64

Material:

1 Kamm des Patienten, 1 Rundholz oder eine Leiste, deren Kanten abgerundet werden müßten, 1 Flügelmutter, Unterlegscheibe, 1 Gegenstück zur Flügelmutter. Je nach Bedarf und Funktion des Patienten herstellen mit ein oder zwei Gelenken

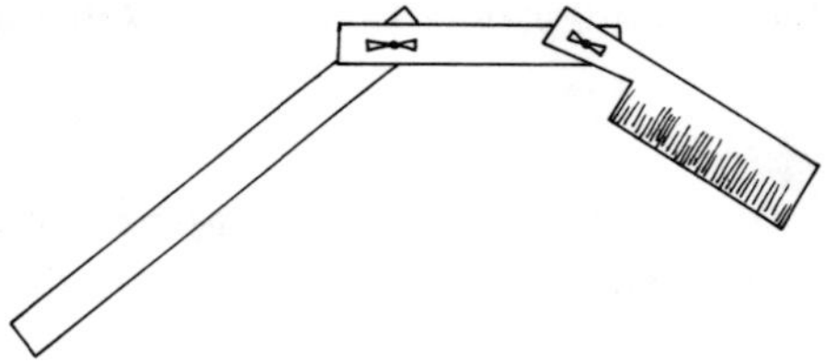

Strumpfanzieher:

Material:

1 5 l Plastikeimer (etwas teurere nehmen, die nicht so leicht brechen!); das ergibt beim sparsamen Arbeiten 3 Strumpfanzieher
1 Schere, Universalmesser oder Laubsäge (das muß jeder für sich ausprobieren)
Herstellen einer Pappschablone, die immer wieder verwendet werden kann; Stahlwolle, Ziehklinge, Bunsenbrenner.

Die Kanten müssen entgratet werden, ganz glatt sein, um bei Seidenstrümpfen, -strumpfhosen keine Laufmaschen zu verursachen.
Bearbeitung der Kanten:

a. Mit der Ziehklinge, dem Messer und Stahlwolle, besser:
b. den fertigen Strumpfanzieher schnell an einer Gasflamme entlangführen, so daß die Kanten verschmelzen, sehr gute und schnelle Lösung.

Abb. 65

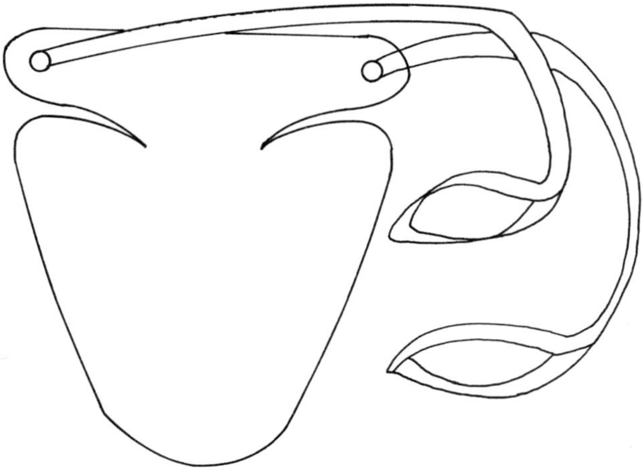

Hilfe zur Intimhygiene (entwickelt von Frau P. Zertz, z. Zt. Neurolog. Abt. des Städt. KH Neukölln, Berlin)

Material:

1 Gurken- oder Gebäckzange aus Metall; als Armverlängerung einzusetzen (siehe Spondylodese)
Verbiegen in eine für den Pat. günstigen Stellung.

Abb. 66

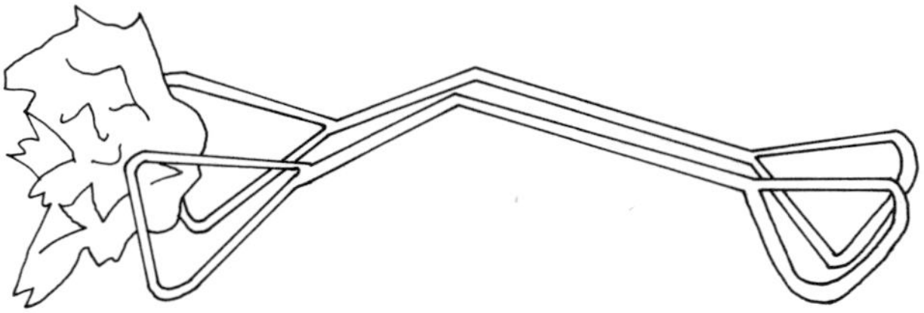

Aufgaben

- Wo erhalten Sie ausreichende Informationen über Hilfsmittel?
- Zählen Sie Hilfsmittel für den Haushalt auf und begründen Sie den Einsatz.
- Zählen Sie die verschiedenen Bereiche des Selbsthilfetrainings auf und begründen Sie die Notwendigkeit anhand eines Patienten mit einer chron. Polyarthritis.
- Beschreiben Sie die psychische Bedeutung des Selbsthilfetrainings.

Anmerkungen

78 Rusk, H. A.: Rehabilitation Medicine; 4 th ed.; The C. V. Mosby Company St. Louis, 1977; Pp 150—151
79 a. a. O., p. 179
80 a. a. O., p. 150
81 a. a. O., p. 187
82 Leitfaden zur Vermeidung und Beseitigung baulicher Hindernisse. Schriftenreihe des Reichsbundes Folge 36, März, 1977 Hrsg. Reichsbund der Kriegsopfer, Behinderten, Sozialrentner und Hinterbliebenen e. V.; Bundesvorstand Beethovenstr. 56—58, 5300 Bonn-Bad Godesberg
83 Eggers, O.: Ergotherapie bei Hemiplegie; Basel, 1979 S. 203, 204
84 Materialsammlung für die gesetzliche Krankenversicherung (MSK), III Hilfsmittelkatalog; Verlag der Ortskrankenkassen Bonn; von 29. 10. 1982, in der Fassung der ersten Ergänzungslieferung vom 7. 5. 1984 S. III/1, 5—14

Weiterführende Literatur

— Technische Hilfen für Behinderte, bisher erschienen Bd. 1—6, eine Informationssammlung; zu beziehen durch: Dienstleistungszentrum für Schwerbehinderte gem. GmbH, Postfach 10 14 09; 6900 Heidelberg
— Barrierefrei Arbeiten, Wohnen, Leben; LBS Landes-Bausparkasse Postfach 29 80, 6500 Mainz
— Schriftenreihe des Bundesministers für Raumordnung, Bauwesen und Städtebau, Bad Godesberg, Deichmanns Aue, 5300 Bonn 2; Reihe: Bau- und Wohnforschung 04.
Heft Nr. 017 (1976) Die Wohnsituation der Körperbehinderten in der Bundesrepublik Deutschland (vergr.)
Heft Nr. 066 (1981) Behindertenaufzüge
Heft Nr. 070 (1981) Beispieldokumentation: Behindertenfreundliche Umwelt
Heft Nr. 092 (1983) Beispielhafte Behindertenwohnungen. Dokumentation der Ausschreibung und Auszeichnung
— Stiftung Rehabilitation: Zusammenstellung technischer Rehabilitationshilfen; Zusammengestellt von M. Münz, R. Sturm
— Self-Help Devices for Rehabilitation, WM. C. Brown Company Dubuque, Iowa; 1958
— Equipment for the disabled, The National Fund for research into crippling diseases, ,,Action for the crippled child''; Vincent House, Vincent Square, London SW 1, 1966
— I. S. T. Behinderten Sanitärtechnik GmbH, Elbchaussee 139, 2000 Hamburg 50
— Informationspaket der Zeitschrift DAS HAUS; Burda GmbH, Birkenwaldstr. 105, 7000 Stuttgart; Informationen über Bauen für Behinderte
— Arbeitsgemeinschaft Deutscher Verkehrsflughäfen (ADV), 7 Stuttgart 23; Broschüre: Informationen für behinderte Fluggäste
— Reisetips für behinderte Fluggäste; Informationsschrift der Lufthansa; bei der Geschäftsstelle oder in Reisebüros erhältlich
— Bauen für Behinderte und Betagte, Hrsg. Stemshorn, A.; Verlagsanstalt Alexander Koch, 1979
— Planungshilfe, Bauliche Maßnahmen für Behinderte; Arbeitskreis Bundesbau des Landes Baden-Württemberg; Staatl. Hochbauamt, 74 Tübingen, Charlottenstr. 37 (1977)
— a. Ferienführer der Arbeitsgemeinschaft Hilfe für Behinderte, Stand Okt. 1983
b. Ideenbörse, Hilfsmittel für Behinderte
a + b: Hrsg. Bundesarbeitsgemeinschaft Hilfe f. Behinderte
Kirchfeldstr. 149
4000 Düsseldorf 1
— Ausziehen — Anziehen
Vorschläge, die dem körperbehinderten Kind das Aus- und Anziehen erleichtern; Hrsg. Bundesverband f. spastisch gelähmte und andere Körperbehinderte e. V.; 4 Düsseldorf — Kölner Landstr. 375
— Dieter P. Philippen: Modische Bekleidung für Behinderte und Senioren; Reha, Verlag GmbH; 5300 Bonn 2; 1983
— Gesundheitsförderung und Rehabilitationshilfen für Behinderte durch Freizeitprogramme; Bundesminister für Jugend, Familie und Gesundheit, Bonn Bad-Godesberg, 1971

— Sine, R. D. u. a.: Tägliche Praxis der Rehabilitation Behinderter; Med. Literarische Verlagsgesellschaft mbH Uelzen, 1980
— Lowman, E.: Aids to Independent Living; New York 1969. Mc Graw Hill Book Co
— Praktische Hilfen für Körperbehinderte, Loseblattsammlung Deutsche Vereinigung für die Rehabilitation Behinderter e. V. Friedrich-Ebert-Anlage 9, 6900 Heidelberg 1
— Reiseführer für unsere behinderten Fahrgäste; Werbeamt der Deutschen Bundesbahn, Rhabanusstr. 3, 6500 Mainz

Nachtrag zu den Quellen

— The mother earth news, (USA); May/June 1984, No. 87; pp 70—73 Tips and Tools for Elderly and Handicapped Gardeners
— The Complete Indoor Gardener; ed. M. Wright; PAN Books Ltd, London & Sydney, 1976; 4 th ed. pp 238/239

Fragen

— Auf welchem Wege kann ein Patient Hilfsmittel erhalten?
— Welche Bedeutung haben Ihrer Ansicht nach Hilfsmittel für einen Patienten?

Aufgaben

— Zählen Sie Hilfsmittel für den Bereich Essen und Trinken auf und überlegen Sie sich Inhalte für ein Eßtraining!
— Verändern Sie anhand der angegebenen Literatur zu den DIN-Normen Ihre Wohnung in eine behindertengerechte für einen Rollstuhlfahrer.

12. Gelenkschutz

Lernziele

Der Leser soll Inhalte des Gelenkschutzes, Formen der Weitergabe von Gelenkschutzinformationen, die Indikationen und Zielsetzungen kennenlernen.

Definition des Gelenkschutzes

Definition

Kraftsparender Einsatz des Körpers in einem Arbeitsablauf auf der Grundlage achsengerechter Gelenkbewegungen, um Gelenkfehlstellungen zu vermeiden oder hinauszuzögern.

Grundsätze des Gelenkschutzes

Grundsätze

Wichtig: Analyse der Gewohnheiten und persönlichen Arbeitshaltungen!!

Zu viel Ruhe

— geringe Beweglichkeit
— wenig Kraft
— Fehlstellungen
— Unselbständigkeit

Zu viel Belastung

— Schmerzen
— Ermüdung
— Überlastung
— vermehrte Entzündung
— Fehlstellungen

— Notwendig ist ein Gleichgewicht zwischen Ruhe und Belastung, um Beweglichkeit und Kraft zu erhalten
— Reduzierte Belastbarkeit akzeptieren
— Kräftigung der Muskulatur ist von wesentlicher Bedeutung für einen aktiven Gelenkschutz
— täglich wiederholt leichte Belastung.

Das Gelenkschutztraining muß frühzeitig, vor der Entstehung irreversibler Schäden und Deformitäten einsetzen. In späteren Stadien ist kaum eine Verbesserung gewährleistet, Ziele sind dann nur Gelenkschonung und Schmerzlinderung.

12.1 Inhalte des Gelenkschutztrainings und des täglichen Gelenkschutzes

Kontrakturprophylaxe

a. *Kontrakturprophylaxe*

— tägliche Kontrolle des Bewegungsausmaßes der Finger und des Handgelenkes:

Extension und Flexion der Finger, glz. Extension und Flexion im Handgelenk; dazu die Hand über die Tischkante hängen
Finger spazieren lassen, dabei das Handgelenk fixieren
Flexion des IP-Gelenkes des Daumens bei Stabilisierung des Grundgelenkes
Durchführen der Übungen mehrmals täglich.

— Durchbewegen von Schulter- und Ellbogengelenken; Rotations-

bewegungen wie Pro- und Supination sind besonders zu beachten
- täglich Ausführen von Bewegungsübungen

b. *Gelenkschutz der Hände*

Gelenkschutz der Hände

- Richtige Belastung, d.h. belasten mehrerer Gelenksysteme
- Einsatz vernünftiger Arbeitsmethoden: wenig Muskelkraft aufwenden, lange Hebelarme benutzen; Griffe sollten dick, rauh, weich sein, da ein hoher Reibungswiderstand guten Halt bietet, die aufzuwendende Kraft wird reduziert; Konische Griffe, die zum kleinen Finger hin dicker werden, benutzen.
- Schmerzen als Warnsignal immer beachten!
- Einige wenige technische Hilfsmittel prophylaktisch anwenden.
- Nicht tragen, was man auch rollen kann (Einkaufswagen, Wäschewagen, Kofferroller, Servierboy).
- Muß getragen werden, dann immer körpernah.
- Jede Haltearbeit durch Antirutschunterlagen reduzieren.
- Druck und Erschütterung vermeiden, dadurch Schmerzreduktion, Verringerung der Entzündungsbereitschaft der Gelenke.
- Handgelenke unterstützen (z.B. mit einer Leder-Walkmanschette oder einer Rehband-Manschette stabilisieren).
- Mikrovibrationen vermeiden, wie z.B. elektr. Rasenmäher, elektr. manuell zu betätigende Haushaltsgeräte, Staublappen-, Bettenausschütteln u.a.
- Beim Aufstehen nicht auf die Hände stützen, das Gewicht mit einem kleinen Schwung nach vorn bringen und sich dann erheben.
- Unterarme und Hände im Sitzen entspannt auf eine Unterlage legen, nicht den Kopf aufstützen.

c. *Hüftschonende Lebensweise*

Hüftschonende Lebensweise

- Mit einem Stock (einer Unterarmstütze, einer Arthritikerstütze) richtiger Länge in der Hand die Gegenseite entlasten; Handgriff evtl. verändern und den Deformitäten nachformen

Eine größere Druckbelastung auf den Gelenken bewirkt eine erhöhte Destruktionstendenz. Durch Stockstütze auf der Gegenseite kann die auf die Hüfte einwirkende Kraft bis zu 40—50% verringert werden. Unterarm- und Arthritikerstützen geben noch ca. 6% mehr Entlastung.

- Treppe rückwärts heruntergehen
- Sitzen auf einem genügend hohen Stuhl, der die volle Streckung der leicht abduzierten Hüftgelenke erlaubt

— Täglich im Liegen den Bewegungsumfang der Hüftgelenke kontrollieren
— Mehrmals täglich 1/2 Std. auf dem Bauch liegen, die Beine so weit wie möglich abduzieren; abwechselnd Innen- und Außenrotation überprüfen.
— Kräftigung der Bauchmuskulatur
— Körpergewicht niedrig halten

Gelenkschutz der Knie

d. Gelenkschutz der Knie

— Knie mit Belastungsschmerz mit einem Stock in der gegenseitigen Hand entlasten.
— Beim Sitzen die Knie gestreckt, Sprunggelenke im 90° Winkel.
— Nie mit gebeugten Knien oder mit einem Kissen unter der Kniekehle liegen.
— Tägliche Kontrolle des Bewegungsumfanges.
— Erhalt der Muskelfunktion durch isometrische Spannungsübungen, Schwimmen.
— Große Kontrakturgefahr bei Bettlägrigen, daher kann intermittierende Schienung nötig werden.

Ein höherer intraartikulärer Druck wird bei einer Beugung von 30—40° vermindert, so daß es beim Auftreten von Schmerz zu einer Schonhaltung in dieser Position kommt. Richtige entlastende Lagerung ist notwendig.

Nächtliche Lagerung

e. Nächtliche Lagerung

Wichtig:

Unterstützen der Gelenke an der *richtigen* Stelle
Kopf auf ein Spezialkissen legen (Witschi-Kissen)
Kein Kissen unter die Knie legen, wenn noch keine Beugekontrakturen vorhanden sind

Rückenlage:

— Flache Grundlagerung
— Funktionsstellung der Hand
— Füße mit einem flachen Kasten am Ende: 90° Flexion im Sprunggelenk
— Knie frei ohne Knierolle
— Ellbogengelenkflexion
— Schultergelenkabduktion

Rollstuhlinstruktionen

f. Rollstuhlinstruktionen

— Hüft- und Kniegelenkkontrakturen entstehen bei der Benutzung eines Rollstuhles eher! Daher mehrmals am Tage 1/2—1 Std. mit gestreckten Hüft- und Kniegelenken auf dem Bauch und auf dem Rücken liegen

g. Arbeitsplatzorganisation im Haushalt

Haushalt Arbeitsplatzorganisation

- Arbeiten vereinfachen
- Unnötiges Unterlassen
- sich selbst dazu erziehen, auf einen perfekten Haushalt zu verzichten (viele chron. Polyarthritiker sind ehrgeizig)
- in der Küche richtige Anordnung der Schränke und deren Inhalt
- Wäsche: Bügeln abschaffen, glatt und gerade aufhängen
  Bügelfreie Kleidung tragen
  Leichtgewichtbügeleisen benutzen; beim Bügeln auf einem entsprechend hohen Stuhl sitzen
- Putzen: Staubsauger
  möglichst keine schweren Möbel, die gerückt werden müßten und auch möglichst wenige, um Platz zu haben
  Gleitknöpfe für die Stuhlbeine
- zwischen den Arbeitsgängen Pausen einlegen, ausruhen
- bequemer Liege- und Sitzplatz in der Nähe
- Arbeitshaltungen mehrmals wechseln
- Körperliche Belastbarkeit beachten und akzeptieren
- lang dauernde monotone Tätigkeiten vermeiden
- die Arbeit gleichmäßig über den ganzen Tag verteilen
- variieren zwischen leichter und schwerer Arbeit
- Familienmitglieder und Nachbarn mit einbeziehen
- alles, was man braucht, gut erreichbar haben
- Arbeitserleichterung durch leicht zu bedienende Geräte

Gelenkschutztraining

Gelenkschutztraining

- Gelenkschutzinformationen können in Einzel-, aber besser in Gruppentherapie weitergegeben werden. Dabei soll die Gruppe nicht mehr als 5 Patienten umfassen, damit eine ausreichende Kommunikation gewährleistet ist.
- Das Informationsmaterial muß übersichtlich und klar gegliedert sein. Beispiele dafür sind Broschüren der Deutschen Rheuma-Liga von Frau Slatosch und Frau Scharffenberg, Buch, Diaserie und Text von Frau Brattström.
  In jeder Abteilung kann jedoch auch eine eigene Diaserie zu diesem Thema hergestellt und aus den Bildern ein Photoalbum zum Gelenkschutz angefertigt werden, damit sich die Patienten auch schon in der Bettphase mit diesem Thema befassen können.
- Wichtig: Gelenkschutz theoretisch und praktisch durchführen, die entsprechenden Hilfen und Erleichterungen zur Hand haben, um sie zeigen und die Handhabung demonstrieren zu können. Durchführen eines Küchentrainings mit Gebrauch der Hilfen auch unter Beachtung der Grundsätze.

Indikationen

Indikationen

- chron. Polyarthritis
- Erkrankungen des rheumatischen Formenkreises
- Fingerpolyarthrosen

Ziele

Ziele

- Erhalt der ,,normalen" Biomechanik
- Verhindern von Deformitäten
- Schmerzreduktion bzw. Schmerzvermeidung
- Vermindern der Angst vor Schmerz und Deformität
- Stärken des Selbstbewußtseins
- Über- und Fehlbelastungen vermeiden
- Vorbeugen sekundärer Veränderungen
- Unterbrechung des Circulus vitiosus

Circulus Vitiosus

Abb. 67

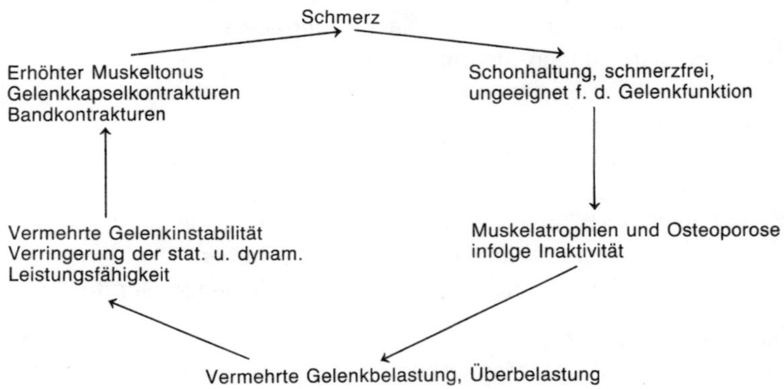

- Vorbeugen inkorrekter Kompensationsmechanismen

> **Aufgaben**
>
> - Zählen Sie Grundsätze des Gelenkschutzes der oberen Extremität auf!
> - Welche Hilfsmittel aus den Bereichen Haushalt und Essen und Trinken, die den Grundsätzen des Gelenkschutzes entsprechen, sind Ihnen bekannt?
> - Bei welchen Erkrankungen ist der Gelenkschutz indiziert? Begründen Sie Ihre Aussagen.

Quellen

— Seyfried, A.: Gelenkschutz; Verh. Dtsch. Ges. Rheumatol. 7, 1981; S. 122—134
— Gelenkschutz bei progredient chronischer Polyarthritis; M. Brattström; Studentlitteratur, Lund 1979
— Gelenkschutz und Rehabilitation bei chron. Polyarthritis; Brattström, M., Zinn, W. M.; Gustav Fischer Verlag, Stgt, 1984

Weiterführende Literatur

— Siehe Chron. Polyarthritis
— BT u. Reha, 20 Jg., H3/1981: Zeidler: Gelenkschutz bei chron. Polyarthritis; S. 154—164
— BT u. Reha, 23. Jg., Sept. 1984, H3; Feinberg, J.: Faktoren, die die Compliance von Patienten mit chron. Polyarthritis (cP) beim Tragen von Nachtschienen beeinflussen; S. 156—158

13. Schienen

Lernziele

— Planung der Herstellung einer Schiene
— Indikationen verschiedener Schienen
— Beschreibung unterschiedlicher Schienenarten

13.1 Grundlagen der Schienenherstellung, des Ablaufes der Schienenversorgung

Grundlagen der Schienenherstellung

Vorbereitende Tätigkeiten

Vorbereitende Tätigkeiten

a. *Detaillierte Befunderhebung:* Handgröße, Unterarmumfang, Kontrakturen, Deformitäten, Fehlstellung, Sensibilität (taktile Gnosis, Schutzsensibiliät und Propriozeption überprüfen), möglichst schriftlich fixieren bzw. in eine Skizze der Hand eintragen

b. *Erarbeiten der Zielsetzung und der Schienenform* in Abhängigkeit von Diagnose, Befund und ärztlicher Verordnung:
— Welche Funktion soll die Schiene haben?
— Soll sie nur statisch, nur dynamisch oder in bestimmten Gelenken statisch, in anderen dynamisch arbeiten?
— In welcher Richtung soll die Kraft wirken?
— Bei einer Lagerungsschiene: erarbeiten der Winkelstellungen der einzelnen Gelenke
— Wie groß muß die Zugkraft bei dynamischen Schienen sein?

c. *Materialauswahl* unter Berücksichtigung kosmetischer und hygienischer Gesichtspunkte:
- Bearbeitbarkeit (leicht anzupassen?)
- Flexibilität und Stabilität des Materiales
- Hautverträglichkeit
- Pflege des Materiales, hygienische Gesichtspunkte
- Gesamtgewicht der Schiene
- kosmetische Gesichtspunkte
- der Patient soll die Schiene selbständig an- und ablegen können.

d. *Herstellen eines Schnittmusters* — Beispiel: Lagerungsschiene, z. B. aus Polyform oder Orthoplast

- *Umrißzeichnung der flach auf einem Butterbrotpapier, besser Durchschlagpapier, liegenden Hand mit adduziertem Daumen; wichtig ist eine achsengerechte Lage:*

Abb. 68

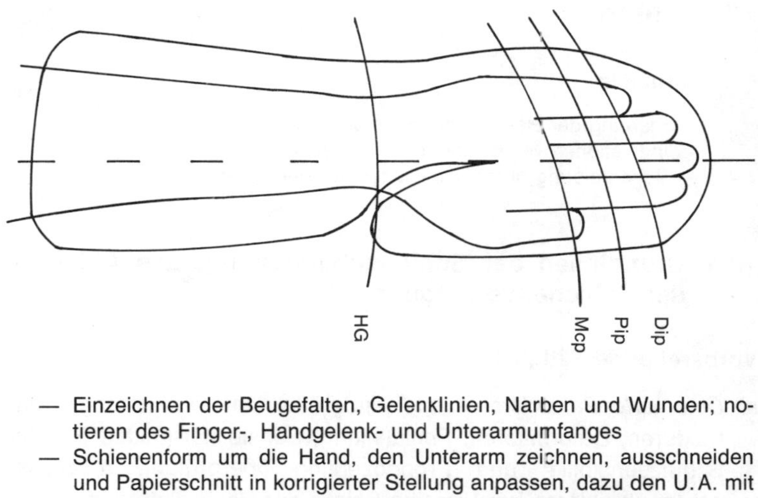

- Einzeichnen der Beugefalten, Gelenklinien, Narben und Wunden; notieren des Finger-, Handgelenk- und Unterarmumfanges
- Schienenform um die Hand, den Unterarm zeichnen, ausschneiden und Papierschnitt in korrigierter Stellung anpassen, dazu den U. A. mit Sandsack, Handgelenksböckli oder einem Kissen unterstützen. Nun nötige Korrekturen am Schnittmuster vornehmen, z. B. Thenarballen mehr ausschneiden.
  Bei Bedarf Papier mit Tesafilm zur Verlängerung oder Verbreiterung anfügen.
- Fertigen Schnitt auf dem Schienenmaterial befestigen (Tesa) und mit Fettstift oder Ahle übertragen — Kugelschreiber bleibt sichtbar!

Tätigkeiten an der Schiene

Tätigkeiten an der Schiene

- Schienenmaterial grob ausschneiden (Universalmesser), genaues Ausschneiden mit der Schere nach Erhitzen im Wasserbad

— Material erhitzen und Schiene an Arm und Hand des Patienten in korrigierter Stellung anformen; als Hautschutz einen Tg-Schlauch überziehen; zur Erleichterung die Schiene am Unterarm mit einer elastischen Binde fixieren.
— In Etappen arbeiten, um so zu häufiges Erhitzen und Erkalten zu vermeiden und um genauer anpassen zu können: zunächst Unterarm, dann Handgelenk, Hand mit Daumen und Handgewölbe; Handgelenksposition mit dem Winkelmesser nachmessen
— Abrunden der Kanten
— Breite Klettverschlüsse mit diagonalem Verlauf zur besseren Druckverteilung anbringen
— Evtl. Polstern der Schiene mit Polycushion oder Filz

Endgültiges Anpassen und Nachsorge in Form regelmäßiger Kontrollen

13.2 Physikalische Grundlagen der Schienenherstellung[85]

Physikalische Grundlagen

Das Hebelgesetz ist unter I. B. 1.3 näher erläutert worden — hier zur Erinnerung die wichtigen Formeln:
Drehmoment: M = F (Kraft) x a (Hebelarm)
Gleichgewicht am Hebel: Kraft x Kraftarm = Last x Lastarm.
Je weiter der Angriffspunkt einer Kraft vom Drehpunkt entfernt ist, d. h. je länger der Hebelarm, um so stärker ist die Wirkung einer Kraft. Außerdem ist bei der Schienenherstellung der Druck, i. e. die auf eine Fläche wirkende Kraft, von großer Bedeutung.

$$\frac{\text{Kraft}}{\text{Fläche}} = \text{Druck (F)}$$

Der Druck ist am geringsten, wenn die Kraft klein und die Fläche, auf die sie wirkt, groß ist. Die wirkenden Kräfte können:

— Auflage-
— Gewichts-
— Reibungs- kräfte sein.

3-Punkte-Prinzip

Aus diesen Gesetzmäßigkeiten ergibt sich für die Schienenherstellung das 3-Punkte-Prinzip, das bei jeder funktionierenden, positiv wirkenden Schiene in ein oder mehreren Ebenen gleichzeitig zu finden ist. Immer ist eine vorhandene Kraft durch zwei Reaktionskräfte zu überwinden.

Um das Handgelenk (Drehpunkt D) wirken zwei Drehmomente:

1. VK und a sind durch das Handgewicht vorgegeben
2. R 1 und b lassen sich daraufhin als Summe errechnen.
   Die Werte R 1 und b sind variabel, doch es soll in R 1 möglichst wenig Druck erzeugt werden, so daß man:
   — beim längeren Hebel (b) nur geringe Auflagekräfte benötigt
   — auf einer großen Kontaktfläche nur geringen Druck ausübt.

Druckverteilung

Wichtig ist, daß der Druck möglichst nicht direkt auf ein Gelenk einwirkt, damit Drehpunkt und Wirkung der Reaktionskraft 2 nicht auf einen Punkt fallen. Um eine geringe Druckwirkung zu erhalten, sollte R 2 jedoch so nahe wie möglich an D wirken, da sonst das Drehmoment M 1 zu sehr vergrößert wird, ein Ungleichgewicht entsteht und die Funktionalität der Schiene beeinträchtigt wird.

D — Drehpunkt, z. B. Handgelenk
AD — Hand (z. B.)
DB — Unterarm (2/3)
VK — Vorgegebene Kraft (im Handgewicht)
R1 — Reaktionskraft 1
R2 — Reaktionskraft 2
M1, M2-Drehmoment

Abb. 69

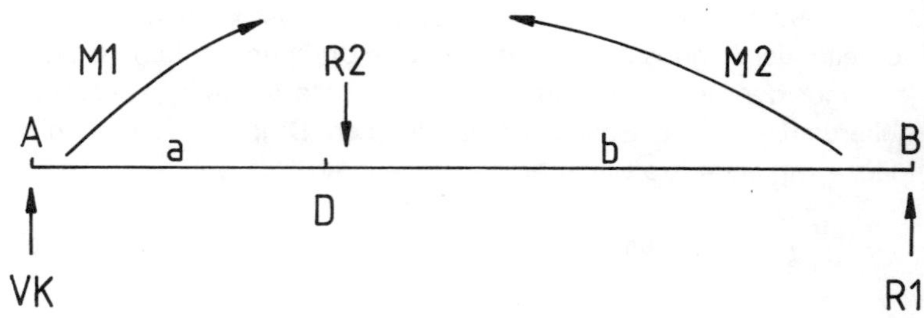

13.3 Schienenarten

Lagerungs-schienen Ziele

Lagerungsschienen — statische Schienen

Ziele

— Vorübergehende Ruhigstellung
— Nachtlagerung
— Fixierung nach Gipsabnahme
— Einsatz bei beginnender Übungsbehandlung der Finger

— Kontrakturprophylaxe
— Vermeiden von Muskelüberdehnung
— Erhalt der Funktionsstellung

Indikationen

Indikationen

— chron. Polyarthritis
— Operationen im Bereich der Hand und des Handgelenkes
— nach Sehnenverletzungen
— Querschnittlähmung
— Kontrakturen
— periphere Nervenschädigungen
— Verbrennungen

Formen der Lagerung

Lagerungsformen

Funktionsstellung der Hand:
— Handgelenkdorsalextension : 30°
— PIP-Flexion : 45° proximales Interphalangealgelenk = Handgelenk
— Daumen:
Mittelstellung zwischen palmarer Abduktion und Opposition leichte Flexion in MCP und IP

Anforderungen an die Schiene

Anforderungen an die Schiene

— sie darf keine Druckstellen verursachen
— sie muß atmungsaktiv sein (möglicherweise das Schienenmaterial lochen)
— Polstermaterial darf nicht einengen
— Druck großflächig verteilen
— keine Zirkulationsstörungen verursachen

Dynamische oder Aktivschienen

Dynamische, Aktivschienen

Ziele

Ziele

— Erhalt der Gebrauchsstellung der Hand
— Ermöglichen von physiologischen Funktionen
— Ersatz oder Unterstützung ausgefallener oder geschwächter Muskulatur
— Vermeiden von Überdehnung.

Indikationen

Indikationen

— Hand-, Fingerverletzungen und -erkrankungen
— Verletzungen peripherer Nerven
— chron. Polyarthritis
— Verbrennungen
— Gelenkfehlstellungen

Schienenbeispiele

Die Schienen werden zu dynamischen durch:
Muskelkontraktion
Federn
Rollen.

Opponenssplint

a. Opponenssplint, bzw. Opponenszügel, da das CMC nicht vollständig ruhiggestellt wird. Er wird bei Läsion des N. medianus eingesetzt, um die Daumenopposition und somit den Spitzgriff zu ermöglichen.

Oppenheimer Radialisschiene

b. Oppenheimer Radialisschiene
Einsatz bei Radialisläsion: die Schiene unterstützt die Dorsalextension; es gibt zusätzliche Züge für die radiale Abduktion des Daumens.

Baseler Ulnarisschiene

c. Baseler Ulnarisschiene
Einsatz bei Ulnarisläsion: passive MCP IV, V Flexion, dadurch Ermöglichen der Extension im PIP.

Anforderungen an die Schiene:
— sie muß eine feste statische Basis mit ein oder mehreren dynamischen Abschnitten besitzen

Redressierende Schienen Quengel

Redressierende — oder Quengelschienen

Ziele

Ziele
— Lösen von Kontrakturen durch allmähliche Dehnung der verkürzten Weichteile eines Gelenkes

Indikationen

Indikationen
— Kontrakturen nach langer Ruhigstellung oder falscher Lagerung
— Dupuytren'sche Kontraktur (in der OP Nachbehandlung)
— M. Sudeck (nur im Rahmen der Nachbehandlung!!)

Bemerkungen zu den Schienen:
— die Quengelwirkung entsteht durch elastischen Zug oder Druck
— bei einer Streckquengelschiene geht es z. B. um die Extension der in Flexion kontrakten MPC-Gelenke
— um Decubitalgeschwüre zu vermeiden, muß die Zugkraft rechtwinkelig einwirken
— häufig kurzfristig tragen: 15 min. quengeln, 1 Std. Pause
— unelastische redressierende Maßnahmen werden eingesetzt, um therapeutische Ergebnisse zu halten; Grundregel: 1 Std. tragen, 1 Std. mobilisieren.
— Wichtig:
  — gute Überwachung der Behandlung, um Druckstellen und Gelenkreizungen zu vermeiden
  — an den Schienen regelmäßig Änderungen vornehmen

Allgemeine Informationen für den Patienten

Informationen für den Patienten

Nachstehende Informationen muß die Ergotherapeutin dem Patienten, der mit einer Schiene versorgt wurde, geben:

- Ziele, Vor- und Nachteile der Schiene
- Tragzeiten
- Pflege der Orthese
- regelmäßige Hautkontrolle durchführen
- Unterweisung im An- und Ausziehen der Orthese
- Durchführen von Bewegungsübungen mit und ohne Schiene

Schienenkontrolle

Jede Schiene muß regelmäßig durch die ETh kontrolliert werden, am günstigsten alle 14 Tage — 4 Wochen. Fragen bei der Schienenkontrolle sind:

- Liegt die Schiene gleichmäßig an?
- Hat der Patient Druckstellen?
- Sind die Gelenke so wenig wie möglich eingeengt?
- Kann der Patient sie selbständig an- und ablegen?
- Liegen Zirkulationsstörungen vor?
- Wie stark ist der Patient durch das Tragen der Schiene am Tag in seiner Lebensführung beeinträchtigt?
- Ist der Patient motiviert die Schiene zu tragen?

Aus den Antworten ergeben sich z. T. Änderungen an der Schiene, erneut Gespräche mit dem Patienten über die Zielsetzung der Schienenversorgung; bei einigen Patienten resultiert auch der Abbruch der Orthesenbehandlung, wenn keine Motivation und Einsicht in die Behandlungsmaßnahme vorhanden sind.

13.4 Kostenfrage

Kostenfrage

Ist das Tragen einer von der Ergotherapeutin hergestellten Schiene ein Teil der Behandlung im Krankenhaus (Kontrakturbehandlung, Lagerung nach Operationen), so werden die entstehenden Kosten von Material und Arbeitsleistung i. d. R. durch den Pflegesatz gedeckt. Ist die Schiene nicht mehr notwendig, sollte sie an die ETh zurückgegeben werden.

Überwiegend wird der Patient jedoch mit der Schiene (Lagerungsschiene, Antiulnardeviationsspange etc.) entlassen, da ihr Ziel z. B. die Prophylaxe weiterer Deformitäten ist. Die Kostenträger sind für diesen Fall nicht einheitlich geregelt, da Schienen von Ergotherapeuten mit den in Orthopädischen Werkstätten hergestellten kaum vergleichbar sind, so daß jede Klinik ihren eigenen Abrechnungsmodus hat.

Differenziertere Informationen, einschließlich der Herstellung einer Schiene an einem Gipsabdruck wird dieses Buch nicht beschreiben, da es umfassende und gute Literatur über den Schienenbau gibt.

Bei M. Malick ist eine Übersicht der verschiedenen Schienenmaterialien unter Berücksichtigung der Formbarkeit, der Möglichkeit des Schneidens, Verbindens, der Reinigung des Materiales etc. zu finden.[86]

Frau A. Bomholt-Andersen beendet ihr Schienenbuch mit einer Materialien- und Werkzeugliste einschl. Tips zur Erleichterung des Schienenbaues.[87]

Fragen

— Welche Materialien zur Schienenherstellung sind Ihnen bekannt?
— Was muß am Arbeitsplatz vorhanden sein, damit eine Schiene aus thermoplastischem Material hergestellt werden kann, angefangen mit dem Schnitt bis hin zur fertigen Schiene?
— Bei welchen Erkrankungen ist eine Schienenversorgung indiziert?

Anmerkungen

85 Maréchal, M.: Grundlagen der Schienenherstellung; Handschienenkurs 1977, Berlin, Oskar-Helene-Heim; Script
86 Malick, M.; Baumgartner, R.: Lagerungsschienen für die Hand; Alleinvertriebsauflage für den Buchhandel Georg Thieme Verlag, Stgt; Hrsg. der Originalausgabe: Manual on Static Handsplinting, Vol I; 3rd ed. 1976, S. 32, 33
87 Andersen, Anni Bomholt: Orthopädische Behandlungsschienen; Gustav Fischer Verlag, Stgt. 1982; S. 234—239

Weiterführende Literatur

— Malick, M.: Dynamische Schienen für die Hand (2nd ed. 1978)
European Distributor: Baumgartner, R. Dr. med., Orthopädische Universitätsklinik — Balgrist; CH-8008 Zürich, Forchstr. 340, Schweiz
— Bt u. Reha, 2/1981, S. 92—100; Slatosch, D.-U.: Schienen bei RA (pcP/cP)
— BT u. Reha 5/1983, S. 198—205; Köstlin, A., Schäfer, H.: Prothera — Ein neues Schienenmaterial
— BT u. Reha, 4/1982, S. 221 ff.; Wikström, I.: Geben Handorthesen Schmerzlinderung bei chron. Krankheiten der Gelenke?
— Jentschura/Janz (s. 5) S.: 44, 52, 55, 60—64, 79, 85—87, 203, 288—301, 312
— Moberg, G: Orthesen in der Handtherapie, G. Thieme Verlag 1982, Stuttgart
— Jäger, M. Nedelmann, H.: Schienenbehandlung angeborener Handfehlbildungen; Hrsg. Bundesministerium f. d. Gesundheitswesen, Bad Godesberg, 1976
— Fess, GG. u. a.: Handsplinting, Principles and methods The C.V. Mosby company, St. Louis, 1981

14. Prothesen

Versorgung und Training

Lernziel

Kennenlernen der Grundprothesenarten, des Einhänderprothesentrainings und der Ohnhänderprothesenschulung.

Definition

Definition:

Unter einer Prothese versteht man den künstlichen Ersatz fehlender Körperteile. Das Prothesentraining umfaßt einerseits die Behandlung des Stumpfes und das Training im Umgang mit der Prothese, andererseits auch die psychische Betreuung des Amputierten. Im folgenden werden zunächst die verschiedenen Prothesenarten und darauffolgend die Behandlungsinhalte beschrieben.

14.1 Verschiedene Prothesenarten

Prothesenarten

Eigenkraftprothesen

a. *Aktive Greifarme — Eigenkraftprothesen — mechanische Prothesen*
Durch Kraftzugbandagen werden körpereigene Bewegungen für die Prothesensteuerung ausgenutzt, überwiegend die des gegenüberliegenden Schultergelenkes: das Vorführen der gegenüberliegenden Schulter bewirkt zunächst eine Motilität der mit der Prothese verbundenen Kraftzüge und daraus resultierend Bewegung der Prothesenfinger, der verschiedenen Arten des Hooks (Arbeits-, Standard-Hook) oder der aktiven Schmuckhand.
Die Versorgung von Unterarmstümpfen mit Eigenkraftprothesen ist die günstigste, da die Effektivität der Kraftübertragung mit zunehmender Amputationshöhe abnimmt.

Vorteile:
geringes Gewicht, Unabhängigkeit von einer fremden Kraftquelle, wodurch glz. die Muskelkraft erhalten bleibt.
Nachteile:
Unangemessenes Verhältnis zwischen Kraftaufwand und Bewegungserfolg, bes. bei Kindern kann die Gefahr der körperlichen Überforderung bestehen.

Fremdkraftprothesen

b. *Fremdkraftprothesen*
Ausgangspunkt ist eine körpereigene Steuerbewegung oder eine Muskelkontraktion, auf die eine andere Kraftquelle, die eine Bewegung der Prothese bewirkt, folgt.
— pneumatische Prothese — bedient durch flüssiges CO_2

— pneumatische

Vorteile:
leichte Steuerungsmöglichkeit, so daß nur geringe muskuläre Kräfte erforderlich sind; funktionelle Vielseitigkeit
Nachteile:
großes Gewicht, u. a. bedingt durch die CO_2-Flasche; schneller Energieverbrauch; große Reparaturanfälligkeit.

myo-, bioelektrische

— myo-, bioelektrische Prothese
Sie eignet sich zur Zweitversorgung. Aktionspotentiale der Muskulatur steuern die Prothesenfunktion, was eine isolierte Anspannung von Agonisten und Antagonisten voraussetzt. Es werden differenzierte Funktionen möglich, die aufgrund des anfälligen Systems jedoch primär für Schreibtischarbeit, nicht für kraftvolle Tätigkeit einsetzbar sind. Eine Batterieladung kann die Prothese 12—14 Std. betreiben.

Vorteile:
leichte Bedienung und gute Greifkraft
Nachteile:
Gewicht; z. T. nur geringe Funktionen; häufig Funktionsstörungen im Bereich der elektrischen Felder; hohe Reparaturanfälligkeit.

— kinematische

— kinematische Prothesen (Sauerbruch, 1923)
Bewegungen werden durch aktive Muskelkontraktion der verbliebenen Oberarmmuskeln durchgeführt: über einen Stift und ein Kabel sind Muskulatur und Kunsthand miteinander verbunden, bei Kontraktion entsteht eine Fingerbewegung.

— Heidelberger pneumatische

— ‚Heidelberger pneumatische Armprothese' (Marquardt und Häfner, 1956) eignet sich aufgrund ihrer Leichtgängigkeit gut für Doppelarmamputierte, Exartikulationen im Schultergelenk, Phokomelie. Sie arbeitet mit CO_2-Druck und Servomotor.

Kruckenberg-Stumpf

c. *Krukenberg-Stumpf*
Bei doppelseitigen Armamputationen wird der Unterarm zu einer Greifzange umgewandelt: Trennung von Radius und Ulna, Muskeltransposition, um aktive willkürliche, kraftvolle Bewegungen der Scheren (oder Branchen) zu gewährleisten.

Schmuckarme, -hände

d. *Schmuckarme — Schmuckhände*
Kosmetischer Ersatz ohne Greiffunktion.

Passive Greifarme

e. *Passive Greifarme*
Stabile Prothesen mit einem Handanschlußgelenk, an das verschiedene Teile angeschraubt werden können, z. B. Spatenhalter, Haken, Schraubklaue, so daß kraftvolle Bewegungen möglich sind. Gut geeignet für Landwirte, Metallarbeiter etc.

14.2 Anforderungen an eine gute Prothese

Anforderungen an eine Prothese

— die Bewegungsausführung sollte den physiologischen Bewegungen weitgehend entsprechen
— der Energieverbrauch darf nur so gering wie möglich sein
— minimale Beanspruchung gesunder Körperteile
— elementare Greiffunktionen werden mit genügend Kraft ausgeführt
— keine Einschränkungen der proximalen Gelenke in ihrer Beweglichkeit durch die Prothese
— ansprechendes Äußeres
— einfache Bedienungsmöglichkeiten
— sie hat leicht, bequem, abwaschbar, gut reparabel zu sein

14.3 Prothesenversorgung, -training, Allgemeine Bemerkungen

Prothesenversorgung, -training Allgemeines

Die Prothesenversorgung im Bereich der oberen Extremität sollte so früh wie möglich erfolgen, da die Gewohnheit bimanueller Tätigkeit in den ersten Monaten noch am ausgeprägtesten ist.
Vorgeschaltet wird das Stumpftraining, das sowohl Stumpfwickeln (2—3 Wochen, um die Abheilung des Ödems zu beschleunigen) als auch die Stumpfpflege umfaßt. Der Patient erhält die Übungsprothese nach primärem Wundverschluß, die endgültige Prothese nach 7—8 Wochen postoperativ. Ca. 2—4 Tage postoperativ beginnen Stumpf- und Selbsthilfe- und möglicherweise schon das Prothesentraining.
Die Einarmerprothesenschulung dauert ca. 2—6 oder 8 Wochen, täglich bis zu 4 Stunden, wobei diese Zeiten vom Heilungsprozeß, der psychischen Situation des Patienten, der Amputationshöhe und der Prothesenart abhängen.
Allgemeine Behandlungspläne sind nicht vorhanden, da sich der Therapeut an der individuellen Situation des Klienten orientieren muß.
Um das Training für den einzelnen zu erleichtern, führt man es am besten in der Gruppe durch, so daß die Patienten voneinander lernen können.

14.4 Inhalte der Einhänderprothesenschulung

Einhänderprothesenschulung

A. Grundübungen

a. An- und Ausziehen der Prothese (so lange, bis sich Automatismen eingestellt haben; zur Erleichterung vor einem großen Spiegel üben)

b. Wechseln der verschiedenen Teile (Schmuckhand, Arbeitshook, Ring etc.)
c. Aktive und passive Prothesenfunktion (gezielte Greifübungen mit zunächst großen, aber immer kleiner werdenden Gegenständen, z. B. im Rahmen funktioneller Spiele; Einzel- und kombinierte Funktionen, aktive Greif- und passive Haltefunktion, dosierter Griff bei festen Gegenständen und solchen verschiedener Konsistenz)
d. Haltungsschulung, sehr günstig mit Spiegel zur visuellen Kontrolle
e. Umlernen einiger Funktionen auf die andere Hand, bes. wenn die dominante Hand amputiert wurde.

B. Geschicklichkeits-, Reaktionsübungen

— Schnellen spontanen Protheseneinsatz üben (geworfenes Tuch fangen, pendelndes Seil ergreifen etc.)

C. Handhabung des Werkzeuges im Rahmen des Einsatzes handwerklicher Techniken

(Günstig ist eine Kombination von Holz- und Peddigrohrarbeiten: Aufzeichnen, Benutzen eines Lineales, Sägen, Hobeln, Raspeln, Feilen, Schmirgeln, Bohren, Nageln, Schrauben.
Weitere Techniken: Metall-, Papp-, Papier-, Lederarbeiten, Weben, Knüpfen, Häkeln, Stricken)

14.5 Aktivitäten des täglichen Lebens

— Waschen, Abtrocknen, Nagelreinigung
— An-, Ausziehen, Schleife, Krawatte binden, Schürze binden; zur Erleichterung Einsatz von Klettverschlüssen
— Einhänderschnürung

Die Abb. zeigen unter a den Einzug des Schnürsenkels in den Schuh, unter b die Reihenfolge, die beim Zu- oder Aufziehen des Schuhes eingehalten werden muß, um den Schuh an- oder ausziehen zu können.

Einhänderschnürung

Abb. 70

a

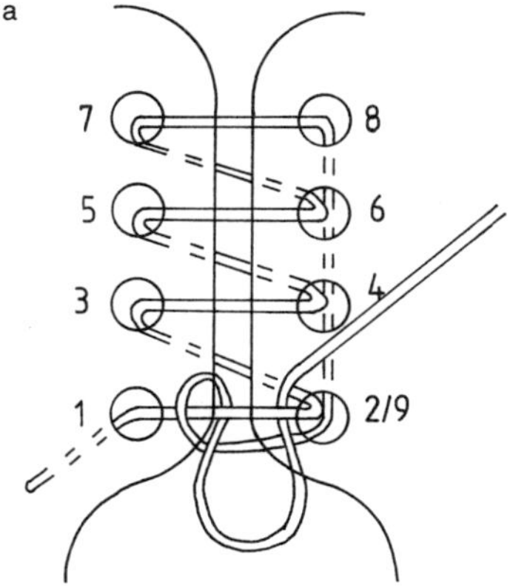

Einzug + Einhänderschleife

b

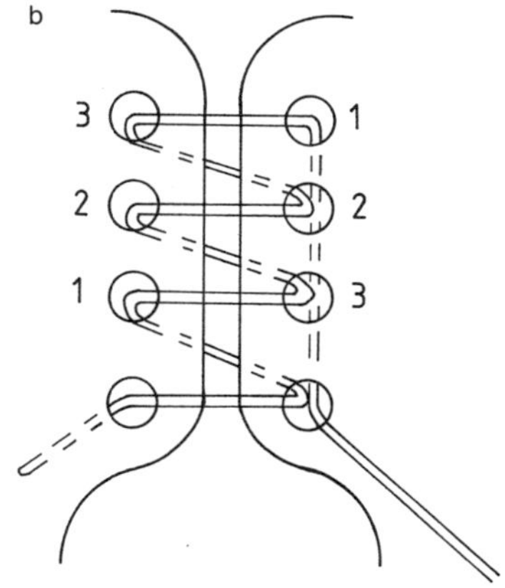

Zuziehen Aufziehen

Abb. 71

a

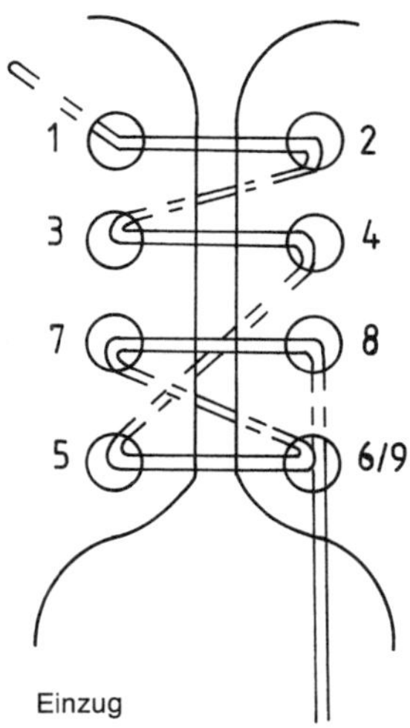

Einzug

b

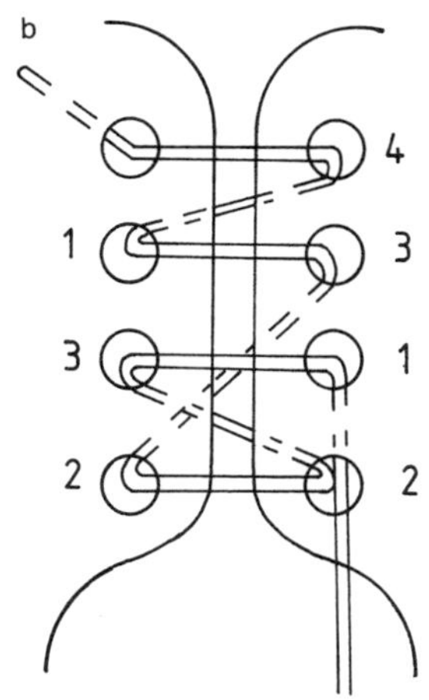

Zuziehen Aufziehen

— Hilfe im Haushalt durch Benutzung elektr. Geräte
— Essen und Trinken: Fleisch, Brotschneiden, Brot streichen, Ei mit einer Hand aufschlagen und teilen, Apfel-, Gemüse schälen
— PKW-Versorgung
— möglicherweise Rollstuhlversorgung
— Büroarbeiten
Radieren, Lineal einsetzen, Schreibmaschinentraining, Handschreiben, Papierschneiden, Brief öffnen, falten, zukleben, Blatt fixieren
— Allgemeine Handgriffe
Geldbörse öffnen, Fenster/Tür öffnen, Fahrrad-, Autofahren, Karten spielen
— Gartenarbeit
Graben, Harken, Hacken unter Einsatz verschiedener Prothesenansatzstücke
— Funktionelle Behandlung des Stumpfes zur Kontrakturprophylaxe, Gelenkmobilisation und Muskelkräftigung
— Arbeitsplatzadaptation
— Prothesenpflege

Ohnhänderprothesenschulung

14.6 Ohnhänderprothesenschulung

Bei Ohnhändern und bes. beim blinden Ohnhänder wird der Amputierte auf der einen Seite mit einer Prothese, auf der anderen mit einem Krukenbergstumpf versorgt. Bei mittellangen bis langen Oberarmstümpfen wird im Bereich des distalen Humeruskopfes eine Winkelosteotomie nach E. MARQUARDT (1972) durchgeführt. Das Prothesentraining ist erheblich länger als beim Einarmer, es dauert 3—4 Monate.

Grundübungen

a. Grundübungen:
— Vertrautmachen mit der Prothese
— Öffnen — Schließen
— Drehbewegungen
— selbständiges An- und Ablegen der Prothese
— selbständiges Verändern der Zusatzteile (Hook, Ring)

Geschicklichkeit

b. Geschicklichkeitsübungen:
— Anfertigen einzelner Werkstücke
— Flachwebrahmen

— Sägen, Hobeln, Bohren, Feilen, Nageln, Peddigrohr
— Maschineschreiben mit Hämmerchen
— Gemeinschaftsspiele: Tischkegeln etc.
— Malen

c. Verrichtungen des täglichen Lebens:

Verrichtung des täglichen Lebens

— An-, Ausziehen
— Essen mit Gabel, Löffel
— Trinken aus Tassen, Gläsern
— Tür auf-, zuschließen
— Streichholz, Feuerzeug anzünden
— Reißverschluß bedienen
— Telefon
— Lichtschalter
— Öffnen und Schließen von Wasserhähnen
— Schreiben lernen: Maschine, Hand
— Körperpflege
— Toilettengang
— Arbeiten im Haushalt unter Einsatz möglichst vieler elektr. Haushaltsgeräte
— Ausnutzen der Möglichkeiten der Kleidungsänderung
— Versorgung mit technischen Hilfen, die in größerer Anzahl und oft individuell angepaßt nötig sind.

d. Schulung des Krukenberg-Armes

Schulung des Krukenberg-Stumpfes

— Maximale Ab- und Adduktion der Branchen unter Hemmung von Pro- und Supinationsbewegung unter Anwendung von Handwerk und funktionellen Spielen
— Stumpfabhärtung
— Kräftigung des Zangenschlusses durch Handwerkliche Techniken (Ton, Weben, Peddigrohr, Holz)
— Selbsthilfetraining einschl. Hilfsmittelerprobung
— Erarbeiten von Freizeit- und Hobbyaktivitäten
— Autoadaptation
— Haushaltadaptation

Einhänderhilfsmittel

Einhänderhilfsmittel

a. Essen/Trinken

— Handwaschbürste mit Saugnapf
— Linkshänderschere
— Putzmesser mit Saugnapf
— Ablaufbrett zum Geschirrtrocknen
— Eierbecher für Einarmer
— Frühstücksbrett
— Trinkhilfen (Abknickbarer Strohhalm)
— Brotmaschine mit Fußbetrieb (eigene Idee einer Pat.)
— Antirutschunterlage u. a. m.

b. An-, Ausziehen

- Knöpfhilfe
- Manschettenknöpfe mit elastischem Zwischenteil
- Schlupfschuhe u. a. m.

c. Büro

- Einhandlineal
- Schreibmaschinenhämmerchen u. a. m.

d. Waschen/pers. Hygiene

- Clos-o-mat
- Nagelschneider f. Einhänder
- Ohnarmer Rasierapparatständer
- Ohnarmerhaarbürste u. a. m.

Psychische Situation Probleme des Patienten

14.7 Situation und Probleme des Patienten

Die Reaktion auf die Amputation ist abhängig von der Persönlichkeit des Patienten, seinem Selbstbewußtsein, seiner Umwelt und dem Sozialgefüge, in dem er sich befindet. Das Fehlen einer Gliedmaße bewirkt eine Störung des inneren Gleichgewichtes und oft kann sich der Patient sowohl physisch als auch psychisch nicht von der amputierten Extremität lösen. Ist der Klient trotz therapeutischer Hilfestellung und Unterstützung unfähig, dieses Trauma zu verarbeiten, können als Folge des Schocks Persönlichkeitsveränderungen auftreten, z. B. neigen einige Patienten vermehrt zu einer negativen Einstellung zu ihren sozialen Beziehungen oder zur Resignation. Natürlich stellt sich die Frage nach der Ausübung des bisherigen Berufes, es entstehen Angstgefühle, der einzelne sieht die Gefahr des sozialen Abstieges. Hausfrauen sind oft angstbeladen, ungeduldig und pessimistisch, das Verhalten ist sehr wechselhaft.
Um eine optimale Prothesenversorgung durchführen zu können, muß die Einstellung des Patienten zur Prothese erfragt werden.

Ablehnung der Prothese

Ablehnung der Prothese

Akzeptiert der Patient seine Prothese nicht, resultiert daraus das ‚Nicht-Tragen'. Gründe dafür könnten sein:

- zu späte Versorgung, so daß der Pat. die Tätigkeiten des täglichen Lebens viel besser unter Einsatz des Stumpfes durchführen kann und er die Prothese als Ballast empfindet
- schlecht sitzende Prothesen, die Druckstellen verursachen
- die Prothese ist schwer zu bedienen, der Pat. hat Schwierigkeiten beim Erlernen der Funktionen und der Bewegungskoordination
- große Reparaturanfälligkeit

— unzureichende Einarmerprothesenschulung
— Ablehnende Haltung des Pat. der Prothese gegenüber oder negative Einflüsse der Familie, Freunde, etc.

14.8 Aufgaben des Therapeuten, Anforderungen an ihn

Anforderungen an den Therapeuten, Aufgaben

— Kenntnis über die verschiedenen Prothesentypen einschl. der Voraussetzungen für einen guten Sitz der Schäfte, Züge, Schalter
— Wissen um die Bedienung und die Funktionen der Prothese
— Wissen um die anatomischen und funktionellen Verhältnisse des Patienten
— Positive Verstärkung des Klienten während der Lernprozesse
— Motivation zur Behandlung, zum Tragen der Prothese
— Möglichkeiten und Grenzen der Prothese transparent machen
— Durch Gespräche soziale und berufliche Situation herausfinden und dementsprechend die Prothesenversorgung vornehmen
— Psychische Betreuung des Patienten besonders in der Schocksituation

14.9 Allgemeine Daten

Indikationen zur Prothesenversorgung

Indikationen

— schwere Unfallverletzungen
— Dysmelien
— Gangrän
— Durchblutungsstörungen
— maligne Tumore

Komplikationen

Komplikationen

— Dekubitalgeschwüre
— Neurome
— Phantomschmerz
— Kausalgien
— Kontrakturen benachbarter Gelenke

Behandlungsziele

Ziele

— Stumpfabhärtung
— Muskelkräftigung
— Gelenkmobilisation
— Erhalt der Gelenkfunktionen

- Abbau der Angst vor der Prothese, Selbstakzeptierung
- Reduzieren der Trauer um den verlorenen Arm
- Training der Prothesenkontrolle
- ADL
- berufliche Rehabilitation
- frühe Prothesenversorgung
- Gewöhnung der Narbe an die Fremdkörperberührung
- Leistungstraining des Greifens
- Geschicklichkeitstraining
- Verbessern des Schreibens
- der Pat. soll den Kunstarm als Hilfsmittel sowohl in kosmetischer als auch in funktioneller Hinsicht akzeptieren
- unbewußter Einsatz der Prothese
- Umlernen auf die andere Hand
- Reintegration in seine sozialen Bezüge
- Koordinationsschulung

Aufgaben

- Erarbeiten Sie die Medien, die im Rahmen der Einhänderprothesenschulung einsetzbar sind und begründen Sie Ihre Aussagen.
- Beschreiben und entwickeln Sie den Arbeitsplatz zum Schreibmaschinentraining.
- Welche Bedeutung hat Ihrer Meinung nach die psychische Behandlung, Betreuung der Patienten? Begründen Sie Ihre Aussagen!

Quellen:

- Die Armschulung, Hrsg. F. Blohmke; Technische Orthopädie, G. Thieme Verlag, Stgt. 1970
- Behandlung und Versorgung bei Fehlbildungen und Amputationen der oberen Extremität; Jentschura, Rudel, Marquardt, Thieme, Stgt., 1963
- Myoelektrische Armprothesen, Hrsg. Winkler/Baumgartner; Bücherei des Orthopäden Bd. 29; Ferdinand Enke Verlag, Stgt., 1981
- Rehabilitation of the Hand, 3rd. ed. Chr. B. Wynn Parry; Butterworths 1973, LTD. London.
- Rehabilitation der Hand, Matev, Bankov; Thieme Verlag, 1982
- Rehabilitation Medicine, H. A. Rusk, 4th ed.; The C. V. Mosby Company St. Louis, 1977
- Beschäftigungstherapie, Jentschura (alte Auflage), 1959
- BT + Reha, 17. Jg., 4/1978
  E. Marquardt: Die Krukenberg-Plastik, Originalmethode und Modifikation für blinde Ohnhänder; S. 221 sqq
  S. Heyne: Ergotherapie bei blinden Ohnhändern mit Krukenbergplastik; S. 227 sqq

Zusätzliche Literatur

- 8th International congress World Federation of Occupational Therapists, 13—18. VI. 1983 HH; Vortragssammlung, Vol 1:
  Guiber; Zimmermann: Hilfsmittel- und Selbsthilfeprobleme bei Armverlust; — Fallbeispiele; S. 280—285
  E. Marquardt, A. K. Martini: Funktionelle Gesichtspunkte bei Armamputationen; S. 319—327
  Schmid-Carlshausen, Vogel: Erfolgskontrolle prothetisch versorgter Armamputierter; S. 328—333
  Heyne: Ergotherapie bei Amputationen der oberen Extremitäten S. 334—338

15. Rollstühle

Lernziele

Der Leser soll Grundsätzliches über Maße und Ausstattung eines Rollstuhles erfahren, die Rollstuhlversorgung und Inhalte des Trainings kennenlernen.

15.1 Kriterien für die Auswahl des Rollstuhles

Kriterien zur Rollstuhlauswahl

a. Maße des Rollstuhlfahrers

Maße

Abb. 72

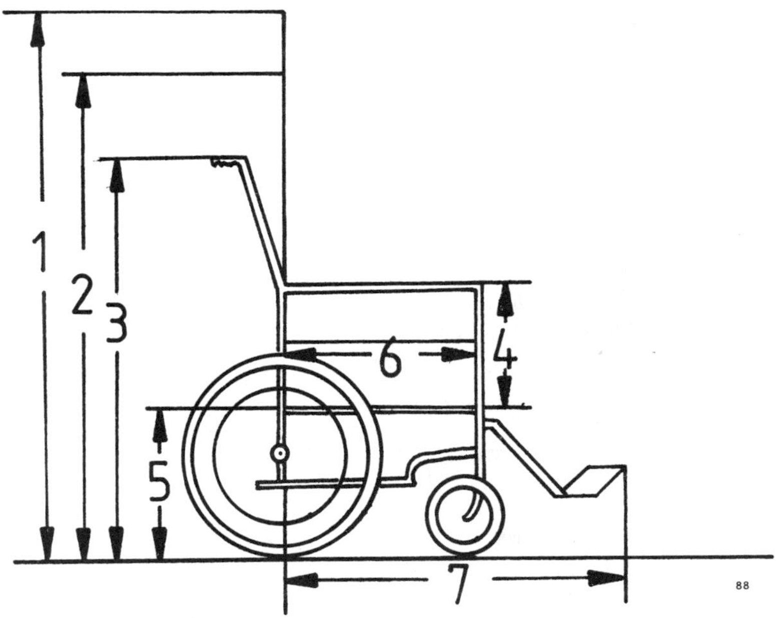

1 — Körpersitzhöhe
2 — Augenhöhe bei sitzender Person
3 — Höhe der Schulter im Sitzen
4 — Höhe des Ellbogengelenkes über der Sitzfläche
5 — Unterschenkellänge mit Fuß
6 — Sitztiefe
7 — Gesäß — Gesamtbeinlänge (mit extensiertem Bein)
8 — (Ohne Abb.) Sitzbreite, die der Hüftbreite des Pat. entspricht

Beachten!

Nachstehende Faktoren bedürfen der Beachtung:

— Durchschnittsmaße sind bei Frauen und Männern unterschiedlich
— der Patient trägt unterschiedliche Kleidung; bei Rollstühlen für den Bereich außerhalb der Wohnung ist das besonders zu berücksichtigen (Winter!)
— die Maße des Rollstuhles sind glz. für die Einrichtung einer rollstuhlgerechten Küche und eines adaptierten Arbeitsplatzes von Belang
— die Oberkante der Rückenlehne sollte ca. 10 cm unterhalb der Achselhöhe liegen; bei Sportrollstühlen muß die Lehne noch tiefer sein.

Aufbau eines Rollstuhles

15.2 Aufbau eines Rollstuhles

Abb. 73

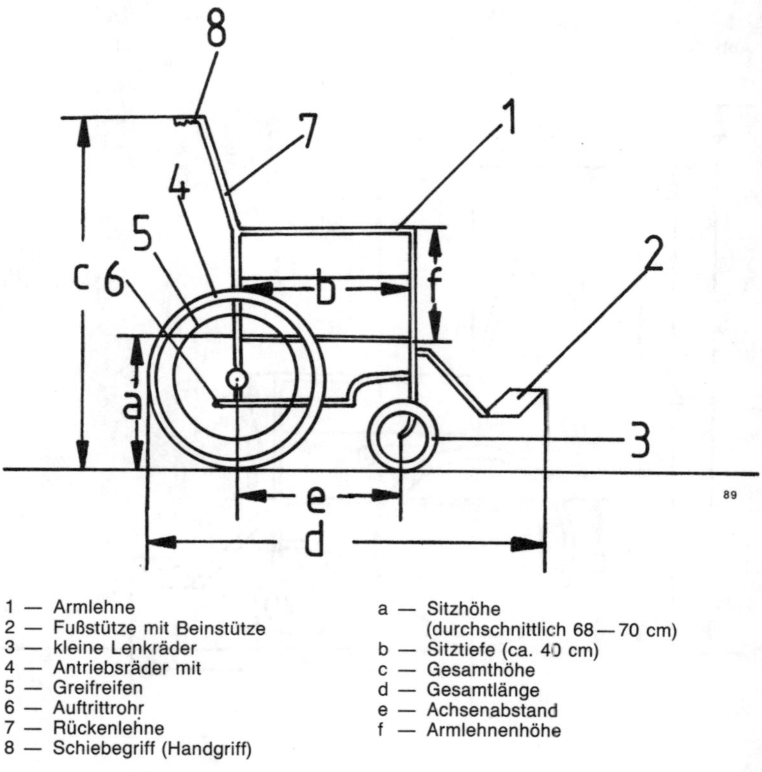

89

1 — Armlehne
2 — Fußstütze mit Beinstütze
3 — kleine Lenkräder
4 — Antriebsräder mit
5 — Greifreifen
6 — Auftrittrohr
7 — Rückenlehne
8 — Schiebegriff (Handgriff)

a — Sitzhöhe (durchschnittlich 68—70 cm)
b — Sitztiefe (ca. 40 cm)
c — Gesamthöhe
d — Gesamtlänge
e — Achsenabstand
f — Armlehnenhöhe

Weitere Daten müssen erfaßt werden:

— Sitzbreite (sie wird an der breitesten Stelle des Gesäßes gemessen plus 2,5 cm bds.)
— Rückenlehnenhöhe
— Breite zwischen den Armlehnen
— Gesamtbreite
  a. bei unbelastet ausgestelltem Sitz
  b. zusammengeklappt 90

Räder

a. Antriebsräder
 — Größe meist 24″ oder 26″ (″ = Zoll; 1″ = 25,4 mm)
 — überwiegend luftbereift

Räder
— Antriebsräder

Standardrollstühle sind bds. mit je 1 Greifreifen ausgestattet. Bei eingeschränkter Greiffunktion kann ein Greifrad eingesetzt werden, das gleichmäßig mit gummiüberzogenen Griffen versehen ist. Für den Einarmantrieb gibt es Doppelgreifreifen.
Zum Rollstuhlzubehör sind auch Gummiüberzüge für die Greifreifen zu rechnen.

b. Lenkräder
 — Größe primär 8″, seltener 12″
 — vollgummibereift
 — vollgummi- oder luftbereift
 — bei Zimmerroll- und Toilettenstühlen 5″ vollgummibereift

— Lenkräder

Die Vollgummibereifung eignet sich für glatte, harte Böden innerhalb des Hauses.

Rückenlehne

Rückenlehne

— günstigste Abmessung mit einer Höhe von 40 cm
— mit Reißverschluß zum rückwärtigen Ein- und Aussteigen
— stufenlos verstellbare Rückenlehne bis 30° und 90° Neigung nach hinten

Armlehnen — Armlagerung

Armlehnen

— sie sollten abnehmbar sein, um den Transfer zu ermöglichen
— Desk-Armlehnen sind notwendig, um an Tisch, Arbeitsplatz oder Waschbecken dicht heranfahren zu können
— Hilfen sind Armauflagen verschiedenster Art, z. T. mit Kugelgelenken versehen, um aktive Bewegung zu gewährleisten
 Eine vielseitig verstellbare Hemiplegie-Armstütze wird von Fa. Thomas-Hilfen angeboten.
— Helparm für den Rollstuhl zur Erleichterung von Tätigkeiten am Rollstuhltisch, gibt es von der Fa. Meyra
— Sportarmlehnen sind abnehmbar und abgeschrägt
— Höhenverstellbare Armlehnen versch. Art sind je nach Krankheitsbild einsetzbar

Beinstützen mit Fußplatte

Beinstützen

— schwenk-, höhenverstell-, winkelverstell- und abnehmbar, wenn nötig auch starr

— durchgehende Fußplatte
— Fußsteuerung: Verbindung von der Fußplatte zu einem der kleinen Lenkräder
— Fersen- oder Wadenband, um ein Zurückrutschen der Füße zu verhindern; noch mehr Sicherheit bietet die durchgehende Beinbespannung

15.3 Kurze Beschreibung verschiedener Rollstuhlarten

1. Faltwagen

Faltwagen haben eine bewegliche Schere, so daß der Rollstuhl zum Transport und zum Abstellen zusammenklappbar ist und wenig Platz benötigt.

1.1. Faltfahrer mit großen Rädern vorn

Vorteile

a. Vorteile
- bei geringer Armkraft kann der Antrieb durch den Schwung mit dem Oberkörper erfolgen
- kleiner Wendekreis, daher für kleine Wohnungen geeignet
- der Rollstuhl kann auf unebenem Gelände gut fortbewegt werden

Nachteile

b. Nachteile
- bei Gewichtverlagerung nach vorn u. starkem Bremsen besteht größere Kippgefahr
- schlechtere Transportmöglichkeiten mit öffentlichen Verkehrsmitteln
- ein normaler Tisch ist nicht unterfahrbar
- seitliches Überwechseln auf Bett, Stuhl, Toilette ist durch das große Rad behindert und kaum durchführbar
- Fußstützen können nicht zur Seite abgeschwenkt werden
- Möbel sind schlecht erreichbar
- unphysiologische Sitzhaltung beim Fahren, es kommt zu ständigen Fehlbelastungen, wenig Kontakt zur Rückenlehne
- Stufen und Bordsteine werden schlecht überwunden

Indikationen

c. Indikationen
- Muskeldystrohpien im Anfangsstadium
- Personen, die in kleinen Wohnungen leben

Contra-indikationen

d. Contraindikationen
- Querschnittlähmungen
- Spina bifida

1.2. Faltwagen mit großen Rädern hinten

a. Vorteile

Vorteile

- geringe Kippgefahr
- öffentliche Verkehrsmittel können besser benutzt werden, da sich der Rollstuhl besser hineinheben läßt
- mit desk-Armlehnen ausgestattet, kann ein Tisch unterfahren werden
- Positionswechsel ist gut möglich, da die Armlehnen abnehmbar sind (Bett, Stuhl, Toilette, Badewanne)
- Fußstützen sind abschwenk- und abnehmbar
- der Pat. kann an Möbel heranfahren
- Sitzhaltung: der Pat. sitzt so, daß er zum Antrieb der Räder die Arme von hinten nach vorne kraftvoll bewegen muß
- Beherrscht der Patient die Technik, kann er selbst Stufen leicht überwinden; auch für denjenigen, der den Rollstuhl schiebt ist es gut durchführbar, indem er den Fuß auf die unten angebrachten Tritte stellt und den Rollstuhl nach hinten kippt

b. Nachteile

Nachteile

- größerer Wendekreis
- das Fahren von Kurven ist erschwert

c. Indikationen

Indikationen

- Poliomyelitis
- Querschnittlähmung
- gut geeignet für Patienten, die geschoben werden müssen
- u. a.

Voraussetzung:
- Armkoordination
- Greifenkönnen

1.3. Faltwagen mit Einhandantrieb

Unterschiedliche Faltwagen mit Einhandantrieb

a. Fa. Ortopedia/Fa. Poirier (‚Hemiplegique')

Der Rollstuhl ist an einer Seite mit einem kleinen und einem großen Greifreifen ausgestattet, wobei der kleinere Reifen über eine scherenförmige Achse (Vorsicht: Verletzungsgefahr beim Schieben des Rollstuhles!) mit dem gegenüberliegenden Rad verbunden ist.
Bei glz. Bewegen beider Räder fährt der Rollstuhl geradeaus; je nachdem, ob man den großen oder den kleinen Greifreifen einzeln betätigt, fährt man nach rechts oder links.
Der Rollstuhl ist schwer zu bedienen und setzt ein abstraktes Denkvermögen voraus.

b. Fa. Poirier (Modell Arnas)

Rollstuhl mit verstellbarem Ein-Hebel-Antrieb, um das Ausmaß der Antriebskraft an die motorischen Funktionen des Fahrers anzugleichen. Der versenkbare Fahrhebel wird zum Antrieb, zur Lenkung und zur Bremsung eingesetzt. Ein weiterer Schalthebel sorgt für Vorwärts-, Rückwärtsgang oder Leerlauf. Dieser Rollstuhl ist wesentlich leichter zu handhaben als der oben beschriebene.

Indikationen

c. Indikationen

— mit Einschränkungen bei Hemiplegie
— nach Amputationen eines Armes und glz. Gehbehinderung
— nach Läsionen des Plexus brachialis und glz. Gehbehinderung

1.4. Faltfahrstuhl mit nach hinten versetzter Achse

Die Radaufhängung ist nach hinten versetzt, liegt somit hinter dem Körperschwerpunkt des Patienten und verhindert das Vornüberkippen. Als Nachteil ergibt sich daraus eine eingeschränkte Wendigkeit. Beinstützen können, für den Fall, daß der Patient seine Prothesen trägt, nachträglich angebracht werden.

Indikation

— Zust. n. Amputation beider Beine

Handbetriebs-selbstfahrer Vorteile

2. Handbetriebselbstfahrer

a. Vorteile

— schnelle Fortbewegung auf längeren Strecken
— Lenkung vereinfacht das Spurhalten beim Fahren
— für das Fahren außerhalb des Hauses und innerhalb großer Räumlichkeiten gut geeignet
— mit großen Rädern vorn für das Fahren auf unebenem Gelände sehr gut anwendbar
— das Bewegungsausmaß des Hebels ist einstellbar
— die Steuerung kann sowohl rechts, als auch links eingebaut werden

Nachteile

b. Nachteile

— großer Wendekreis
— für die Benutzung in der Wohnung ungeeignet
— heranfahren an Tische und Möbel ist nicht durchführbar
— für den Transport mit Auto oder öffentlichen Verkehrsmitteln zu groß und sperrig
— das Bremsen ist nicht leicht

Indikationen

c. Indikationen

— Zweit-Rollstuhl für Querschnittgelähmte mit tiefer Schädigung
— Zust. n. Apoplektischem Insult mit einer Hemiplegie
— Patienten mit Gehunfähigkeit, aber ausreichender Armkraft
— Doppelbeinamputierte

3. E-Wagen

E-Wagen

a. Vorteile

Vorteile

- leichtgängig
- einsetzbar, wenn nur minimale Funktionen da sind
- keine Kippgefahr

b. Nachteile

Nachteile

- zu großes Gewicht, daher nicht tragbar
- er kann nicht verordnet werden, wenn beim Patienten keine Unterstellmöglichkeit (Garage, Wohnung) für Rollstuhl und Ladegerät vorhanden ist.

c. Indikationen

Indikationen

- Querschnittlähmungen
- Dysmelien
- Muskeldystrophie
- Schwerste Mehrfachbehinderungen
- chron. Polyarthritis (mit Vorsicht und langer Überlegung!)
- Encephalomyelitis disseminata (E. d.)

d. Lenkungsarten

Lenkungsarten

- Handsteuerung rechts oder links
- Kinnsteuerung
- Fußsteuerung
- Versenkbare Steuerung in der Mitte einer Tischplatte
- Steuerung für die Begleitperson an der Rückenlehne fixiert
- Steuerung durch Saugen und/oder Pusten
- Verbale Steuerung

In Abhängigkeit vom Krankheitsbild und den motorischen Ausfällen des Patienten trifft man die Auswahl der geeignetesten Lenkungsmöglichkeit.

4. Sportrollstühle — Aktiv-Rollstühle

Sport-, Aktivstühle

Ausstattung:

- kurze oder abklappbare Rückenlehne, um im Bereich der oberen Extremität größtmögliche Bewegungsfreiheit zu gewährleisten; das bedeutet jedoch, daß der Fahrer eine gute Oberkörperkontrolle haben muß
- es gibt keine Armlehnen
- die Räder sind mit einem negativen Sturz versehen
- verschiedene Buchsen, um in Abhängigkeit von der Behinderungs- und Sportart unterschiedliche Radaufhängung durchführen zu können.
  Durch Einsatz verschiedener Radgrößen 24″, 26″ kann die Sitzneigung verändert werden.
- Verstärkte Beinstützen und Kreuzstrebe

Patienten mit guter Muskelfunktion im Bereich der oberen Extremität bei glz. Gehunfähigkeit erhalten Sportrollstühle.

Rollstuhl-
verordnung

15.4 Rollstuhlverordnung

Nachstehende Informationen müssen vor der Verordnung zusammengetragen werden:

- Diagnose, Ausmaß der Behinderung
- Prognose der Erkrankung
- psychische und physische Belastbarkeit
- Alter, Statur, Gewicht des Patienten
- Abklären, wo der Rollstuhl primär benutzt werden soll (Im häuslichen Bereich oder außerhalb der Wohnung)
- Wohnsituation:
  Zugang zu den verschiedenen Räumlichkeiten, Beurteilen, ob der nötige Bewegungsradius vorhanden ist, ob möglicherweise Möbel umgestellt werden können

Im günstigsten Fall sollte ein Hausbesuch durchgeführt werden, an dem auch der Patient teilnimmt. Dabei ist die Erklärung jeglicher Veränderungen (Einbau von Rampen, erhöhter Toilette etc.) von großer Bedeutung. Ist kein Hausbesuch durchführbar, muß wenigstens mit Patient und Familienangehörigen ein Wohnungsplan mit genauen Maßen erarbeitet werden, anhand dessen eine Planung ausgeführt wird.

Fehlversorgung

Fehlversorgung und baldige Änderungen und/oder Neuversorung haben Schwierigkeiten bei der Finanzierung zur Folge. Daher ist es unerläßlich, von vornherein gründlich zu überlegen und auszuprobieren, um einen adäquaten Rollstuhl zu verordnen.
Eine Fehlversorgung zeigt sich in der Entstehung von Kontrakturen und Sekundärbehinderungen oder, wenn die Maße nicht anthropometrisch sind, in der Unfähigkeit des Patienten im Umgang mit dem Rollstuhl.

Architektonische
Barrieren im
Alltag

15.5 Architektonische Barrieren, auf die ein Rollstuhlfahrer trifft und deren Änderung

Schwierigkeiten	Änderungsmöglichkeiten
— Treppen	— elektr. Lifter — Rampen — Treppenfahrer
— Bordsteine	— Abflachung
— Türen (schwere Türen; solche, die nach außen aufgehen; Drehtüren)	— Automatik-Türen — Hinter jeder Tür Wendeplatz von 150 x 150 cm
— Toilette	— Haltegriffe — Strickleiter — Rutschbrett

15.6 Weitere Hilfen für Rollstuhlfahrer

Hilfen für Rollstuhlfahrer

- Antidecubituskissen aus Schaumstoff mit Luft, Wasser oder Gel gefüllt, z.T. mit Quadern zum Herausnehmen und somit zur gezielten Entlastung bestimmter Gesäßteile
- Bremshebelverlängerung
- Verengungskurbel
- Hydraulisch höhenverstellbare Sitzfläche, geeignet für Berufstätige
- Arbeits-, Tischplatte
- Fester Sitz und feste Rückenlehne
- Arthrodesensitz
- Sicherheitsgurt
- Rollstuhlhandschuhe
- Am Schiebegriff eine Haltevorrichtung für Gehstützen oder Stöcke
- Wettercapes.

Diese Liste kann noch anhand von Katalogen ergänzt werden.

In den Katalogen der Fa. Ortopedia und der Fa. Meyra werden außer den o. gen. Hilfen die spezifischen Baukastensysteme differenziert anhand von Skizzen und Photographien dargestellt, desgleichen das Postura-(Ortopedia) und das Forma- (Meyra) System. Interessierte sollten sich die Zusammenstellungen der einschlägigen Firmen schicken lassen, um einen größeren Überblick zu gewinnen.

Ziele

Ziele

Optimale Rollstuhlversorgung und umfassendes Training bewirken die größtmögliche Selbständigkeit und Bewegungsfreiheit für den Patienten, so daß er von seiner Umwelt unabhängiger wird und eine Reintegration in die ursprünglichen Gegebenheiten — sozial, beruflich — gewährleistet ist.

15.7 Rollstuhltraining

Rollstuhltraining

1. Ein- und Aussteigen aus dem Rollstuhl (aus dem Stand, vom Sitzen aus)
2. Bremsen feststellen, Bremsen lösen
3. Hochstützen
4. Geradeaus fahren, geradeaus fahren innerhalb einer Spur
5. Rückwärts fahren
6. Kurven fahren:
   a. um Gegenstände als Hindernisse herumfahren
   b. seitlich z.B. an den Tisch heranfahren

7. Wendekreis
8. An den Tisch fahren
   a. Mit den Beinen unter den Tisch fahren, Essen am Tisch
   b. seitlich heranfahren
9. Tür öffnen und schließen
   a. Zimmertüren
   b. Fahrstuhltüren
   c. Schwingtüren
10. Kleine, große Steigung
11. An Treppen vorbeifahren, überholen, überholt werden, Gegenverkehr
12. Fahrstuhlkanten, Bordsteinkanten, kleine Stufen überwinden
13. Fahren auf unebenem Boden
14. Reichweiten ausprobieren (am Arbeitsplatz)
   a. nach oben
   b. nach rechts und links
   c. nach hinten
15. Lastenbeförderung (z. B. Tabletts)
16. Rollstuhltraining in der Küche (am Herd, Abwaschbecken etc.)
17. Positionswechsel:
   Umsteigen vom Rollstuhl ins Bett
   auf den Stuhl
   aufs WC
   in die Wanne
   in die Dusche
   ins Auto etc.
18. Bedienung des Rollstuhles
19. Bedienung des E-Stuhles
20. Seitliches Aufheben von Gegenständen
21. Bedienung der Fußstützen erlernen, um sie täglich mehrmals für einige Zeit zur Durchblutungsförderung und Kontrakturprophylaxe (im Kniegelenk) hochzustellen
22. Haushalts-, Küchentraining
23. Durchführen von Tätigkeiten, z. B. Hand-, Maschineschreiben, Arbeiten an einem adaptierten Arbeitsplatz
24. Den Pat. über die Inhalte der StVO und StVZO informieren, besonders wichtig für Patienten mit E-Stuhl oder Handbetriebsselbstfahrer.[91]

Fragen

— Welche Punkte sind bei einer fachgerechten Rollstuhlversorgung zu berücksichtigen?
— Was ist bei der Rollstuhlversorgung eines Doppelbeinamputierten zu beachten? Warum?

Aufgaben

— Nennen Sie Grundinhalte des Rollstuhltrainings!
— Zählen Sie die anthropometrischen Maße eines Rollstuhles auf!

Anmerkungen

88 Scribt Dr. P. Simon: Was ist beim Thema ‚Rollstuhl und älterer Mensch' besonders zu beachten? S. 11, 12
89 a. a. O.
90 a. a. O., S. 20—24
91 Rollstuhltraining; Bogen der Ergotherapie — Abteilung des Annastiftes e. V. von A. Hasselblatt erweitert

Quellen

— Münz, M.: Die Beschaffung von Rollstühlen; BT und Reha, 1/1976, S. 22—23
— Kleeblatt, E.: Der Aufbau des Rollstuhles; BT und Reha, 1/1976; S. 18—20
— Ruckelshausen, E.-M.: Gesichtspunkte der Rollstuhlversorgung; BT und Reha, 1/1976; S. 12—17

Weiterführende Literatur

— Simon, P., Seifert, E.: Rollstuhl und Straßenverkehr; Gentner Verlag Stuttgart, 1979
— Strohkendel, H.: Werden die kompensatorischen Möglichkeiten des Rollstuhls in der Rehabilitation von Paraplegikern hinreichend genutzt?; KG, 25, 1973; S. 309—313
— Simon, Seifert: Eine statistische Studie zur Rollstuhlversorgung (Teil 1); Orthopädie — Technik 7/1979; S. 116—118
— Simon, Seifert: Eine statistische Studie zur Rollstuhlversorgung; (Teil 2); Orthopädie — Technik, 8/1979; S. 128—131
— Rollstuhlschieben leicht gemacht, Umgang mit dem Rollstuhl — Hilfe für den Rollstuhlfahrer; Hrsg. DRK e. V. Bonn, Friedrich-Ebert-Allee 71
— 8th International Congress World Federation of Occupational Therapists; Hamburg 13.—18. 6. 1982; Vortragssammlung Vol. 1; Jay, P.: Wheelchair Cusions; Pp 308—314
— Gisbertz, D.: Spezialrollstuhlversorgung für Schwerstbehinderte; BT u. Reha, 2/1982; S. 82 ff.
— Jentschura, Janz (s. 5) S. 79, 91, 287

16. Berufliche Rehabilitation

Lernziel

Der Lesende soll aufgrund seines Wissens über die ergotherapeutische Behandlungsplanung den Ablauf der beruflichen Rehabilitation verstehen und anschließend — über den Inhalt des Kapitels hinaus — die Bedeutung der Arbeitstherapie bzw. arbeitstherapeutischer Aspekte in der Orthopädie erarbeiten.

Prozeß der berufl. Reha

Die berufliche Rehabilitation ist ein kontinuierlicher, sich immer wieder ändernder Prozeß, der alle Maßnahmen umschließt, die während der Rehabilitation darauf zielen, die berufliche (Wieder-)Eingliederung zu ermöglichen, da jeder Arbeitende einen besseren sozialen Status hat.

16.1 Voraussetzungen für die Rehabilitation

Rehazentren

a. *Rehabilitationszentren*

— viele Behinderte (Tetraplegiker, Mehrfachbehinderte, Blinde, Hämophilie-Patienten, Verhaltensgestörte und Suchtkranke) können außerhalb zentraler Einrichtungen gar nicht oder nur unzureichend behandelt werden.

— Der Vorteil größerer Instanzen ist die Möglichkeit, eine umfassende, am Individualproblem orientierte Rehabilitation, in der die Disziplinen aufeinander aufgebaut sind und einander ergänzen, zu erarbeiten. Das psycho-physische Wohlbefinden des Rehabilitanden bedarf ständiger Beachtung.

— Hauptsächliche Träger der institutionellen Rehabilitation sind:
  - Rehabilitationskrankenhaus, z. T. mit angeschlossener Einrichtung zur berufl. Reha
  - BBW
  - BFW, für Jugendliche und Erwachsene
  - Schule für Behinderte, Sonderschule, weiterführende Schule, Gesamtschule
  - WfB

Wie zu Beginn des Buches dargestellt, hat die Ergotherapeutin/der Therapeut, in diesen Einrichtungen unterschiedliche Arbeitsschwerpunkte.

Interdisziplinäre Zusammenarbeit

b. *Interdisziplinäre Zusammenarbeit*

Da unter der Rehabilitation nicht isoliert die Wiederherstellung bestimmter Funktionen, sondern die Rehabilitation des ganzen Menschen verstanden wird, ist die Einstellung des Klienten zu seiner

Behinderung von großer Bedeutung. Zur positiven Beeinflussung des Patienten sind neben den Therapeuten und Ärzten, Psychologen, Pädagogen und Soziologen Mitarbeiter des Teams.
Wichtig ist ein möglichst vielfältiges Rehabilitationsteam, in dem zunächst der Rehabilitationsplan, später alle Korrekturen desselben besprochen und bearbeitet werden.

Rehabilitationsplan

c. *(Erarbeiten eines) Rehabilitationsplanes*
Anhand der Befundaufnahme wird ein Rehaplan erarbeitet, der situations- und persönlichkeitsbedingte Veränderungen zulassen muß.

Rehabilitationsprozeß

d. *Der Rehabilitationsprozeß*
Der Antrag auf Reha wird von der medizinischen Instanz beim zuständigen Arbeitsamt gestellt.
Die Koordinierung im Bereich der Reha liegt in der Vielfalt der Zuständigkeiten bei den Ministerien auf Bundes- und Länderebene, der Reha-Träger, der betroffenen Verbände und Organisationen. Dadurch entstehende Komplikationen beeinträchtigen und verzögern den Reha-Prozeß oft erheblich. Ärzte und Behinderte werden leicht entmutigt, wenn die Eingliederungsaussichten schlecht sind und positive Antworten auf sich warten lassen.

16.2 Anforderungen an den Ergotherapeuten

Anforderungen an den ETh

— Kenntnis wichtiger Berufsbilder
— Vertrautsein mit der Persönlichkeit des Rehabilitanden, seiner Familie, seinem sozialen Umfeld, um bei Arbeitserprobungs- und Berufsfindungsmaßnahmen positiv unterstützend mitarbeiten zu können
— Durchführen fortlaufender Therapiekontrollen, um das Behandlungsprogramm ständig variieren zu können
— Der Therapeut muß in der Lage sein zu beurteilen, wann die Rehamaßnahmen unterbrochen oder anders gelenkt werden müssen (z. B. feststellen von Verschlechterungen des Gesundheitszustandes, der physischen und psychischen Leistungsfähigkeit)

Abklären des Status quo motor. psych. geist. Arbeitsverhalten

16.3 Abklären des Status quo

Inhalte:

- detaillierte Anamnese aller Bereiche
- Analyse der Möglichkeiten des Patienten, um herauszufinden, ob er in seinen alten Beruf zurück kann oder ob eine Umschulung notwendig ist
- Einschätzen der derzeitigen physischen und intellektuellen Leistungsfähigkeit des Pat., um eine Reintegration in den ursprünglichen Beruf in Betracht ziehen zu können:
  - Bewegungsausmaß
  - Muskelkraft
  - Ausdauer und Widerstandsfähigkeit
  - Sensibilität
  - Bewegungskontrolle
  - AdtL
  - Intellektuelle Faktoren
  - Emotionale Anpassung an die Erkrankung
  - Kommunikation
  - Wahrnehmungsfähigkeit
  - Interpersonelle Beziehungen
  - Arbeitsgeschicklichkeit
  - Arbeitsgewohnheiten
  - Arbeitseinstellung
  - Arbeitssituation
- Erfassen, wie reell die verbalisierten Interessen und Zukunftsvorstellung des Patienten in Bezug zu den Testresultaten sind
- Erarbeiten der fehlenden Funktionen, verminderten Fähigkeiten
- Trainieren und Erarbeiten der kommunikativen Fähigkeiten um auch auf akademische Weiterbildung vorzubereiten

Parallel zu ärztlichen und psychologischen Untersuchungen wird der Rehabilitand im Rahmen eines Stufenplanes an die Tätigkeit herangeführt.

- Allgemeine Informationen über die Einrichtungen und die verschiedenen Berufe, die erlernt werden können
- Erprobung der Arbeitsfähigkeit in der Gruppe
- Abhängig von den Qualifikationen des Rehabilitanden versuchsweise Teilnahme an einer Ausbildung; der Lehrende muß beachten, daß alle Auszubildenden sehr verschiedene Grundkenntnisse und Lernfähigkeiten haben.

16.4 Ergotherapeutische Inhalte der beruflichen Rehabilitation

ETh-Inhalte der berufl. Reha

Die eigentliche Bedeutung der Ergotherapie liegt in der Übergangsphase von der allgemeinen konservativen und operativen Therapie zum Beginn der Rehabilitationsmaßnahmen.
Zunächst stehen motorisch- und geistig-funktionelle Behandlung neben dem Selbsthilfe-, Haushalts- und Belastungstraining im Vordergrund.
Dazu kommen in verstärktem Maße arbeitstherapeutische Aspekte in die Behandlung unter Einsatz notwendiger Hilfen:

— geplanter Tagesablauf
— Erbringen von Leistungen in bestimmten Zeitabschnitten des Tages
— Planung der Tätigkeiten unter arbeitsth. Aspekten
— Festigung der Persönlichkeit
— Alltagskonditionierung
— Vermitteln berufsspezifischer Fertigkeiten
— Fördern der Belastungsfähigkeit (Zeit, Intensität)
— Hobbyfindung, Freizeitgestaltung
— optimale Angleichung an die Realität

16.5 Weiteres

Weitere Inhalte

Weitere Inhalte
Im Rahmen der Rehabilitationsmaßnahmen durchläuft der Rehabilitand mehrere Einrichtungen, in denen er unter Bedingungen, die der reellen Arbeitssituation entsprechen, tätig sein muß.
Parallel zur beruflichen Ausbildung ist es für den einzelnen von großer Bedeutung, in den Aktivitäten des täglichen Lebens so selbständig wie möglich zu sein, um im privaten Bereich einen größeren Raum zur Selbstverwirklichung zu erhalten.

Indikationen

Indikationen
— Systemerkrankungen (Dysmelie, Amc etc.)
— Querschnittlähmungen
— Amputationen
— Mehrfachbehinderungen
Diese Auflistung kann vervollständigt werden.

Ziele

Ziele
— Verbessern motorischer Funktionen, u. a. Umlernen der Händigkeit
— Erarbeiten des Hand- und Maschineschreibens

- Größtmögliche Selbständigkeit in den Aktivitäten des täglichen Lebens und Pflegeunabhängigkeit
- Steigerung der physischen und psychischen Belastbarkeit
- Fördern der Motivation
- Steigerung der Konzentrationsfähigkeit, Ausdauer
- Entwicklung einer maximalen Leistungsfähigkeit
- höchst erreichbarer Bildungsstand
- Aufrechterhalten des prärehabilitativen Konditionsgrades

Das Nahziel ist die Befähigung des Patienten zur Rehabilitation, das Fernziel die bestmögliche Wiedereingliederung in einen Beruf.

Aufgaben

- Erarbeiten Sie die Bedeutung der beruflichen Rehabilitation im Rahmen der Orthopädie!
- Beschreiben Sie arbeitstherapeutische Aspekte der Ergotherapie in der Orthopädie, bes. im Rahmen der beruflichen Reha!
- Nennen Sie Voraussetzungen, die erfüllt sein müssen, damit eine berufl. Reha durchgeführt werden kann.
- Erläutern und begründen Sie die Anforderungen an eine ETh im Rahmen der berufl. Reha!

Quellen

- Jentschura/Janz (s. 5) Bd. 1, S. 224ff.

Zusammenfassung

- Um eine effektive ergotherapeutische Behandlung durchführen zu könnnen, muß man auf eine anthropometrische Ausgangshaltung achten. Die Maße von Tischen und Stühlen orientieren sich an den DIN-Normen.
- In der Bettphase kann der Patient in flacher, halbhoher Lage, im Langsitz und im Sitz an der Bettkante behandelt werden.
- Zu den Behandlungsmedien in der Orthopädie gehören die funktionellen Webgeräte. Primär genutzt werden: der hochgehängte Webrahmen, der Hochwebstuhl, der FEPS, der Knie-Beuger-Strecker und der Ab- und Adduktor.
- Folgende handwerkliche Techniken finden besonders starken Einsatz in der Orthopädie: Weben, Peddigrohr, Makramee, Holz, Linoldruck und Ton.
- Techniken, die weniger eingesetzt werden, sind: Metallarbei-

ten (Löten, Emaille, Drahtbiegen) und Bildnerisches Gestalten.
- Neben den handwerklichen Techniken können als Medien die therapeutische Knetmasse (käuflich erworben oder selbstgemacht), das Theraband, Schaumstoffbälle und/oder -platten eingesetzt werden. Durch den Rasierschaum ist z. B. eine Behandlung gegen minimalen Widerstand möglich und das ergotherapeutische Programm erweitert sich.
- Herkömmliche Spiele können vielfältig verändert werden, um sowohl motorische, als auch geistige Funktionen differenziert zu behandeln.
- Ein wichtiger Inhalt der ergoth. Behandlung ist das Selbsthilfetraining, das alle Lebensbereiche des Patienten umfassen sollte, mit dem Ziel der größtmöglichen Selbständigkeit und Unabhängigkeit in den Aktivitäten des täglichen Lebens. Einige selbstherstellbare Hilfsmittel und der Ablauf der Hilfsmittelversorgung werden dargestellt.
- Der Gelenkschutz ist primär indiziert bei Pat. mit einer chron. Polyarthritis. Er umfaßt das Vermitteln von Informationen über Gelenkschutz der Hände, Hüfte, Knie, Informationen über die nächtliche Lagerung, Rollstuhlinstruktionen und Arbeitsorganisation im Haushalt.
- Der Schienenbau basiert auf dem Hebelgesetz. Je nach Indikationen werden Lagerungsschienen, dynamische oder redressierende Schienen hergestellt. Eine ständige Überprüfung der Schienen ist notwendig.
- Es werden verschiedene Prothesenarten vorgestellt, einschl. des Einhänder- und Ohnhänderprothesentrainings.
- Für eine optimale Rollstuhlversorgung ist es wichtig, die Körpermaße des Menschen zu kennen. Die Auswahl des geeigneten Stuhles — Faltfahrer, Handbetriebsselbstfahrer oder E-Stuhl — erfordert einen großen Zeitraum der Erprobung und die Analyse der häuslichen Verhältnisse.
- Die berufliche Rehabilitation ist nur ein kleiner Bestandteil der Ergotherapie in der Orthopädie. Meist wird sie in Institutionen, die z. T. an eine orthopädische Klinik angegliedert sind, außerhalb des Klinikbereiches durchgeführt, so daß die Ergotherapie nur vorbereitende Arbeit leistet.

V. Perspektive für die Arbeit 360

Lernziel 360

1 Einrichtungen im Bereich der Orthopädie 360

2 Anforderungen an eine Ergotherapie-Abteilung 360

3 Interdisziplinäre Zusammenarbeit — Teamformen 362
3.1 Teamzusammensetzung 363
3.2 Anforderungen an das Team 365

4 Probleme einer ETh-Abteilung innerhalb einer orthopädischen Klinik 366

5 Verbesserungsvorschläge — Ausblick 367
Aufgaben 367
Quellen 368
Zusammenfassung 368

VI. Abkürzungen 369

VII. Allgemeine weiterführende Literatur ... 370

VIII. Stichwortverzeichnis 371

V. Perspektive für die Arbeit

Lernziel

Der Lesende soll die Anforderungen an die Ausstattung einer ETh-Abteilung in der Orthopädie kennenlernen.
Des weiteren zielt dieses Kapitel darauf hin, Formen und Inhalte der interdisziplinären Teamarbeit einer orthopädischen Klinik, die Probleme, die sich in einer ETh-Abteilung ergeben können und mögliche Veränderungen zu vermitteln.

Orthop-Arbeitsbereich für eine ETh.

1. Einrichtungen im Bereich der Orthopädie, in denen ETHs tätig sind

— Orthopädische Kliniken und Rehabilitationszentren, die sich im Laufe der Zeit größtenteils auf bestimmte Krankheitsbilder spezialisiert haben, z. B. WS-Erkrankungen, Schädel-Hirn-Trauma, Querschnittlähmungen, Rheumatologie, Handchirurgie, Traumatologie.
— Kindertagesstätten, Vorschulkindergärten, Schulen und Wohnheime für Körperbehinderte
— Werkstätten für Behinderte
— Berufsförderungs- und Berufsbildungswerke
— ambulante Tätigkeit.

Anforderungen an eine Abteilung

2. Anforderungen an eine ETh-Abteilung

Räumliche Voraussetzungen

— Werkraum mit Waschbecken
— Webraum
— Lagerungsmöglichkeit
— Raum für Einzelbehandlung
— Übungsbad
— Übungsküche
— Schienenraum
— Büro
— Patienten-WC
— Personal-WC
— Aufenthaltsraum

Einrichtungsgegenstände

a. Werkraum **Werkraum**

- stabile Arbeitstische
- Hobelbank: höhenverstellbar, neigungsverstellbar
- adaptierte Sägen
- Werkschrank mit dem nötigen Werkzeug für Holz- und Lederarbeiten
- Waschbecken
- Fach- und sachgerechte Aufbewahrungsmöglichkeiten für Farben und Lacke
- Regale
- Schränke für Material
- höhenverstellbare Stühle (mit Rücken- und Armlehnen)
- Fußbänke
- Stehhilfe u. a. m.

b. Webraum **Webraum**

- Hochwebstuhl
- Hochgehängter Webrahmen mit Tischplatte
- Beuger-Strecker (möglichst 2 Stück, da er viel Einsatz findet)
- Ab- und Adduktor (mit Einschränkungen s. d.)
- FEPS
- verschiedene Sitzgelegenheiten
- Helparm
- Schärbrett an der Wand
- Arbeitstisch
- Aufbewahrungsmöglichkeit für bewickelte und leere Schiffchen
- Regal für nötige Utensilien (Häkelnadeln, Wollbeutel etc.)

c. Lagerungsmöglichkeit **Lagerräume**

Am günstigsten ist ein extra Raum zur Lagerung von Wolle, Webrahmen, Peddigrohr, Leder, Lacken.

d. Einzelbehandlungsraum **Einzelbehandlungsraum**

- höhen- und schrägverstellbare Tische
- höhenverstellbare Stühle
- Schrank für funktionelle Spiele

e. Übungsbad **Übungsbad**

- Hilfsmittel für das Badezimmer: Haltegriffe, Lifter, Badebrett, Antirutschmatte
- Badewanne und/oder Dusche
- WC mit Hilfen
- WC-o-mat
- Waschbecken, höhenverstellbar
- Höhen- und neigungsverstellbarer Spiegel
- Stuhl

Übungsküche

f. Übungsküche

- Normale und/oder behindertengerechte Küche (Abhängig von der Einrichtung)
- Küchenhilfsmittel
- Arbeitstisch
- Regal für Literatur und Rezeptkartei
- Adaptierbare Stühle und Fußbänke

Schienenraum

g. Schienenraum

- Hydrocollator
- Werkzeug
- Waschbecken
- Lagerungsmöglichkeit für Schienenmaterial
- Höhenverstellbare Tische
- Adaptierbare Stühle
- Ausziehkartei zur Aufbewahrung von Schienenproben und Prospekten der Firmen
- Heißluftfön

Büro

h. Büro

- Schreibtisch, Schreibmaschinentisch
- Bürostuhl
- Regal für Literatur
- Ausziehkartei für Hilfsmittelkataloge
- Adressenkartei
- Sitzecke für Gespräche

Grundbedingungen aller Räume

i. Grundbedingungen für alle Räume

- gute Lichtverhältnisse (Tages-, Kunstlicht)
- Lüftungsmöglichkeiten
- helle Farben
- Erste-Hilfe-Kasten

Teamformen

3. Interdisziplinäre Zusammenarbeit — Teamformen

a. Leitende der Gruppe oder gewählte Personen je einer Berufsgruppe, die sich einmal wöchentlich treffen, allgemeine und idividuelle Therapiepläne erarbeiten.

b. Einzelpersonen jeder Berufsgruppe, die täglich zusammenarbeiten

c. Jede Berufsgruppe, die mit einer anderen zusammenarbeitet.

Die Teamarbeit um und mit dem Patienten soll folgendes Schaubild verdeutlichen:

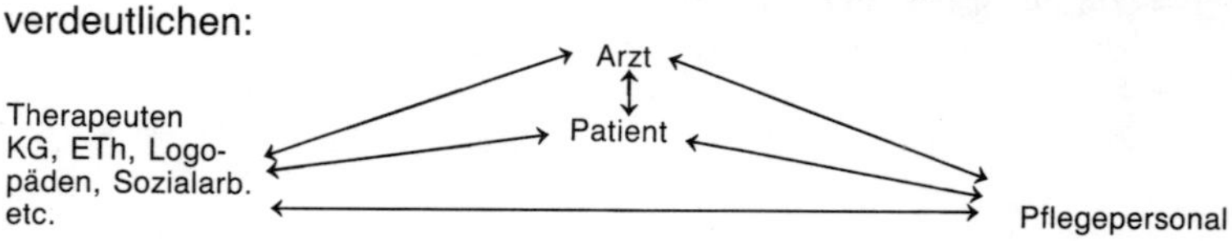

3.1 Teamzusammensetzung

Teamzusammensetzung

Ärzte, Pflegepersonal, Krankengymnasten, med. Bademeister und Masseure, Sozialarbeiter, Orthopädiemechaniker, Orthop. Schuhmacher; in Idealfällen auch Psychologen, Logopäden, ein Seelsorger; die Zusammenarbeit mit dem Putzpersonal, der Verwaltung und der Wirtschaftsabteilung betrifft den Patienten eher am Rande; zum Küchenpersonal, möglicherweise auch zu Diätassistenten, ist ein guter Kontakt wichtig (Haushalts-, Küchentraining: wir erhalten Lebensmittel etc.).

Zusammenarbeit mit einzelnen Berufszweigen der Klinik

Im folgenden sollen die Inhalte der Zusammenarbeit der ETh mit einigen Berufszweigen und mögliche Schwierigkeiten kurz dargestellt werden:

a. *Arzt — ETh*

Die Bedeutung der Ergotherapie in einer Klinik ist zu einem wesentlichen Teil von der guten Zusammenarbeit der ETh mit dem Arzt abhängig, besonders in den Kliniken, in denen Ergotherapie als Behandlungsmaßnahme neu eingeführt wird oder sich die ETh neu behaupten muß. Die ETh sollte an Visiten teilnehmen und den Arzt regelmäßig über ihre Behandlungen berichten. Vom Arzt wird erwartet, daß er sich mit den ergotherapeutischen Behandlungsmaßnahmen auseinandersetzt, der ETh Hilfestellung beim Lesen von Krankenakten und Ansehen von Röntgenbildern gibt u. a. m.

b. *ETh — Pflegepersonal*

Die Zusammenarbeit gestaltet sich manchmal problematisch, da die Arbeitsinhalte miteinander konkurrieren. Das Pflegepersonal hat oft wenig Zeit, so daß Patienten nicht zur Behandlung gebracht und wieder abgeholt werden können. ETh wird als zusätzliche Belastung aufgefaßt: es muß auf Wasch-, Anzieh- und Eßtraining Rücksicht genommen werden, die ETh muß Material auf der Station lagern u. a. m. Es gibt jedoch auch Stationen, mit denen eine positive Teamarbeit gewährleistet ist, wo Terminabsprachen gemacht werden, im Rahmen der Stationsübergabe über den Patienten, seine Probleme, seine familiäre Situation diskutiert und die Behandlung besprochen wird.

c. *ETh — Krankengymnastik*

Inhalte der Zusammenarbeit:

— Ausschöpfen der Ergänzungsmöglichkeiten
— Erfahrungsaustausch bei der Visite, bei Teambesprechungen
— Zeitabsprachen

d. ETh — Orthopädiemechaniker

— Adaptionen zusammen erabeiten
— Austausch bezüglich der gängigen Hilfsmittel
— Gemeinsam die Rollstuhlversorgung vornehmen
— die Zuständigkeiten für den Bereich des Schienenbaues zur beiderseitigen Zufriedenheit lösen
— Ausleih von Hilfsmitteln, Hilfsmittelerprobung mit dem Patienten

e. ETh — Sozialarbeiter

Mit dem Sozialarbeiter zusammen sollten Hausbesuche durchgeführt, die finanzielle und soziale Situation des Patienten besprochen werden. Der Sozialarbeiter kennt die gesetzl. Grundlagen für die Versorgung mit Hilfen, für Anschlußheilbehandlungen etc. genau und kann Rehabilitationsmaßnahmen einleiten, nachdem die Eignungen und Neigungen des Rehabilitanden mit der ETh besprochen wurden.

Ein interdisziplinäres Team bildet eine Gruppe, in deren Positionsgefüge individuelle Rollen mit wechselseitigen Beziehungen zu finden sind. Das gemeinsame Ziel ist, den Patienten so optimal wie möglich zu rehabilitieren, wobei jedes Gruppenmitglied als Vertreter eines Berufes dieses Ziel durch den Einsatz fachspezifischer Behandlungstechniken zu erreichen sucht.

Das Team ist eine Kleingruppe, die weder als flüchtig, noch als dauerhaft zu bezeichnen ist. Diese formale Gruppe ist durch Heterogenität bezüglich des Alters, des Geschlechts und der Aufgaben der einzelnen charakterisiert. Die Art der Führung ist unterschiedlich. Sie orientiert sich am Konzept und der Zielsetzung der Klinik und an den Persönlichkeiten der Gruppe, ihren Werten und Normen.
Führungsform und Organisationsform einer Klinik — einer Abteilung — gehen Hand in Hand.

Führungsänderungen brauchen immer Absprache innerhalb einer Gruppe und der Gruppen untereinander. Die Form der Führung kann autokratisch, sozial-integrativ bzw. demokratisch sein.

3.2 Anforderungen an das Team

Anforderungen an das Team

Mit Hilfe eines gut zusammenarbeitenden Teams kann ein Patient so erfolgreich wie möglich behandelt werden, da Pflege und Therapie sinnvoll aufeinander abgestimmt werden und viele Mitarbeiter an für den Patienten wichtigen Entscheidungen beteiligt sind.

Bedeutung des Teams

Bedeutung des Teams

- Verhindern organisatorischer Probleme durch Terminabsprachen: Wann findet welche Behandlung statt? Zeitliche Folge der Behandlungsmaßnahmen. Beim Eßtraining in der Abteilung muß z. B. das Pflegepersonal Bescheid wissen.
- Informationsreichtum über den Patienten, seine Erkrankung, die soziale Situation und psychische Schwierigkeiten.
- Abstimmen des Behandlungsplanes und daraus resultierend individuelle umfassende Behandlung

Anforderungen an die einzelnen Teammitglieder

Anforderungen an die einzelnen Mitglieder

- Akzeptieren des anderen
- Gegenseitige Achtung der Person
- Jedem zugestehen und akzeptieren, daß er gewisse Fähigkeiten hat und in seinem Fach-, Arbeitsgebiet am besten Bescheid weiß
- Bereitschaft zur Kooperation
- Sachliche Führung, fachliche Auseinandersetzung
- Übernehmen von Verantwortung
- Achten auf Anweisungen
- Zuhören
- Vorschläge, Kritik verbalisieren
- Im Gespräch die Grundlagen der Gesprächstherapie nach Rogers und Tausch berücksichtigen.

Informationsweitergabe

Im Team müssen innerbetriebliche Informationen weitergegeben werden, damit jeder einzelne orientiert ist. Informiertsein bedeutet Beachtung und Wertschätzung. Informationen geben Begründung und Ziel für die Therapieplanung, Sicherheit im Umgang mit dem Patienten und stellen eine Kontinuität der Arbeitsvorgänge her.
Ungenaue, mangelhafte Information läßt Gerüchte entstehen, die negative Auswirkungen auf die Zusammenarbeit innerhalb einer Berufsgruppe, aber auch interdisziplinär, haben.
Uninformiertsein resultiert daraus, daß nicht alle Informationen für alle Gruppenmitglieder relevant sind, die Informationen für unwichtig gehalten oder aber auch oft aus Geltungsstreben nicht weitergegeben werden, um allein ,,Wissender" zu sein.
Außerdem werden Informationen nicht immer aufgenommen: besonders komplizierte und uneindeutige Aussagen, bei denen kaum eine Unterscheidung von Wesentlichem und Unwesentlichem möglich ist,

nur einmal im Nebensatz Weitergegebenes oder unangenehme Tatsachen, die man abwehrt und nicht zur Kenntnis nimmt.

Betriebsklima

Außer diesen sozialpsychologischen Vorgängen innerhalb einer Klinik, die das Betriebsklima bewirken, wird es durch äußere und innere Faktoren beeinflußt. Äußere Faktoren sind: zweckentsprechende Therapieräume, ausreichende Therapie- und Arbeitsmaterialien.

Innere Faktoren: Führungsstil, Größe der Arbeitsgruppen (kleine, überschaubare sind ideal).

Durch das Betriebsklima wird auch der Patient in seinem Heilungsprozeß beeinflußt. Jeder Patient fühlt sich sicherer, geborgener, akzeptiert und ‚gut' behandelt, wenn Spannungen zwischen den Mitarbeitern für ihn nicht transparent, also außerhalb seiner Reichweite ausgetragen werden.

Gruppenspannungen erklären sich aus den unterschiedlichen Aufgaben der einzelnen Berufsgruppen und auch aus Vorurteilen, mit denen eine Berufsgruppe belegt wird.

Oft wird die Zugehörigkeit zu einer Berufsgruppe um so positiver erlebt, je mehr man von der Relevanz des eigenen Berufs in der Klinik überzeugt ist, was unabhängig von der objektiven Bedeutung des Berufes geschieht.

Schwierigkeiten entstehen für den einzelnen in Konfliktsituationen, wenn er sich von seiner Berufsgruppe isoliert und nicht verteidigt fühlt.

Probleme einer ETh-Abteilung

4. Probleme einer ETh-Abteilung innerhalb einer orthopädischen Klinik

Die folgende Aussagen beziehen sich nicht auf bestimmte Einrichtungen, sondern sind in vielen Kliniken zu finden:

— Es gibt eine Reihe veralteter Einrichtungen, in denen die finanzielle Unterstützung zur Erneuerung fehlt
— Mangelndes Verständnis für die ETh, ihre Aufgaben und Ziele (z. T. durch die Berufsbezeichnung, primär aber durch Unwissenheit bedingt) — ETHs sind oft noch die ‚Basteltanten', die ‚schöne Bazare' durchführen.
— In vielen Kliniken ist keine kooperative Teamarbeit vorhanden; z. T. auch, weil ETHs nicht in der Lage waren, sie aufzubauen oder auch andere Berufsgruppen sich dagegenstellten.
— Der Beruf ist noch überwiegend ein Frauenberuf, so daß eine Reihe von Kolleginnen durch Heirat und Schwangerschaft ausscheidet. Ein Teil beginnt erst nach 5—10 Jahren wieder zu arbeiten, und es entstehen, wenn außerdem noch das Fachgebiet gewechselt wird und keine Fortbildungen besucht werden, große Defizite in der Kenntnis der Behandlungsmaßnahmen, -mittel und ihrer Veränderungen. Je nach der Motivation der einzel-

nen ist die Einarbeitungsphase unterschiedlich lang und fruchtbar.
— Durch die rein funktionelle Behandlung und den Druck, bestimmte Leistungen täglich zu erbringen, kommt oft die Person des Patienten mit den psychischen und sozialen Problemen zu kurz.

5. Verbesserungsvorschläge — Ausblick

Verbesserungsvorschläge, Ausblick Möglichkeiten einer besseren Zusammenarbeit

Wünsche für eine gute Arbeit und gute Zusammenarbeit mit Kollegen und anderen Berufsgruppen:

— Verständnis von berufsfremden Kollegen, bes. den Ärzten, KGs und Pflegepersonal durch ständige Arbeitsdarstellung wecken; Vorstellen der Abteilungen und der einzelnen Aufgaben. Täglich und zu bestimmten Zeiten die Teammitglieder auffordern, an Behandlungen teilzunehmen.
— Gut wären Versuche, die Behandlungsmaßnahmen und -medien wissenschaftlich zu begründen, da bei vielen Therapiemitteln keine eindeutigen Aussagen über Belastung und Effektivität vorhanden sind.
— In klinikinterne Fortbildungen soll die ETh regelmäßig aktiv miteinbezogen werden.
— Erarbeiten aufeinander aufbauender und sich ergänzender Therapiepläne für die ganze Klinik unter Berücksichtigung von KG, Logopädie, Pflege, medikamentöser Therapie, ETh etc.
— Ergotherapeutische Ganzbehandlung, i.e. Einbeziehen der Psyche und der sozialen Situation, des sozialen Umfeldes in die Behandlung.
— Schriftliche Darstellung der Arbeit, z.B. in der Fachzeitschrift ‚Beschäftigungstherapie und Rehabilitation'

Aktive Auseinandersetzung als Arbeitsgrundlage

Nicht überall sind optimale Arbeitsplätze zu finden, oft fehlen elementare Behandlungsmedien, die z.T. selbst hergestellt werden müssen, oder es fehlen erfahrene Kollegen, die einem Berufsanfänger Hilfestellung geben können. Das erfordert viel Eigeninitiative und ein großes Engagement, da immer zu berücksichtigen ist, daß der Patient im Mittelpunkt steht und seine Schwierigkeiten positiv beeinflußt werden sollen. Dazu gehört jedoch auch ein ‚gesundes' Team, so daß es täglich von Bedeutung ist, sich sowohl mit den Kollegen, als auch mit den Patienten aktiv auseinanderzusetzen und auf beiden Seiten eine positive Arbeitsgrundlage zu schaffen.

Aufgaben

— Nennen Sie Einrichtungsgegenstände einer Übungsküche und eines Übungsbades und begründen Sie die Aussage durch eigene Erfahrungen.
— Begründen Sie die Probleme, die im Rahmen der interdisziplinären Arbeit einer Klinik entstehen können.
— Beschreiben Sie, wie der Patient durch das Betriebsklima negativ beeinflußt werden kann.

Quelle:

Hrsg. Beske, F.: Lehrbuch für Krankenschwestern und Krankenpfleger; Bd. I; 3. Aufl. 1974 Thieme Verlag Stuttgart; „Grundbegriffe der Sozialpsychologie des Betriebes"; S. 206—212

Weiterführende Literatur

— Bräutigam, K.-H.: Arbeitspsychologie und Arbeitssoziologie 2. Aufl., R. v. Decker's Verlag, G. Schenck Heidelberg, 1977

Zusammenfassung

— Die Ergotherapeutin/der Ergotherapeut hat auch in der Orthopädie ein vielfältiges Arbeitsgebiet.

— Eine Ergotherapieabteilung sollte mit folgenden Räumlichkeiten ausgestattet sein: Werk-, Web-, Einzelbehandlungs-, Schienenraum, Lagerungsmöglichkeit, Übungsbad, -küche und Büro.

— Die Qualität der interdisziplinären Zusammenarbeit ist für den Umgang mit dem Patienten und für das Betriebsklima von großer Bedeutung.

— Teammitglieder sind: Ärzte, Pflegepersonal, KG, Orthopädiemechaniker, Sozialarbeiter, Logopäden, im Idealfall auch Psychologen und — sowieso — Ergotherapeuten.

— Es werden nicht nur psychosoziale Anforderungen an das Gesamtteam, sondern besonders auch an jedes Teammitglied gestellt, um eine Basis für eine gute Teamarbeit zu schaffen.

— Die mögliche Problematik einer ETh-Abteilung in der Orthopädie ist z.T. auch in anderen Fachbereichen zu finden.

— Es wird versucht, Verbesserungsvorschläge zu machen, die aber in jeder Situation neu überdacht und verändert werden können/müssen.

— Ohne aktive Auseinandersetzung mit den fachlichen Inhalten und den Kollegen ist keine gute Patienten- und Zusammenarbeit möglich.

VI. Abkürzungen

Abs.	Absatz
ad.	zu/an den
ADL, Adtl.	Aktivitäten des täglichen Lebens
Amc	Arthrogryposis multiplex congenita
ant.	anterior, -us
ARO	Außenrotation
Beh.	Behandlung
bes.	besonders
BG	Berufsgesnossenschaft
BGBl	Bundesgesetzblatt
BKS	Blutkörpersenkung
BBW	Berufsbildungswerk
BFW.	Berufsförderungswerk
BWS	Brustwirbelsäule
chron.	chronisch
DIN	Deutsche Industrienormen
DIP	Distales Interphalangealgelenk
DRL	Deutsche Rheumaliga
E. d.	Encephalomyelitis disseminata
EMG	Elektromyogramm
funkt.	funktionell
F.E.P.S.	Flexion-Extension-Pro- u. Supination
FKBA	Fingerkuppenbodenabstand
FKHA	Fingerkuppenhohlhandabstand
ggf.	gegebenenfalls
GSB	Gschwend-Scheier-Baehler
HWS	Halswirbelsäule
IP	Interphalangealgelenk
IRO	Innenrotation
KBA	Kinn-Brustbein-Abstand
kg	Kilogramm
KG	Krankengymnastik
KK	Krankenkasse
KPa	Kilopascal
kp	Kilopond
li.	links
LWS	Lendenwirbelsäule
max.	maximal
med.	medizinisch, medikamentös
MfP.	Muskelfunktionsprüfung
Mf.Tr.	Muskelfunktionstraining
M.	1. Morbus — Krankheit 2. Musculus — Muskel
Mm	Musculi
motor.	motorisch
N.	Nervus
O.E.	obere Extremität
Op.	Operation
OSG	oberes Sprunggelenk
Pat.	Patient
p.e.	par exempel
PHS	Periarthropethia humeroscapularis
PIP	Proximales Interphalangealgelenk
PNF	Propriozeptive neuromuskuläre Facilitation
re.	rechts
Reha	Rehabilitation
Rö.	Röntgen
R	Rotation
RVO	Reichsversicherungsordnung
Sec.	Sekunden
s.d.	siehe dieses oder dort
Spa	Spondylitis ankylopoetica
sup.	superior, -us
s.u.	siehe unten
StVO	Straßenverkehrsordnung
StVZO	Straßenverkehrszulassungsordnung
TEP	Totalendoprothese
u.a.	und andere
u.a.m.	und andere mehr
UA	Unterarm
UE	Untere Extremität
u.s.	ut supra, siehe oben
US	Unterschenkel
u.U.	unter Umständen
WS	Wirbelsäule
ZNS	Zentrales Nervensystem
Zust. n.	Zustand nach
z.T.	zum Teil
z. Zt.	zur Zeit

VII. Allgemeine weiterführende Literatur

1. Speziell Ergotherapie

— Hopkins, H.L.: Willard and Spackman's Occupational Therapy; 6 ed.; Lippincott Company, Philadelphia

— Manual on Administration, 6 ed. 1982, American Occupational Therapy Association Inc.; 1383 Piccard Drive, Rockville, Maryland 20850

— Work Capacity Evaluation, A Training Manual for Occupational Therapists; Metheson, L.N. Ph. D.; Rehabilitation Institute of Southern California; Copyright 1982

— Reed, K.L., Ph.D. OTR: Models of Practise in Occupational Therapy; Williams & Wilkins Balimore, London

— Pedretti L.W.: Occupational Therapy Practice Skills for physical dysfunction, C.V. Mosby Company, St. Louis

— Schmid-Carlshausen: Motivierung der Patienten zur Rehabilitation, Schriftenreihe Ergotherapie, Verlag modernes lernen, Dortmund 1981

— Schultze-Burmester: Hinweise für lernzielorientierten Unterricht, Schriftenreihe Ergotherapie, Verlag modernes lernen, Dortmund, Erstausgabe 1978

— Probleme der Leistungsbeurteilung an Schulen für Beschäftigungs- und Arbeitstherapeuten; Verlag modernes lernen, Dortmund

— Schücking, Huchthausen: Leitfaden der Beschäftigungs- und Arbeitstherapie; Dr. Dietrich Steinkopff Verlag, Darmstadt, 1961

— Weißbach, W. u. E.-M.: Praktische Anleitung zur Einrichtung der Arbeitstherapie in Chirurgie und Orthopädie; Edition Leipzig, 1965

— Ausgewählte Literatur zur Ergotherapie in der Rehabilitation, 1982; Stiftung Rehabilitation, Heidelberg

— Dohm-Raps: Gesetz über den Beruf des Beschäftigungs- und Arbeitstherapeuten und Ausbildungs- und Prüfungsordnung
Rehabilitationsverlag, 5300 Bonn Bad Godesberg, 1977

— Helfer, O.: Kleine Gesetzeskunde für Medizinalfachpersonen, 15. Aufl., Walter de Gruyter, Berlin, 1978

2. Allgemein ergänzende Literatur

— Klein-Vogelbach: Funktionelle Bewegungslehre, 3. Aufl., Springer Verlag, Berlin, 1984, Rehabilitation und Prävention 1

— Feldenkrais, M.: Bewußtheit durch Bewegung, Suhrkamp, tb429, 1968

— Poeck; K.: Neurologie; 6. Aufl., Springer Verlag, Berlin, 1982

— Rogers, C.R.: Entwicklung der Persönlichkeit, 3. Aufl., Klett-Cotta, Stuttgart, 1979

— Schmidbauer, W.: Die hilflosen Helfer, Rowohlt, Reinbeck bei Hamburg, 1977

VIII. Stichwortverzeichnis

Ab- und Adduktor 225 ff.
- funkt. Anatomie Hüftgelenk 226 ff.
Akromioplastik 90 f.
Adduktorenmodell 39
Aktivitäten des täglichen Lebens (AdtL) 74, 296 ff.
- n. Amputationen der oberen Extremität 333 ff., 337 f.
- An- und Ausziehen 66 f., 69, 133, 157, 165 f., 170, 172, 176 f., 184, 191, 204 f., 211, 301 f., 333 f., 337
- Befund 50 ff., 300
- Beruf 68, 177, 199, 211, 297
- b. chron. Polyarthritis 195
- Ellbogengelenkserkrankungen 100
- Erb'sche Lähmung 97
- Essen und Trinken 67, 191, 205, 211, 297, 302 f., 336, 337
- n. Frakturen der oberen Extremität 128
- b. Handerkrankungen 105, 109, 111, 127
- Haushalt 67, 169, 172, 174, 177, 184, 304 ff.
- Hygiene 66, 69, 133, 157, 165 f., 184, 191, 193, 205, 211, 303 f.
- Klumpke'sche Lähmung 98
- Kommunikation 67 f., 300, 306 ff.
- Leidensdruck 70
- b. Muskeldystrophie 205
- b. Schultergelenkserkrankungen 86, 88, 89, 95
- b. Spondylodese 146
- Straßenverkehr 68, 300
- n. Verbrennungen 208 f., 211
- n. Wirbelsäulenerkrankungen 133, 142
- b. Zervikalsyndrom 141 f.
- Ziele 311
Agnoisten 19, 32, 118
Aktionsfolge 31
Alloarthroplastischer Gelenkersatz 155 f., 160 f.
- AdtL 311
- Ergotherapeutische Behandlung 24, 291
- Indikationen 157, 173, 177, 182, 184, 185
Amelie 199
Amputation
- Obere Extremität
  - berufl. Rehabilitation 355
  - Fehlstatik 37
  - Behandlungsmedien 245, 247, 258, 261, 269, 275, 277, 295
  - Prothesenversorgung s. d.
- Untere Extremität 162 ff.
  - Behandlungsmedien 271
  - Behandlungsziele 163 f.
  - Ergotherapeutische Behandlung 164 ff., 220, 236, 238
  - Rollstuhlindikationen 346
  - Selbsthilfetraining 165 f.
Anatomie
- funktionelle 4 ff., 39, 85 f., 223, 226 ff., 233
Angehörige 152
- Kontakt zu 196
- Miteinbeziehen in die Behandlung 191, 299
- Beratung 151, 166, 177, 205, 299
Angst 70, 78, 298, 338
- vermindern 322, 340
Angstfreie Atmosphäre 21, 22
Ankylose 51, 168, 171, 182, 193
Antagonisten 19, 32, 224
Arbeit
- sleistung der Muskulatur 251 f.
- srhythmus 25
- sunfähigkeit 163
- Vorbereitung auf 74
Arbeitsablaufanalyse 76
- Adaptationen 77
- Ausweichbewegungen 76
- Bewegungsanalyse 75
Arbeitserprobung 353 f.
Arbeitsganganalyse 75 f.
Arbeitsplatzadaptationen 74, 137, 141, 185, 194, 197, 211, 300, 336
Arbeitsphysiologische Grundlagen 24 f.
Armlänge 58
Arthrodesen 168 ff.
- Ellbogengelenk 169
  - ergotherapeutische Behandlung 240
- Schultergelenk 169
  - ergotherapeutische Behandlung 240
Arthrogryposis multiplex congenita (Amc) 190 ff.
- Behandlungsmedien 295
- Therapiehilfen 243
Arthrose 160, 171
- Kontraktur 19
- Sekundärarthrose 181
Arthrosis deformans 168, 171 ff.
- Ergotherapeutische Behandlung 24, 172 f., 224, 238
Atembreite
- Messen 135
- Vergrößern 132, 135, 149
Assistive Bewegungsführung 23, 39, 87, 90 f., 242 f.
Aufgabenanalyse 76 f.
- Definition 76
- Inhalte 76
Ausweichbewegung 20, 56 f., 76, 149
- Ergotherapeutische Behandlung 35
- Korrektur 76, 87, 95

- Verhindern 21, 22, 77, 86, 88, 103, 132, 183, 219, 223, 229, 231, 233, 270, 286
Axonotmesis 117

Bad
- Hilfsmittel 157, 166, 177, 184, 205, 211, 300, 304, 361
Ballspiele
- Indikationen 164
- f. Rollstuhlfahrer 294
Bandapparat 18, 19
Bandscheibe 143 ff.
- Anatomie 145
- Belastung 145
- nentfernung
- postop Behandlung 148
- enlockerung 157
- Physiologie 145
Baseler Ulnarisschiene 123, 328
Batik 244 ff.
- Indikationen 100, 153, 245
Bechterew, M., Spondylitis ankylopoetica, s. d.
Befund
- berufl. Rehabilitation 354
- motorisch-funktionell 50 ff., 182, 194
- weiteres s. AdtL, Sensibilität
Befunderhebung 47 ff.
- AdtL 66 ff.
- Funktionsstatus 49 ff.
  - Methoden 49 f.
  - Instrumente 49 f.
- Geistig - funktionell 70
- Komplexfunktionen 63
- Leidensdruck 70
- Nichtinstrumentelle Überprüfungsverfahren 62
- Patientenbeobachtung 48 f.
- Psychische Situation 70
- Sensibilität 63 ff.
- Soziale Situation 71
- Untere Extremität 61 f.
- Wirbelsäule 62
- Zusatzitems 57
Behandlungsablauf 44 ff.
- Befundaufnahme 47 ff.
- Behandlungsplan 73 f.
- Dokumentation 78 f.
- Regelkreis 79 f.
Behandlungsbeginn 44 ff.
- Ärztliche Verordnung 44 f.
- Erstgespräch 46 f.
- Informationen über den Patienten 45 f.
Behandlungsdosierung 77, 183
Behandlungsmaßnahmen 73, 74 f.
Behandlungsmedien 73, 75 f.
Behandlungsplan 73 ff.
- Anforderungen an d. Therapeuten 77 ff.
- im Team erstellen 365
Behandlungstechniken
- fachspezifische 213 ff.
- Grundsätze der Arbeitsplatzgestaltung 215 ff.
Behandlungsziele 14 f., 73 f.
Beinlänge 59
- ndifferenz 59
Belastung
- Befund 354
- Medien 245, 255, 257, 274, 279, 305
- reduzierte 318
- ssteigerung 35, 171, 210, 224, 231, 236, 356
Beobachtung 48 f.
Berufsbildungswerk 15, 352, 360
Berufsförderungswerk 15, 352, 360
Berufsgenossenschaft
- Kostenträger f. Hilfsmittel 313
Betriebsklima 366
Bettphase
- Arbeitsplatz 216
- Behandlung in der 151 f., 155, 201, 209, 300, 301, 321, 356
- Indikationen 272
- Medien 249, 272, 282, 295
Beugekontraktur s. Flexionskontraktur
Bewegungsachsen 18, 226 f.
- Frontalachse s. d.
- Rotationsachse s. d.
- Sagittalachse s. d.
- Transversalachse s. d.
Bewegungsausmaß 57 f., 61, 160
- Befund 49 ff., 354
- Einschränkung 157, 181, 190
- Kontrolle 318 f.
- Verbessern 19, 24, 93, 149, 178, 182, 220, 230, 243
Bewegungsmuster 31, 32
- Analyse 75
- Ausnutzen von B. in d. Therapie 253
- Koordination 57
Bilaterales Arbeiten
- Flechtgriff 97
- Grundsätzliches 252 f.
- Indikationen 75, 87, 91, 94, 98, 120, 193, 194
- Medien 248, 292, 295
- b. Weben 219
Bildnerisches Gestalten 246 ff.
- Indikationen 87, 94, 147
Bimanuelles Arbeiten 75, 220
- Medien 249, 254, 266
Bücktraining
- Indikationen 131, 145, 148
Bundesanstalt f. Arbeit
- Kostenträger f. Hilfsmittel 313
Bunnel-Brettchen 23, 107, 259, 294
Button-Hole-Deformity, s. Knopflochdeformität

Caput ulnae Syndrom 180
Carpaltunnel-Syndrom 180
- Medien 295
CCD-Winkel 155
- Veränderungen 155 f.

Chondrodystrophie 187 f.
Circulus vitiosus 20
- b. chron. Polyarthritis 322
Conzentrische Muskelarbeit 6
Coxarthrose 155, 175 ff.
- Ergotherapeutische Behandlung 176 f, 229, 233
Coxa valga 155, 171, 187
Coxa vara 155, 171

Decubitusprophylaxe 151, 152
- Medien 273
Deformitäten
- der Hand b. chron. Polyarthritis 179 ff.
- verhindern 322, 329
Degenerative Pase (b. chron. Polyarthritis)
- verhindern 182
Degenerative Phase (b. chron. Polyarthritis) 181 f.
Destruktive Phase (b. chron. Polyarthritis) 179 ff.
Diadochokinese 57
DIN-Norm 152, 215, 306, 356
Direkte propriozeptive Stimulation s. PNF
Dokumentation d. Arbeit 45, 78 f., 300, 353, 367
Drahtbiegen 249 ff.
Drei-Finger-Griff 61
- Beübung 244, 247, 248, 249, 257, 260, 261, 266, 274, 278
Druckpresse, adaptierte 238 ff.
Dupuytren'sche Kontraktur 109 ff.
- Medien 258, 261, 282, 295
- Schienen 111, 328
- Vier Behandlungsphasen nach Pfenninger 111
Durchblutungsstörung, periphere
- Ergotherapeutische Behandlung 224, 238, 273
Dynamik, Definition 24
Dysmelien 198 ff.
- Ergotherapeutische Behandlung 199 f., 269, 311
- Medien 274, 295
- Prothesenversorgung 339
- Rollstuhlversorgung 342

Eden-Hybinette, OP nach 89
Einarmerprothesenschulung 333 ff.
Einhänderhilfen 193, 337 f.
Einhänderschnürung 97, 302, 334 f.
Ellbogengelenk
- Erkrankungen des 99 ff.
  - Medien u. Maßnahmen 99 f., 248, 255, 292, 311
- Arthrodese 169
- funktionelle Ausgangsstellung 22
- Hebelgesetz 27 f.
- Kontrakturbehandlung 236
Ellbogengelenksluxation 103 f.
Ellenlänge 58
Emaille 251 f.
Encephalomyelitis disseminata (E. d., M. S.) 195 ff.
- AdtL 66, 197, 311
- Behandlungsmedien 245, 247, 251, 256, 261, 295
- Rollstuhlversorgung 347
Enchondrale Dysostosen 187
Epicondylitis humeri 101 f.
- Behandlungsmedien 247
Erb'sche Lähmung 96 ff.
- Behandlungsmedien 247, 248
- Therapiehilfen 243
Erfolgserlebnis 153
- Behandlungsmedien 245, 268, 274, 295
Ergotherapie 39
- Abgrenzung 14
- Abteilung 360 ff.
- Anforderungen 21
- Basiswissen der funktionellen 17 ff.
- Definition 14, 15
- Einführung in der Arbeit 14 ff.
- globale Zielsetzung 14
- Schwerpunkte 14
- Teamarbeit 362 ff.
- Verbesserung 367
Eßtraining 300, 302 f.
Extrinsic-minus-Daumen, s. Ninety-to-Ninety-Deformität
Extrinsic Muskulatur
- Ergotherapeutische Behandlung 249, 291
Exzentrische Muskelarbeit, 32, 33

Fahrradsäge 237
- Indikationen 153, 155, 159, 162, 175, 201, 238
Familie des Patienten
- Einfluß der 78
Faustschluß 32, 223 f.
- Befund 60 f., 104
- Beübung 111, 113, 120 f., 124, 129, 168, 194, 244, 247, 248, 249, 254, 255, 257, 260, 261, 271, 275, 276, 278, 291, 293
- Beschreibung 60 f., 223 f.
- stempel 262 f.
Feinmotorik 57, 217
- Behandlungsmedien 244, 247, 248, 261, 266, 270, 276, 278, 295
- Verbessern 120, 124, 183, 191, 197
FEPS 222 ff.
Fingerarthordesen 168
Fingerpolyarthosen 174 f.
- Ergotherapeutische Behandlung 174 f., 277, 282, 321 f.
Fingerkuppenhohlhandabstand (FKHA) 60
Flexionshandschuh 114, 194
Flexionskontraktur 162, 180
Frakturen
- d. oberen Extremität 127 ff.

- Medien der Behandlung 245, 251, 258, 261, 271, 279, 282, 291
- d. unteren Extremität 161 ff.
- Ergotherapeutische Behandlung 162, 231, 238, 240
Freizeitgestaltung s. Hobbyfindung
Frontalachse 226 f.
Frontaleben, Bewegung in der 18, 226 f., 242
Führerscheinerwerb 151 f.
Funktionsstatus 49 ff., 299
Funktionsstellung der Gelenke
- erhalten 182, 327
- Lagerung in 196, 327

Gangbild 48, 58, 61
- Analyse 57
- Korrektur 156
Ganzbehandlung, ergotherapeutische 183, 204
Gartenarbeit 309 f.
- i. R. d. Prothesentrainings 336
Gehbehinderung
- Rollstuhlindikationen 346
Gehhilfen 62, 166, 176, 309, 319
Geistig-funktionelle Funktionen
- Förderung 190, 240, 354
- Medien 247, 249, 251, 257, 261, 266, 268, 274, 277, 278, 293
- Test 70
Gelenk 17
- Achsenabweichung 50
- Bänder 18
- bau 19
- erguß 21
- formen 18
- funktion 18, 39, 74
- Funktionseinschränkung 19
- kapsel 18
- kette 37 f., 233
- mechanik 17, 18 ff., 39
- Definition 18
- Mobilisierende Therapie 21
- schonende Maßnahmen 183 (s. Gelenkschutz)
- unphysiologische Belastung 21
Gelenkmessung s. Neutral-null-Methode
Gelenkmobilisation 14, 19 ff.
- ktive 22 f., 39
- Allgemeines
- Assistive 23, 39, 87, 141
- Definition 19
- Funktionelle Ausgangsstellung 22 f.
- Indikationen 86, 88, 90, 99, 103, 106, 114, 126, 128, 159, 161, 166, 168, 171, 181, 182, 187, 188, 190, 193, 209, 220, 224, 229, 231, 234, 237, 240, 243, 247, 255, 257, 268, 270, 274, 276, 280, 282, 289 f., 336, 339
- Passive 23, 39
- Ziele 24
Gelenkschutz 34 f., 317 ff.
- b. chron. Polyarthritis 34, 74, 179, 181, 182, 183, 185, 318 f.
- Definition 317
- Grundsätze 318 f.
- Indikationen 131, 136, 145, 172, 174, 176, 322
- programm f. zu Hause 185
- training 321
Geschicklichkeit verbessern 168, 182, 279, 340
Glasknochenkrankheit, s. Osteogenesis imperfecta
Gleichgewicht 24, 37, 57, 166
- am Hebel 26 f.
- sschulung 164 f., 220, 221
- Medien 220, 221, 244, 247, 248, 254, 255, 270, 273, 274, 289, 299
- sstörung 37
Gliederkette 37 ff.
- offene 38 f.
- geschlossene 38 f.
Gonarthrose 174
- Ergotherapeutische Behandlung 174, 229, 231
Greiffunktion 193
- beüben 293
- verbessern 282, 299
Greifkraft 49 f., 182
Griffverdickung (-adaptationen) 106, 109, 126, 191, 194, 209, 219, 223, 224, 245, 247, 250, 253, 260, 262, 271, 275, 277, 279, 307
- Material 297
Grobmotorik 57, 191, 193, 217
- Behandlungsmedien 244, 247, 248, 255, 270, 274, 278

Hakengriff 61
- Beübung 260, 261, 263
Hand
- Erkrankungen der 105 ff.
- Ergotherapeutische Maßnahmen 106 ff., 240, 311, 319
- Geschicklichkeitstraining 153, 208
- Greiffähigkeit verbessern 182, 194
- Medien der Behandlung 106 ff., 248, 249, 258, 266, 269, 281
- Schienenversorgung 109, 323 ff.
- Funktionstest 59 ff.
- gewölbe, transversales 181
Handfunktionen
- Bewegungsbefund 59 ff.
- Greifformen 60 ff.
Handgelenk
- funktionelle Ausgangsstellung 22
- s. Hand
- s. Handgelenksböckli
Handgelenksböckli 259
- Indikationen 121, 259, 294, 324
Handschreiben 306 f.
- Hilfen 152
- Training 152, 169
Handskoliose 180

Handwerk
- Arbeitsganganalyse 75 f.
- als Behandlungsmaßnahme 188, 190, 243 ff.
- Bewegungsanalyse 75 f.
Handwerkliche Techniken
- Arbeitsplatz 215 ff.
- Therapeutischer Einsatz 243 ff., 300
Harrington, OP nach 134, 139
Hausbesuch 183, 196, 300, 348, 364
Haushaltstraining
- Arbeitsorganisation 321
- Befund 67, 304 f.
- Indikationen 44, 97, 142, 152, 166, 169, 172, 174, 177, 297, 304 ff., 336, 337, 350
Hautveränderungen 192 f.
Hebelarm 25 ff.
- langer 319
Hebelgesetz 25 ff.
- Ellbogengelenk 27 f.
- b. Schienenherstellung 325 f.
Helparm 241 ff.
- Indikationen 23, 87, 93, 95, 97, 100, 106, 141, 201, 208, 219, 224, 233
- Therapeutischer Einsatz 241 ff., 245, 247, 256, 259, 265, 272, 275, 279, 292, 294
Hilfsmittel 296 ff., 364
- Adaptationen 311
- Anforderungen an 311 f.
- Definition 311 f.
- Eigenherstellung 146, 199, 313 f.
- Entwicklung 199 f., 337
- Erprobung 184, 199, 312
- Kostenträger 312 f.
- Voraussetzungen in der Abteilung 297
Hilfmittelversorgung
- Indikationen 34, 88, 132, 137, 145 f., 147 f., 151, 155, 156 f., 158, 159, 160, 165 f., 169 f., 177, 182, 189, 196, 199, 202, 205, 211, 310 ff., 337
Hines - digit-o-meter 60
Hobbyfindung u. Freizeitgestaltung 297, 309 f., 355
- Indikationen 185, 196, 204
- Medien 294
Hobelbank, adaptierte 236
- Arbeiten an der 87, 170, 255, 270
Hochgehängter Webrahmen 218 ff.
- Indikationen 87, 91, 100, 120, 123, 131, 133, 136, 138, 141, 144, 149, 163, 169, 201, 220
Hochwebstuhl 221
- Indikationen 128, 130, 162, 168, 201, 221
Holz 252 ff.
- Contraindikationen 184, 256
- Indikationen 87, 95, 100, 103 f., 104, 120 f., 124, 128, 130, 153, 162, 164, 194, 210, 216, 255, 334, 337
- Verschiedene Sägen 252 ff.
- Weitere Werkzeuge 254 ff.
- Widerstand 34 f.
Hospitalisierung
- Gefahr der 78
Hüftgelenk 155 ff.
- CCD-Winkelveränderungen 155
- Funktionelle Anatomie 225 ff.
- Gelenkschutz 319 f.
- Messung, Besonderheiten 56 f., 62
- sarthrodese 157 f., 170, 177
Hüftgelenkstotalendoprothese 155 ff.
- Befund 69, 156
- Ergotherapeutische Behandlung 155 ff., 229
HWS 62
- Syndrom, s. Zervialsyndrom
Hypomochlion 136, 138
Hypoplasie 199

Inaktivität
- satrophie 216
  - Definition 34
Integration 15
Interdigitalgriff 61
Intrinsic Muskulatur 98, 180
- Beübung 248, 249, 254, 282
Ischiocrurale Muskulatur 227 f., 233
Isometrische Muskelarbeit 32, 100
Isotone Muskelarbeit 32 f., 100
- conzentrisch 33
- exzentrisch 33

Kapsel - Bandapparat 18, 19
KBA (Kinn-Brustbeinabstand) 62
Kfz
- Adaptation 152 f., 337
- Versorgung 200, 336
Kinematik s. Gelenkmechanik
Kleidung, adaptierte 133, 152, 165, 188, 205
Kleisterpapier 247
- Indikationen 94, 104, 247
Klumpke'sche Lähmung 98 f.
Knetübungen 281 ff.
- Indikationen 100, 102, 107, 111, 113, 114, 121, 124, 129, 168, 174, 183, 185, 194, 197, 210, 282
- Knetübungsprogramm f. Pat. m. chron. Polyarthritis 283 ff.
- Widerstand 35
Knie-Beuger-Strecker 229 ff.
- Hebelgesetz 30
- Indikationen 23, 156, 159, 160, 162, 164, 174, 188, 202, 231
Kniegelenk
- Achsenfehlstellungen 159 f.
- Alloarthroplastischer Ersatz 73 f., 160 f., 23
- Befund 69, 159
- Ergotherapeutische Behandlungsmaßnahmen 29, 37, 73 f., 159, 160, 231, 239 f.
- funktionelle Anatomie 159, 231
- Gelenkschutz 320

Knopflochdeformität 180
Kontaktaufnahme 31 f., 73, 75, 196, 300
Kontrakturen 130f., 136, 162, 181, 173, 176, 201, 208
- Behandlung 35, 130, 162, 189, 190, 220, 224, 229, 231, 236, 289, 328
- Diff. 19f.
- Prophylaxe 93, 117, 150, 152, 156, 163f., 172, 193, 201, 202, 204, 209, 318ff., 327, 350
- Schienen 327f.
Konzentration 76
- Behandlungsmedien 240, 245, 247, 249, 251, 257, 261, 266, 268, 274, 277, 278, 293
Koordination 15, 21
- Auge-Hand 57, 105, 217, 244, 247, 248, 251, 257, 261, 266, 268, 270, 274, 276, 278, 280, 282, 293, 295
- d. Extremitäten 217, 221, 237, 240, 289
- d. Finger 249, 251, 278, 282
- Hand-Hand 57, 217, 244, 247, 248, 251, 257, 261, 266, 268, 270, 276, 280, 282, 293, 295
- sschulung 24, 33, 35
Krallenhand 123
Krankenkassen
- Hilfsmittelkatalog 314
- Kostenträger f. Hilfsmittel 312
Krukenbergstumpf 332
- training 337
Küche
- Behindertengerecht 305f.
- Hilfsmittel 157, 300, 305f.
- Training 303f.
- Übungsküche in der Abteilung 362
Kyphose
- BWS 62, 149
- Behandlungsmedien 279

Lähmungen 20, 148, 150
- Ergotherapeutische Behandlung 35, 220, 229, 234, 237
Längenmessungen 58f.
Lagerung
- n. Amputation d. unteren Extremität 164,
- b. Behandlung in der Bettphase 216f., 300
- b. Querschnittslähmung 152
- b. rheumatischen Erkrankungen 320
- b. M. Sudeck 193
- b. Verbrennungen 209
Lagerungsschiene 34
Leder 257ff.
- Indikationen 100, 107, 111, 114, 121, 124f., 147, 153, 183, 191, 194, 197, 202, 258, 334
Leidensdruck 70f., 73
Linoldruck 260ff.
- Adaptierte Stempel 87, 97, 100, 106f., 111, 113, 120, 124, 183, 202, 209, 261ff.
- Indikationen 87, 97, 105f., 113, 124, 141, 153, 183, 194, 261
- Widerstand 35
Löten 266
Lumbago 143ff., 147f.
- Behandlungsmedien 279
Lumbale Bandscheibensyndrome 143ff.
Luxationen 50, 156, 157, 179f.
- sgefahr 180f.
LWS-Syndrom
- Ergotherapeutische Behandlung 220, 221

Makramee 267ff.
- Indikationen 87, 95, 100, 107, 131, 138, 141, 144, 149, 153, 168, 169, 172, 174, 183, 191, 216, 268f., 334
Malen und Zeichnen 246ff.
- Indikationen 89, 95, 247, 337
Maschinenschreiben
- Einhändermethode f. links 308
- Training 106, 152, 169, 300, 337, 350
MCP-Gelenk 61f., 179f., 194
- Beübung 254, 283ff., 291
- Schienenbehandlung 327, 328
Mechanik 27
Medianusläsion 121ff.
- Behandlungsmedien 247
Merkfähigkeit
- Medien zur Behandlung 261, 268, 275, 278, 293
Metall 270ff.
- Indikationen 153, 164, 210, 271, 334
- Widerstand 35
Mikromelie 199
Motorische Einheit 31
Motorische Kette 38
- geschlossene 38f.
- offene 38f.
Muskel
- Arbeit 24f., 32
- Dynamik 17, 24
- Gruppen, -ketten 31
- Leistungsfähigkeit 25
- mechanik 17, 24
- neuromuskuläre Verbindung 31
- physiologische Grundlagen 25
- spannung, erhöhte 20
- statik 17, 24, 36
- tonus (Ruhe, Aktion) 58
Muskelatrophie 59, 171, 322
- Ergotherapeutische Behandlung 35, 220, 231
Muskeldystrophie, progressive 203ff.
- Rollstuhlindikationen 344, 347
Muskelfunktion 24
- Definition 31
- Indikationen 35
- Isolierte Behandlung 228
- sprüfung (MfP) 57f.

- straining 21, 30, 39, 151, 153, 156, 179, 201, 204, 299, 320
- Veränderungen 38
Muskelkater 32
Muskelkräftigung 15, 31, 34, 35, 86, 90, 97, 100, 102, 104, 106, 128, 133, 149, 150, 156, 159, 160, 161, 162, 167, 168, 171, 181, 182, 187, 188, 189, 193, 196, 220, 221, 224, 229, 231, 234, 236, 238, 240, 318, 339
- Behandlungsmedien 74, 243, 255, 257, 270, 274, 276, 278, 282, 289, 291, 336
Muskelschwund, atrophischer 196
Muskeltonus
- erhöhter 33, 156, 170, 322
- hypotoner 193, 216
- normaler 193
M. biceps brachii 119, 254
M. biceps femoris 227
M. brachialis 104
- Hebelgesetz 27 ff.
M. deltoideus 85 f., 90, 97
M. extensor digitorum 112, 119
M. flexor digitorum profundus 112, 121, 123
M. flexor digitorum superficialis 112,
M. gastrocnemius 233
M. glutaeus maximus 225 ff.
M. glutaeus medius 225 ff.
Mm. interossei 123
M. lumbricales 113, 119, 121, 123
M. palmaris longus 110
M. quadriceps 37, 240
M. semimembranosus 227 f.
M. semitendinosus 227 f.
M. serratus ant. 85
M. soleus 38
M. supraspinatus 85, 93
M. trapezius 85,
M. triceps bracchi 119, 254
Myositis ossificans als Komplikation 103

Nähmaschinensäge 237 f.
- Indikationen 159, 161, 162, 237
Navikularfraktur 129
Nervenläsionen
- Behandlungsmedien 247, 249, 254, 258, 271, 275, 278, 282, 295
Nervennaht 124
Nervus Ulnaris 123 ff.
Nervus Medianus 121 ff.
Nervus Radialis 119 ff.
Neurom 162
Neuropraxie 117
Neurotmesis 117
Neutral-Null-Methode 51 ff., 60, 86, 159
- Meßregeln 56 f.
Nierenhölzchen 108
- Indikationen 23, 105, 113
- Therapeutischer Einsatz 259, 294
Ninety-to-ninety-Deformität 180

Oberarmlänge 58
Oberflächensensibilität 64 f.
Oberschenkellänge 59
Öffentliches Leben, Einrichtungen des 300, 310
Ohnhänderprothesenschulung 336 f.
Oppenheimer Radialisschiene 328
Opponenssplint 122, 328
Oppositionsübung 111, 121, 129
- Behandlungsmedien 244, 248, 251, 274, 287
Orthesen
- Befund 298
- Training 44, 191
- Versorgung 133, 172, 188, 189, 191, 202, 206
Osteogenesis imperfecta 188
Osteomyelitits 189, 273
Osteoporose 148 f.
Ott'sches Maß 62

Pannusgewebe 178
Paradoxe Zange 126
Paraplegiker 151 f.
Peddigrohr 249 ff.
- Adaptationen 108, 111, 194, 275
- Indikationen 87, 90, 94, 97 f., 100, 103, 104, 106, 111, 121, 129, 130, 131, 138, 141, 144, 147, 149, 153, 164, 168, 169, 172, 174, 183, 191, 194, 197, 202, 210, 274, 334, 337
- Widerstand 35
Perception s. Wahrnehmung
Periarthropathia humeroscapularis (PHS) 92 ff., 140
- Behandlungsmaßnahmen 93 ff., 220
- Behandlungsmedien 94, 245, 247, 261, 269, 271, 275, 278, 295
Peromelie 199
Phantomschmerz 162, 163
Phokomelie 199
PIP - Gelenk 61, 168, 180
- Beübung 254, 283 ff.
- Schienen 327, 328
Planen, vorausschauendes 245, 249, 251, 268, 277, 278
Plantar- u. Dorsalflektator 161, 162
Plexusläsionen 96 ff.
- Behandlungsmedien 220, 245, 271, 279, 291
PNF 114, 253 ff.
Poliomyelitis 200 ff.
Polyarthritis, chronische 155, 168, 178 ff.
- AdtL 66, 184 f.,
- Arbeitsplatz 185, 311
- Befund 59, 66
- Behandlungsmaßnahmen 24, 35, 182 f., 224, 231
- Behandlungsmedien 245, 258, 261, 268, 271, 273, 275, 277, 280, 282 ff.
- Gelenkschutz 34, 185, 317 ff.
- Manuelles Befallmuster 179 ff.

- Rollstuhlindikationen 347
- Schienenversorgung 185, 327
Polydaktylie 199
Proliferative Phase (chron. Polyarthritis) 178 f.
Propriozeption 20, 119, 252 ff.
Prothesen 331 ff.
- Behandlungsmedien 245, 247, 261, 269, 275, 295
- Selbsthilfetraining 165 f., 334 f.
Protrusion 143, 145
- Ergotherapeutische Behandlung 220
Putti-Platt, OP nach 89

Quengelmaßnahmen 130, 191, 194
Querschnittlähmung 130 ff.
- Behandlungsmedien 153, 245, 247, 249, 251, 255, 258, 261, 266, 269, 271, 273, 279
- Ergotherapeutische Behandlung 224, 240
- Paraplegiker 151 f.
- Rollstuhlindikationen 345, 346, 347
- Tetraplegiker 151 ff.

Radialisläsion 119 ff.
- Behandlungsmedien 120 f., 247
Rasierschaum 291 f.
- Indikationen 89, 94, 97, 100, 291 f.
Redressierende Maßnahmen 126
Reflexsystem 20
Regelkreis
- Begriffserklärung 79
- Übertragung auf die Behandlung 80
Rehabilitation 14, 39, 70
- Berufliche 15, 151, 154, 164, 166, 194, 196, 352 ff.
- Faktoren, die sie beeinflussen 78
- Indikationen 330, 355
- Medien 255, 257, 276, 278
- Medizinische 15, 39
- Soziale 15, 164, 166
- Voraussetzungen f. d. R. 352 ff.
Rehabilitationsplan 353
Rehabilitationszentren 352
Rentenversicherung
- Kostenträger f. Hilfsmittel 313
Rillblock, therapeutischer Einsatz 259
Rollstuhl 341 ff.
- Aufbau 342 f.
- Hilfen 205, 343 f., 349
- Training 151, 164, 166, 197, 199, 300, 345, 349 ff.
Rollstuhlformen 344 ff.
Rollstuhlversorgung 344, 348
- Indikationen 151, 152, 166
Rotationsachse 18, 51, 226 f.
- Bewegung um die 18, 226 ff., 246
Rotatorenmanschette 92
- Medien 275, 278, 295
- nruptur 92 f., 96
RVO 14, 16

Säge, adaptierte 237 f.
- Fahrradsäge 237
- Nähmaschinensäge 237
Sagittalachse 226 f.
Sagittalebene 51
- Bewegungen in der 18, 226 f., 242
Schaumstoffbälle u. -platten 290 f.
- Indikationen 181, 291
- Widerstand 35
Scheuermann., M. 138 f.
- Ergotherapeutische Behandlung 138, 220
Schienen 97, 98, 109, 323 ff.
- Ablauf der Schienenversorgung 323 f.
- Achter-Schiene 108, 114, 247, 259
- Antiulnardeviationsspange 185
- b. chron. Polyarthritis 181 ff.
- Dynamische 327 f.
- Fingerschienen 114, 185
- Grundlagen der Herstellung 296 ff.
- Indikationen 98, 109, 111, 151, 181 f., 188, 191, 194, 208, 209, 259, 320, 327, 328
- Knuckle Duster 123
- Lagerungsschiene 123, 133, 181, 205, 326 f.
- Material 297, 323 f., 330
- Omegaschiene 108, 114
- Physikalische Grundlagen 325 f.
- Radialisschiene 120, 201
- Redressierende Quengelschienen 328 f.
- Spiralschiene 152
Schleifen 254
- Adaptierte Schleifklötze 254
Schlüsselgriff 61
- Beübung 251, 260, 261, 270, 295
Schmerzen 20, 48, 50, 92 f., 143, 163, 171, 172, 175 f. 181, 193, 194, 210, 322
- Befund 48, 92 f., 183, 318
- Belastungsschmerz 50, 171, 193, 194
- beobachtung 48
- grenze beachten 22, 92 f., 189, 193
Schobermessung 62, 135, 144
Schreibtraining
- Einhänderschreibtraining 98, 308
- Fußschreiben 307
- Indikationen 98, 106, 152, 169, 175, 191, 197, 200, 300, 339, 355
- Inhalte 306 ff.
- Medien 245, 247
- Mundschreiben 307
- m. Schreibmaschine 191, 197, 200, 205, 308
- Therapeutische Hilfen 243, 307 f.
Schuhmacherdaumen, s. Ninety-to-ninety Deformität
Schultergelenk
- Befundaufnahme 51 ff., 86 f., 92 f.
- Behandlungsmaßnahmen 87 f.
- Behandlungsmedien 87 f., 220, 243, 255, 277, 292

- Bewegungsausmaß 51 ff.
- Erkrankungen 85 ff.
- funktionelle Anatomie 85 ff.
- funktionelle Ausgangsstellung 22
Schultergürtel
- gelenke 85 f.
Schulterluxation 88 f.
- Behandlungsmaßnahmen 89, 220
- Medien 271, 278
Schultersteife 92 ff.
- medien der Behandlung 268 f.
Schutzsensibilität 65
Schwerkraft
- Arbeiten gegen die 5, 7, 28 f.
- Aufhebung der 243, 292
- als Widerstandsform 35
- Wirkung der 33
Schwerpunkt 35 f.
- Gesamtschwerpunkt 37
- Oberkörperschwerpunkt 37
- slot 36 f.
Sehnenverletzungen im Bereich der Hand 112 ff.
- Behandlungsmedien 113 ff., 251, 261, 275, 279, 282 ff., 290, 291
Selbsthilfetraining 66, 296 ff.
- neg. Beeinflussung 298
- Befund 66, 183
- Definition 297
- Grundsätze 299
- Indikationen 88, 95, 152, 156 f., 158, 159, 165 f., 169, 177, 182, 187, 189, 191, 199, 201
- Voraussetzungen 297 ff.
Sensibilität
- Befund 63 ff., 93, 104, 106 f., 354
- sformen 64
- straining 98, 122, 124, 194, 208, 210, 268
  - Medien 269, 275, 276, 278, 294 f.
- störungen 116 f.
Sine-sine 158, 177
Sitzbalance
- Training der 152, 153
Sitzen, kräftesparendes 61
Sitzhaltung
- b. Arbeiten an d. Hobelbank 236
- b. Weben 219, 225 f., 230 f.
Skoliose 37, 62, 132 ff.
- Behandlungsmaßnahmen 133, 220, 245
Soziale Situation 47, 71
Soziales Umfeld
- Reintegration 310, 340
Sozialhilfe
- Kostenträger f. Hilfsmittel 312
Sphärengriff 61, 111
Spiele, funktionelle
- Indikationen 87, 90, 95, 100, 104, 106, 113, 114, 115, 120 ff., 126, 147, 153, 164, 168, 169, 183, 191, 194, 197, 199, 210, 211, 295, 334, 336
Spitzgriff 61
- Beübung 244, 247, 248, 249, 251, 257, 260, 261, 266, 268, 276, 293, 295
Spondylitis ankylopoetica 62, 135 ff.
- Behandlungsmedien 135 f., 279, 295
Spondylitis tuberculosa 147 f.
Spondylodese 146
Spondylolisthesis 148
Spondylolyse 148
Spreizschere 111, 259
Sprunggelenk 57, 161
Stabilisierte Phase (chron. Polyarthritis) 182
Statik 17, 24, 39, 132
- Definition 36
- Fehlstatik 143
Stehhilfe 144, 170, 177, 218
Stehtraining 192, 202, 218, 236
Stempel, adaptierte, S. Linoldruck
Stereognosie 64, 118 f.
Straßenverkehrsordnung, Rollstuhl 350
Stühle
- Adaptierte 87, 95, 137, 138, 141, 191, 319
- Anthropometrie 215
- Weben 218 f., 221, 225, 229, 230, 279
Strumpf
- Abhärtung 163 ff., 137 f.
  - Medien 269, 276
- pflege 164 f.
- training 231, 331, 333
- wickeln 164 f.
Subluxation 50, 179 ff.
Sudeck, M. 59, 192 ff.
- Behandlungsmaßnahmen 24, 33, 193 f.
- Behandlungsmedien 194, 245, 248, 258, 261, 275, 279, 282 f., 291, 328
Supracondyläre Humerusfraktur 102 f.
Synergisten 32
Synovektomie 160, 184, 185
- Ergotherapeutische Behandlung 224, 231, 268
Synovitisches Gewebe 179
Syringomyelie 150
Systemerkrankungen 187 ff.

Tastempfindung
- Test 64 f.
- veränderungen 64 f.
Team 15, 45, 362 ff.
Temperaturempfindung
- test 64 f.
- veränderungen 63
Tendolyse 115 f.
Tenodese 116, 202
Tenosynovitis 180
TEP, s. Hüftegelenkstotalendoprothese 62, 69, 155 ff.
- zementfreie 157
Testbogen
- AdtL 66
- AdtL Hüfte 69
- Dokumentation 78 f.

- Gelenkmessung, Neutral-Null 51 ff.
- MfP 57 f.
Tetraplegiker 151 ff.
Theraband 289
Therapeut 77 ff.
Tiefensensibilität 64 f.
Tische 215
- adaptierbar 87, 191, 294, 260 f.
Ton 276 f.
- Indikationen 87, 100, 103, 104, 111, 126, 129, 153, 172, 174, 183, 194, 196, 277, 337
- Widerstand 35
Transversalebene 51 ff.
- Bewegungen in der 18, 242
Trickbewegungen 97, 118, 151, 152
- Erlernen von 153, 190, 199, 268, 311

Übungsbad 296, 361
Übungsbett 232 ff.
- Indikationen 155, 156, 159, 160, 176, 188, 234
Ulnarköpfchen 180
Ulnardeviation 179 f.
- verhindern 284
Ulnarisläsion 123 ff.
- Behandlungsmedien 123 f., 247
Umfangmessungen 58 f.
Umlernen der Händigkeit 98, 169, 334, 340, 355
- Behandlungsmedien 245, 247, 275
Umstellungsosteotomie
- Ergotherapeutische Behandlung 233
- Indikationen 155, 159, 174, 177, 188, 189, 191, 202
Unfallverhütung 244, 251, 252, 272
Unterarmlänge 58
Untere Extremität
- Amputation 162 ff.
- Befundaufnahme 61 f.
- Erkrankungen der 155 ff.
Unterschenkellänge 59

Verbrennungen 207 ff.
- Ergotherapeutische Behandlung 24, 208 ff.
- Ergotherapeutische Behandlungsmedien 208 ff., 245, 261, 269, 275
Verordnung
- ärztliche 44 f.
- sbogen 44, 79
Vigorimeter 49
Volkmann'sche Kontraktur 126 f.
Volon - Fingerfertigkeitsset 181 f.

Wahrnehmung
- Befund 354
- Behandlungsmedien 245, 247, 261, 268, 277, 278, 293
WC
- Hilfsmittel 156, 170, 184, 188, 191, 211, 300, 303 f., 348
- Selbsthilfetraining 156, 300, 303 f.
Weben 278 ff.
- Indikationen 87, 90, 94, 97, 98, 103, 113, 121, 124, 128, 130, 133, 153, 156, 169, 172, 182, 194, 197, 201, 279, 334, 337
Weben, freies 280
- Indikationen 94, 98, 111, 120, 124, 168, 172, 174, 182, 280 f.
Webgeräte, funktionelle 153, 172, 188, 189, 209, 217 ff.
- Widerstand 34
Werkstatt f. Behinderte 15, 352
Widerstand
- Arbeiten gegen 32, 77, 106, 194, 253, 271, 291
- Definition 34
- Dosierung 242
- sformen 34 f.
- veränderungen 219 f., 228, 231, 237, 291
Widerstandklammern 104, 107, 120
- therapeutischer Einsatz 259, 272, 281
Winkelmesser 49, 51
Wirbelsäule 111 ff., 150 ff.
- AdtL 310
- Befund 62
- Behandlungsmedien
Wohnung
- Abklären d. Situation 348
- Behindertengerecht 296, 306, 348
- seinrichtung 188
- splanung 44, 151, 152, 348
Wundheilungsstörungen 163

Zange, paradoxe 294
Zehenputzer 157
Zervikalsyndrom 92, 139 ff.
- Behandlungsmaßnahmen 140 f., 166, 245, 275, 295
ZNS 17, 20
Zusammenarbeit, interdisziplinär 15, 362 ff.

Nachwort

Dieses Buch entstand aufgrund der Überlegung, ein Lehr- und „Lernbuch" primär für angehende Kollegen/innen in der Ausbildung zur Beschäftigungs- und Arbeitstherapeuten/tin (Ergotherapeuten/tin) zu schaffen. Es sollte nicht nur Informationen, sondern auch zu erarbeitende Aufgaben und weiterführende Literatur zur Vertiefung enthalten.

Der Inhalt dieses Buches, der nicht nachweislich anhand fachspezifischer Literatur erarbeitet ist, basiert auf den erworbenen Kenntnissen während meiner Ausbildung insbesondere im Fachbereich der Orthopädie (Klinik Seepark, Debstedt) und meiner zweijährigen Tätigkeit in der Ergotherapieabteilung des Orthopädischen Fachkrankenhauses des Annastiftes e. V. Hannover.

Die dargestellten ergotherapeutischen und auch weiteren konservativen sowie operativen Behandlungsmaßnahmen stammen aus diesen beiden Kliniken. In jeder Einrichung gibt es sich unterscheidende Grundkonzepte, Operationstechniken und konservative Behandlungsprogramme; alle Aussagen können zunächst nur als Richtlinie angesehen und nach den örtlichen Gegebenheiten variiert werden. Mit anderen Worten heißt das, daß Abweichungen nicht falsch sein müssen und die Inhalte des Buches durch eigene Erfahrungen ständig erweitert werden. Durch den Titel wird weiterhin deutlich, daß dies nur eine Einführung sein soll und somit kein Anspruch auf Vollständigkeit besteht.

Die Fertigstellung dieses Buches wäre ohne Hilfe kaum möglich gewesen. So danke ich auf diesem Wege meiner Berufskollegin und Freundin Sabine Gischkat und deren Mutter für die aktive Mitarbeit in der Abschlußphase und meinem Mann für seine Geduld und Rücksichtnahme.

Im November 1984 Anita Hasselblatt

Autorin:

Anita Hasselblatt, Ausbildung zur Beschäftigungs- und Arbeitstherapeutin (Ergotherapeutin) im ersten Jahrgang der Schule Celle. Danach zweijährige Tätigkeit als Ergotherapeutin in der Ergotherapie-Abteilung des Orthopädischen Fachkrankenhaus des Annastiftes e. V. in Hannover. Seit Juli 1984 als hauptamtliche Lehrkraft an der Schule für Beschäftigungs- und Arbeitstherapeuten in Bad Bevensen tätig.